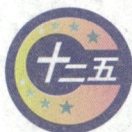

全国中医药行业高等教育"十二五"规划教材
全国高等中医药院校规划教材

病原生物学

（供中西医临床、中医学类、中药学类专业用）

主　编　罗　晶（长春中医药大学）
　　　　刘文泰（河北中医学院）
副主编　马　萍（成都中医药大学）
　　　　卢芳国（湖南中医药大学）
　　　　马彦平（山西中医学院）
　　　　汪长中（安徽中医药大学）

中国中医药出版社
·北　京·

图书在版编目（CIP）数据

病原生物学/罗晶，刘文泰主编 . —北京：中国中医药出版社，2016.2（2019.1重印）
全国中医药行业高等教育"十二五"规划教材
ISBN 978 - 7 -5132 - 2614 - 1

Ⅰ . ①病… Ⅱ . ①罗… ②刘… Ⅲ . ①病原微生物 - 中医药院校 - 教材 Ⅳ . ①R37

中国版本图书馆 CIP 数据核字（2015）第 132972 号

中 国 中 医 药 出 版 社 出 版
北京市朝阳区北三环东路 28 号易亨大厦 16 层
邮政编码 100013
传真 010 64405750
山东润声印务有限公司印刷
各地新华书店经销

*

开本 787×1092 1/16 印张 18.625 彩插 0.125 字数 409 千字
2016 年 2 月第 1 版 2019 年 1 月第 6 次印刷
书 号 ISBN 978 - 7 - 5132 - 2614 - 1

*

定价 55.00 元
网址 www.cptcm.com

全国中医药行业高等教育"十二五"规划教材
全国高等中医药院校规划教材（第九版）
专家指导委员会

李金田（甘肃中医学院院长　教授）

吴以岭（中国工程院院士）

吴咸中（天津中西医结合医院主任医师　中国工程院院士）

吴勉华（南京中医药大学校长　教授）

肖培根（中国医学科学院研究员　中国工程院院士）

陈可冀（中国中医科学院研究员　中国科学院院士）

陈立典（福建中医药大学校长　教授）

陈明人（江西中医药大学校长　教授）

范永升（浙江中医药大学校长　教授）

欧阳兵（山东中医药大学校长　教授）

周　然（山西中医学院院长　教授）

周永学（陕西中医学院院长　教授）

周仲瑛（南京中医药大学教授　国医大师）

郑玉玲（河南中医学院院长　教授）

胡之璧（上海中医药大学教授　中国工程院院士）

耿　直（新疆医科大学副校长　教授）

徐安龙（北京中医药大学校长　教授）

唐　农（广西中医药大学校长　教授）

梁繁荣（成都中医药大学校长　教授）

程莘农（中国中医科学院研究员　中国工程院院士）

谢建群（上海中医药大学常务副校长　教授）

路志正（中国中医科学院研究员　国医大师）

廖端芳（湖南中医药大学校长　教授）

颜德馨（上海铁路医院主任医师　国医大师）

秘 书 长 王　键（安徽中医药大学校长　教授）

洪　净（国家中医药管理局人事教育司巡视员）

王国辰（国家中医药管理局教材办公室主任

全国中医药高等教育学会教材建设研究会秘书长

中国中医药出版社社长）

办 公 室 主 任 周　杰（国家中医药管理局科技司　副司长）

林超岱（国家中医药管理局教材办公室副主任

中国中医药出版社副社长）

李秀明（中国中医药出版社副社长）

办公室副主任 王淑珍（全国中医药高等教育学会教材建设研究会副秘书长

中国中医药出版社教材编辑部主任）

全国中医药行业高等教育"十二五"规划教材
全国高等中医药院校规划教材

《病原生物学》编委会

主　编　罗　晶（长春中医药大学）
　　　　　刘文泰（河北中医学院）

副主编　马　萍（成都中医药大学）
　　　　　卢芳国（湖南中医药大学）
　　　　　马彦平（山西中医学院）
　　　　　汪长中（安徽中医药大学）

编　委　（以姓氏笔画为序）
　　　　　马志红（河北中医学院）
　　　　　王　平（贵阳中医学院）
　　　　　叶荷平（江西中医药大学）
　　　　　边育红（天津中医药大学）
　　　　　刘维庆（南阳张仲景国医学院）
　　　　　苏　韫（甘肃中医药大学）
　　　　　李　岩（广州中医药大学）
　　　　　肖　健（广西中医药大学）
　　　　　吴贤波（海南医学院）
　　　　　佟书娟（南京中医药大学）
　　　　　张丹丹（黑龙江中医药大学佳木斯学院）
　　　　　张宏方（陕西中医药大学）
　　　　　张颖颖（山东中医药大学）
　　　　　陈　静（云南中医学院）
　　　　　陈宜涛（浙江中医药大学）
　　　　　周　宏（长春中医药大学）
　　　　　姜　昕（上海中医药大学）
　　　　　梅　雪（河南中医学院）
　　　　　韩晓伟（辽宁中医药大学）

主　审　刘燕明（天津中医药大学）

前　言

　　"全国中医药行业高等教育'十二五'规划教材"（以下简称："十二五"行规教材）是为贯彻落实《国家中长期教育改革和发展规划纲要（2010—2020）》《教育部关于"十二五"普通高等教育本科教材建设的若干意见》和《中医药事业发展"十二五"规划》的精神，依据行业人才培养和需求，以及全国各高等中医药院校教育教学改革新发展，在国家中医药管理局人事教育司的主持下，由国家中医药管理局教材办公室、全国中医药高等教育学会教材建设研究会，采用"政府指导，学会主办，院校联办，出版社协办"的运作机制，在总结历版中医药行业教材的成功经验，特别是新世纪全国高等中医药院校规划教材成功经验的基础上，统一规划、统一设计、全国公开招标、专家委员会严格遴选主编、各院校专家积极参与编写的行业规划教材。鉴于由中医药行业主管部门主持编写的"全国高等中医药院校教材"（六版以前称"统编教材"），进入2000年后，已陆续出版第七版、第八版行规教材，故本套"十二五"行规教材为第九版。

　　本套教材坚持以育人为本，重视发挥教材在人才培养中的基础性作用，充分展现我国中医药教育、医疗、保健、科研、产业、文化等方面取得的新成就，力争成为符合教育规律和中医药人才成长规律，并具有科学性、先进性、适用性的优秀教材。

　　本套教材具有以下主要特色：

　　1. 坚持采用"政府指导，学会主办，院校联办，出版社协办"的运作机制

　　2001 年，在规划全国中医药行业高等教育"十五"规划教材时，国家中医药管理局制定了"政府指导，学会主办，院校联办，出版社协办"的运作机制。经过两版教材的实践，证明该运作机制科学、合理、高效，符合新时期教育部关于高等教育教材建设的精神，是适应新形势下高水平中医药人才培养的教材建设机制，能够有效解决中医药事业人才培养日益紧迫的需求。因此，本套教材坚持采用这个运作机制。

　　2. 整体规划，优化结构，强化特色

　　"'十二五'行规教材"，对高等中医药院校 3 个层次（研究生、七年制、五年制）、多个专业（全覆盖目前各中医药院校所设置专业）的必修课程进行了全面规划。在数量上较"十五"（第七版）、"十一五"（第八版）明显增加，专业门类齐全，能满足各院校教学需求。特别是在"十五""十一五"优秀教材基础上，进一步优化教材结构，强化特色，重点建设主干基础课程、专业核心课程，增加实验实践类教材，推出部分数字化教材。

　　3. 公开招标，专家评议，健全主编遴选制度

　　本套教材坚持公开招标、公平竞争、公正遴选主编的原则。国家中医药管理局教材办公室和全国中医药高等教育学会教材建设研究会，制订了主编遴选评分标准，排除各种可能影响公正的因素。经过专家评审委员会严格评议，遴选出一批教学名师、教学一线资深教师担任主编。实行主编负责制，强化主编在教材中的责任感和使命感，为教材质量提供保证。

　　4. 进一步发挥高等中医药院校在教材建设中的主体作用

　　各高等中医药院校既是教材编写的主体，又是教材的主要使用单位。"'十二五'行规教材"，得到各院校积极支持，教学名师、优秀学科带头人、一线优秀教师积极参加，凡被选中参编的教师都以高涨的热情、高度负责、严肃认真的态度完成了本套教材的编写任务。

5. 继续发挥教材在执业医师和职称考试中的标杆作用

我国实行中医、中西医结合执业医师资格考试认证准入制度，以及全国中医药行业职称考试制度。2004 年，国家中医药管理局组织全国专家，对"十五"（第七版）中医药行业规划教材，进行了严格的审议、评估和论证，认为"十五"行业规划教材，较历版教材的质量都有显著提高，与时俱进，故决定以此作为中医、中西医结合执业医师考试和职称考试的蓝本教材。"十五"（第七版）行规教材、"十一五"（第八版）行规教材，均在 2004 年以后的历年上述考试中发挥了权威标杆作用。"十二五"（第九版）行业规划教材，已经并继续在行业的各种考试中发挥标杆作用。

6. 分批进行，注重质量

为保证教材质量，"十二五"行规教材采取分批启动方式。第一批于 2011 年 4 月，启动了中医学、中药学、针灸推拿学、中西医临床医学、护理学、针刀医学 6 个本科专业 112 种规划教材，于 2012 年陆续出版，已全面进入各院校教学中。2013 年 11 月，启动了第二批"'十二五'行规教材"，包括：研究生教材、中医学专业骨伤方向教材（七年制、五年制共用）、卫生事业管理类专业教材、中西医临床医学专业基础类教材、非计算机专业用计算机教材，共 64 种。

7. 锤炼精品，改革创新

"'十二五'行规教材"着力提高教材质量，锤炼精品，在继承与发扬、传统与现代、理论与实践的结合上体现了中医药教材的特色；学科定位更准确，理论阐述更系统，概念表述更为规范，结构设计更为合理；教材的科学性、继承性、先进性、启发性、教学适应性较前八版有不同程度提高。同时紧密结合学科专业发展和教育教学改革，更新内容，丰富形式，不断完善，将各学科的新知识、新技术、新成果写入教材，形成"十二五"期间反映时代特点、与时俱进的教材体系，确保优质教材进课堂。为提高中医药高等教育教学质量和人才培养质量提供有力保障。同时，"十二五"行规教材还特别注重教材内容在传授知识的同时，传授获取知识和创造知识的方法。

综上所述，"十二五"行规教材由国家中医药管理局宏观指导，全国中医药高等教育学会教材建设研究会倾力主办，全国各高等中医药院校高水平专家联合编写，中国中医药出版社积极协办，整个运作机制协调有序，环环紧扣，为整套教材质量的提高提供了保障，打造"十二五"期间全国高等中医药教育的主流教材，使其成为提高中医药高等教育教学质量和人才培养质量最权威的教材体系。

"十二五"行规教材在继承的基础上进行了改革和创新，但在探索的过程中，难免有不足之处，敬请各教学单位、教学人员及广大学生在使用中发现问题及时提出，以便在重印或再版时予以修正，使教材质量不断提升。

国家中医药管理局教材办公室

全国中医药高等教育学会教材建设研究会

中国中医药出版社

2014 年 12 月

编写说明

　　本教材是根据教育部关于面向21世纪教材建设与改革精神，由来自全国二十几所医药院校的专家教授和教学一线骨干教师共同编写的，供全国高等医药院校中西医临床、中医学类、中药学类专业使用的全国中医药行业高等教育"十二五"规划教材之一。

　　病原生物学是生命科学的重要组成部分，是医学专业基础必修课程之一。了解和掌握病原生物学的基本理论、基本知识和基本技能，有助于学生认识病原生物给人类造成危害的形成机制，了解人类控制感染性疾病的方法和原则。也为学生将来从事医学临床和科研工作奠定基础。

　　本教材打破了传统的编写框架，采用1+6模式，1即病原生物学概述，6是将与人类疾病有关的病原生物分为6篇：医学病毒、医学细菌、医学真菌、医学原虫、医学蠕虫、医学节肢动物。病原生物学概述主要将病原生物学有关内容进行简介，使学生对本学科研究的内容有所了解，便于构建学习病原生物学知识的基本框架，并为后续6篇内容作铺垫。后6篇将病原生物按分类特点进行分篇介绍，与生物自然系统和临床课程协调接续，符合学生的认知规律，利于自学，同时也方便不同学校根据自身课时和地域特点进行取舍。

　　教材特点主要体现在：①突出了知识间关系的协调与合理整合，将微生物学与寄生虫学的概述性内容综合叙述，便于学生学习，使教材的内容和结构更趋科学合理；②系统性与先进性相结合，注重知识系统性的同时兼顾学科的新进展，将核心知识与必要的相关知识以及国内外最新研究进展有机结合，采用知识链接形式介绍，使学生既掌握了核心知识又扩展了发展空间；③知识点与知识面相结合，突出了核心知识点，举一反三，删繁就简，在兼顾知识面的同时确保教材内容的简洁精炼。

　　本教材是供医学院校中西医临床、中医学类、中药学类专业学生使用的全国中医药行业高等教育规划教材，也可供有关专业学生及临床医生选用或参考。教学中，各学校可根据具体情况，对讲授内容和顺序自行调整。

　　本教材蒙刘燕明教授主审了本教材的全部章节，张颖颖老师对教材插图进行了全面绘改，在此表示衷心感谢。

《病原生物学》编委会

2015 年 11 月

目　录

第一篇　医学病毒

第二篇　医学细菌

第三篇　医学真菌

第四篇　医学原虫

第五篇　医学蠕虫

概　述

　　病原生物（pathogen）泛指能引起其他生物感染的生物体，是生物性致病因素最重要的组成部分。病原生物中有许多类别与人类疾病密切相关，称医学病原生物。此类病原生物不仅曾在人类发展史中猖獗肆虐，给人类造成了极大的灾难，而且至今依然是危害人类健康的重要因素。

第一节　医学病原生物学的范畴与研究历程

　　医学病原生物学（medical pathogen biology）是研究与人类疾病有关的病原生物的生物学性状、致病特点及防治原则等的科学，是基础医学中重要的学科之一。学习病原生物学不仅为学习临床医学和预防医学打基础，而且对控制或消灭病原生物所致疾病，保障人类健康具有重要意义。

一、医学病原生物的范畴

　　自然界中生物的类别繁多，其中主要营寄生生活能引起人类感染的病原生物是一些微生物和无脊椎动物，包括医学病毒、医学细菌、医学真菌、医学原虫、医学蠕虫和医学节肢动物六部分。传统上，人们又习惯将前三者称医学微生物，将后三者称人体寄生虫。

（一）病原生物的类群

　　随着人们对生物的认识和研究的深入，生物的分类已趋于科学合理，物种的分类位置与其形态、生理、遗传与进化等密切关联。了解病原生物在现代生物分类学中的生物类群地位，有助于我们更好地理解病原生物的生物学特性与致病性。

　　1969 年 Whittaker 根据生物体的主要生物学特征，提出了"五界系统"，即将地球上所有细胞生物分为原核生物界、原生生物界、（真）菌物界、植物界和动物界。1990年 Woese 则根据分子进化的路线，提出"三域学说（three domains proposal）"，将所有细胞生物分为细菌域（bacteria）、古菌域（archaea）和真核生物域（eukarya），前两域大体为原核生物界的系统分拆。这些观念已成为被国际生物学界主流所接受的生物系统分类基础，加之单列一类的病毒构成了目前生物分类的基本框架。

　　医学病原生物虽然仅占已知生物系中很少的一部分，但其涉及的生物类型较多，根据医学病原生物的细胞结构特性等，习惯上将其分为三种类型，即非细胞型生物（医学病毒）、原核细胞型生物（医学细菌）和真核细胞型生物（医学真菌、医学原虫、医学蠕虫和医学节肢动物）。在生物分类上，主要涉及病毒类、细菌域和真核生物域（原生生物界、菌物界和动物界）。

1. 非细胞型生物（病毒）的特点　①体积微小且结构简单；②仅含一种类型核酸（DNA 或 RNA）；③专性细胞内寄生，以复制方式增殖。病毒的分类是由国际病毒分类委员会（international committee on taxonomy of viruses，ICTV），根据收集已发现和新发现病毒的信息，进行科学的分类和统一对病毒进行命名并不定期公布。在最近（2014）的发布（release）中，ICTV 将已公认的 3200 余种病毒归入 505 个属、104 个科（其中 26 个科进入了 7 个目，其余 78 科尚未定目）。并附设了亚病毒因子（subviral agents）科（目），在划分为 DNA 病毒、RNA 病毒、逆转录（DNA 与 RNA）病毒三大类的基础上，按 mRNA 形成机制的差异进行分组，并附设了亚病毒因子类。在双链 DNA 病毒组中，与人类疾病关系较密切的有痘病毒科、疱疹病毒科、腺病毒科、乳头瘤病毒科；单链 DNA 病毒组中，与人类疾病关系较密切的有细小病毒科。双链 RNA 病毒组中，与人类疾病关系较密切的有呼肠孤病毒科；单正链 RNA 病毒组内有 7 个科的病毒能够对人致病，分别是小 RNA 病毒科、嵌杯病毒科、星状病毒科、冠状病毒科、黄病毒科、披膜病毒科和戊肝病毒科；单负链 RNA 病毒组中的正粘病毒科、副粘病毒科、丝状病毒科、沙粒病毒科、布尼亚病毒科、弹状病毒科与人类疾病关系较密切。逆转录病毒中与人类疾病关系较密切的有嗜肝 DNA 病毒科（双链 DNA）、逆转录病毒科（单正链 RNA）。亚病毒因子为与病毒典型结构有较大差异的感染因子，含类病毒（viroid）、卫星病毒（satellite virus）、卫星核酸（satellite nucleic acid）、朊粒（prion）等，其中有的可以引起人类疾病。

2. 原核细胞型生物（细菌）的特点　①均为单细胞生物，需借助光学显微镜观察；②细胞结构简单，无核膜，细胞器欠发达，无线粒体、内质网、高尔基体；③绝大多数以二分裂方式无性繁殖。原核细胞型生物的分类，在医学领域较权威的是《伯杰氏系统细菌学手册》（Bergey's manual of systematic bacteriology），该手册第 2 版（2001~2012）汲取了细胞学、遗传学和分子生物学等多学科的最新进展，对原核细胞生物进行了系统分类，将原核生物分为古菌域（含 2 个门）与细菌域（含 26 个门），其中与人类疾病相关的均属细菌域，主要有厚壁菌门（firmicutes）中的葡萄球菌、链球菌等，变形菌门（proteobacteria）中的埃希菌、沙门菌、志贺菌、立克次体等，以及放线菌（actinobacteria）、软壁菌（tenericutes）、衣原体（chlamydiae）、螺旋体（spirochaetes）等门中的若干种类。

3. 真核细胞生物的特点　①生物体多样性，单细胞或多细胞构成；②细胞结构复杂，有核膜、细胞器发达；③无性繁殖与有性繁殖多种繁殖方式，真核细胞生物是最为繁复的生物类群，门类很多，除植物界外，原生生物界、（真）菌物界和动物界均有一些门类中的种类与人类疾病关系较密切。

与人类疾病有关的原核和真核细胞型生物主要涉及的生物类群（门）见概述表 1。

概述表1　与人类有关的重要细胞型病原生物在生物系统中的位置

生物主要类别	主要分类（门）＊	传统分类名称	人类病原体（类群）举例
真细菌界（原核细胞型微生物）	厚（坚）壁菌门	细菌（革兰阳性菌）	葡萄球菌、链球菌
	软壁菌门	支原体	肺炎支原体
	放线菌门	放线菌	分枝杆菌、星形诺卡菌
	变形菌门	细菌（革兰阴性菌）	志贺菌、沙门菌
		立克次体	普氏立克次体
	衣原体门	衣原体	沙眼衣原体
	螺旋体门	螺旋体	苍白螺旋体、钩端螺旋体
菌物界（真核细胞型微生物）	接合菌门	真菌（接合菌）	毛霉菌、根霉菌
	子囊菌门	真菌	白假丝酵母菌、皮肤癣菌
	担子菌门	真菌	新型隐球菌、马拉色菌
原生生物界（寄生虫）	微孢子虫门	原虫（孢子虫）	微孢子虫
	肉足鞭毛虫门	原虫（根足虫）	溶组织内阿米巴
		原虫（鞭毛虫）	利什曼原虫、锥虫、阴道毛滴虫
	顶复器门	原虫（孢子虫）	疟原虫、弓形虫
	纤毛虫门	原虫（纤毛虫）	结肠小袋纤毛虫
动物界（寄生虫）	扁形动物门	蠕虫（吸虫）	血吸虫、华支睾吸虫
		蠕虫（绦虫）	带绦虫
	线形动物门	蠕虫（线虫）	蛔虫、钩虫
	棘头动物门	蠕虫（棘头虫）	猪巨吻棘头虫
	节肢动物门	节肢动物（昆虫）	蚊、螨

注：本表未包括人类细胞病原生物所涉及的全部门类。

（二）病原生物的命名

　　由于病原生物的跨域（界）属性及传统习惯，存在不同的命名体系（法规）。病毒的命名由 ICTV 统一明确，通常根据其引起的疾病或症状、形态特征、核酸复制类型、组织细胞亲嗜性等给予相应的名称。例如：①以引发的疾病或症状命名：如流行性感冒病毒、肝炎病毒、麻疹病毒等；②以其形态特征命名：如轮状病毒、冠状病毒等；③以其核酸复制类型命名：如逆转录病毒等；④以组织细胞亲嗜性命名：如人类嗜 T 淋巴细胞病毒等。细菌和真菌采用植物双名法则命名，由两个拉丁单词组成，前一单词为属名，用名词，第一个字母大写；后一单词为种名，用形容词，第一个字母小写；中文次序与拉丁文相反，种名在前，属名在后。例如：*Staphylococcus aureus* 对应的中文名称为金黄色葡萄球菌，*Staphylococcus epidermidis* 对应表皮葡萄球菌。当属名在前面已被提及时，细菌的属名可不用全文写出，只用第一个字母代表，如 *S. aureu* 代表金黄色葡萄球菌。有时泛指某一属生物时，可在属名后加 *sp.*（单数）或 *spp.*（复数）表示，如用 *Salmonella sp.* 表示沙门菌属中的细菌。原生生物与无脊椎动物则采用动物双名法，属名在前，种名在后，如有亚种用三名法，第三个单词为亚种名。通常有命名者与命名年份随其名后，如斯氏狸殖吸虫（*Pagumogonimus skrjabini* Chen，1959）表示陈心陶 1959 年命名该虫。

二、医学病原生物学的研究历程

在医学发展的早期阶段，人们就发现有些生物与疾病有关，如《神农本草经》中就出现了长虫（蛔虫）、白虫（绦虫的节片）和蛲虫等名称；在《黄帝内经》中已有关于疟疾的专论；在西方医学的早期文献中也提及过蛔虫、蛲虫等。随着医药科学的进步，病原生物学的雏形开始出现，如在《诸病源候论》中已把"九虫候"列为一大病因分类。我国明代学者吴有性于 1642 年写成的《温疫论》，已指出传染病与有质、有特殊致病性的"戾气"有关，意识到病原生物的存在。

近代对病原生物研究最有意义的是自显微镜发明后开始的。1675 年 Leeuwenhoek 发明了可以观察到微小生物的显微镜，并记录下了其形态。为病原生物学的研究提供了重要的工具和良好的认识基础。

19 世纪初，以法国人 L. Pasteur（1822—1895）与德国人 R. Koch（1843—1910）为代表的一批杰出科学家用他们划时代的成果，为病原生物学建立了理论与方法学的基础，从而使病原生物学的研究得到了长足进步。Pasteur 用实验方法彻底否定了当时占有主导地位的生物"自然发生"学说，使人们对发酵、腐败、疾病等现象成因的认识发生了根本性改变。Koch 发明了细菌的纯培养技术，使得某些特定致病菌的分离成为可能，并成功分离了炭疽、结核、霍乱等重要病原体。在这些工作的基础上，Koch 提出了确定病原体的郭霍法则：①同一种疾病中应能查见相同的病原菌；②在宿主体内可分离、培养得到纯的病原菌；③以分离、培养所得的病原菌接种易感动物，可引起相同的疾病；④从人工感染动物体内可重新分离、培养获得纯的病原菌。尽管目前病原生物可以借助基因检测，但郭霍法则的内涵至今依然对发现新病原体具有指导意义。

进入 20 世纪后半叶，随着生物化学、遗传学、免疫学、分子生物学技术的发展和应用，推动了病原生物学研究的迅猛发展。主要体现在：①新现病原生物不断被发现并得到深入研究：例如引起军团病的嗜肺军团菌，引起高致死性出血热的埃博拉病毒，导致输血后肝炎的丙型肝炎病毒，引起获得性免疫缺陷综合征的人类免疫缺陷病毒，引起严重急性呼吸综合征的 SARS 冠状病毒，引起莱姆病的伯氏疏螺旋体等；②致病机制的研究：应用分子生物学技术，对病原生物致病机制的研究已深入到分子水平和基因水平；③快速病原生物学检验技术：基因分型方法被广泛应用于病原生物的分类、新种鉴定、流行病学调查以及待检菌遗传学特征分析等，在临床病原生物学检验中，开发了多种类型的快速病原生物学检验技术，提高了感染性疾病的快速诊断率；④新型疫苗的开发研制：采用分子生物学技术分离或制备了多种新型疫苗，并创制了新型疫苗——核酸疫苗用于传染性疾病的预防；⑤新型抗生素和新型抗病毒制剂不断研发上市：小干扰 RNA 等也逐渐进入了抗病毒武器库；⑥人体微生态系认识深化：正常微生物群与机体健康及疾病的关系有了较科学的揭示。

虽然病原生物学的研究取得了长足的进步，形成了一系列相关重大的成果（知识链接 1），但相对人类面临的感染性疾病威胁，新现和再现感染性疾病的病原学研究、重要病原生物的致病性研究、新型疫苗的制备研究、临床病原生物学诊断技术开发等依然任重而道远。

知识链接1

与病原生物学密切相关的诺贝尔奖获奖者及其成果

获奖年	获奖者（国籍）	获奖主要成果
1901	Behring（德国）	白喉的血清疗法
1902	Ross（英国）	发现疟疾以按蚊为媒介
1905	Koch（德国）	结核病的研究
1907	Laveran（法国）	疟原虫的致病作用
	Buchner（德国）	发现无细胞酵母培养液发酵
1926	Fibiger（丹麦）	癌症研究*
1928	Nicolle（法国）	斑疹伤寒方面的研究
1939	Domagk（德国）	磺胺的抗菌作用
1945	Fleming（英国）、Chain（英国）、Florey（澳大利亚）	发现青霉素和临床应用
1946	Stanley（美国）	获得病毒结晶
1948	Muller（瑞士）	DDT 的特性研究
1951	Theiler（南非）	黄热病研究
1952	Waksman（美国）	发现链霉素
1954	Enders（美国）、Weller（美国）、Robbins（美国）	培养脊髓灰质炎病毒
1966	Rous（美国）、Huggins（美国）	致癌病毒基因研究
1969	Delbruck（美国）、Hershey（美国）、Luria（美国）	病毒的遗传结构
1975	Dulbecco（美国）、Temin（美国）、Baltimore（美国）	病毒与细胞遗传、发现反转录酶
1976	Blumberg（美国）、Gdjdusek（美国）	乙型肝炎和库鲁研究
1978	Arber（瑞士）、Smith（美国）、Nathans（美国）	发现及应用核酸限制性内切酶
1980	Sanger（英国）	对噬菌体 DNA 进行序列分析
1993	Robert（英国）、Sharp（美国）	病毒研究，发现断裂基因
1997	Prusiner（美国）	发现朊粒（蛋白致病粒子）
2001	Harwell（美国）、Nuese（英国）、Hunt（英国）	酵母菌研究，发现细胞周期控制
2002	Brenner（英国）、Sulston（英国）、Horvitz（美国）	线虫细胞谱系，发现"凋亡"基因
2005	Marshall（澳大利亚）、Warren（澳大利亚）	发现幽门螺杆菌
2006	Fire（美国）、Mello（美国）	线虫研究，发现 RNA 干涉
2008	Hausen（德国）；Barré–Sinoussi（法国）、Montagnier（法国）	人乳头状瘤病毒（HPV）致癌研究；发现艾滋病病毒（HIV）
2011	Beutler（美国）、Hoffmann（法国）	认定机体对病原体的受体蛋白
2015	屠呦呦（中国）、威廉·坎贝尔（美国）、大村智（日本）	发现了青蒿素和阿维菌素，治疗疟原虫和线虫引起的疾病

　　注：本表仅列出获诺贝尔奖（含医学与化学奖）中主要涉及病原生物学的部分成果，个别项与免疫学有交叉。*主要为发现了致癌寄生虫，这次授奖被认为是诺贝尔奖少有的失误之一。

第二节　病原生物的生态基础

　　栖息在我们这个星球上的生物共同构成了一个缤纷多彩的生命世界，它们之间以及与环境之间形成了密切而神奇的关系。

一、生态系统中能量与物质流动

在某种意义上，生物系统可视为在能量流的推动下，由一些特殊物质演绎出来的。目前地球上的生态系统主要是以太阳能输入为基础运行的，多种物质或元素（如碳、氮、氧、氢）的循环在此系统中活跃地进行着。通常根据生物在简化生态系统中能量和营养来源的不同可将其分成两大类：

1. 自养生物（autotroph）　指以无机物质作为营养来源的生物。可分为光养生物和少数化养生物。前者可利用光合作用产生的能量固定二氧化碳并转换为有机物，如植物、藻类、蓝细菌和其他光合菌类；后者则利用无机化合物（如硫化物、甲烷、氨、亚硝酸盐）氧化产生的化学能，如硫细菌、甲烷菌和硝化细菌。

2. 异养生物（heterotroph）　指以有机物质作为营养来源的生物。所需能量来自有机物的氧化，多数利用糖类作为碳源，蛋白质作为氮源。其中以无生命的有机物质（如动植物尸体等）作为营养物质的称腐生生物（saprotroph），典型代表为真菌和某些细菌。所有病原生物都属于异养生物。

二、生物种间的生存关系

自然界中，伴随着漫长的生物演化过程，生物与生物之间形成了多种生存关系，如捕食、拮抗和共生等。捕食（predation）是指一方以另一方为食物的现象，使对方作为一个个体被消灭。拮抗（antagonism）是指双方互相抵制、互相排斥的现象，通常表现为对生存所需资源的争夺。共生（symbiosis）是指两种生物在一起生活的现象，病原生物与人类的关系属于此类型。

（一）共生现象

根据两种共生生物之间的利害关系大致可区分为共栖、互利共生、寄生等类型。

1. 共栖 commensalism）　亦称"偏利共生"，两种生物在一起生活，其中一方受益，另一方既不受益，也不受害，称为共栖。如鲫鱼（*Echeneis naucrates*）用其背鳍演化成的吸盘吸附在大型鱼类的体表被带到各处，觅食时暂时离开。这对鲫鱼有利，对大鱼无利也无害。

2. 互利共生（mutualism）　两种生物在一起生活，在营养上互相依赖，长期共生，双方互利，称为互利共生。如藻类（或蓝细菌）和真菌共生而形成的地衣，其中的真菌通过菌丝的吸收作用和产生有机酸分解作用，为藻类提供水、某些生长素、矿物元素和在基质上附着的条件，藻类则进行光合作用，为真菌提供有机养料，形成和谐的共生体。

3. 寄生（parasitism）　一种生物长期或暂时生活在另一种生物的体内或体表，获取营养并使对方受到损害的生活关系称寄生。其中受益的一方称为寄生物（parasite），受侵害的一方称为宿主（host）。寄生是自然界中普遍存在的现象，例如中华虫草菌（*Cordyceps sienesis*）感染蝙蝠蛾属（Hepialus）幼虫后形成的冬虫夏草（真菌与虫尸结合体）就是典型的寄生现象。病原生物与人类之间主要为寄生关系。

寄生是病原生物的主要生存方式，医学上习惯将病毒、细菌、真菌等寄生于人体称为感染，而寄生主要用于寄生虫。寄生对有关生物的影响很大，不仅寄生物可形成对寄生生活的适应性变化（知识链接2），宿主也可因某些寄生物的寄生而形成一些适应性改变。

寄生物对寄生生活的适应

1. 对寄生环境适应性增强　寄生物对寄生环境通常有良好适应能力，如蛔虫的体壁存在者对胰蛋白酶和糜蛋白酶有抑制作用物质，能保护虫体免受宿主小肠内蛋白酶的作用；多数寄生物对宿主环境有很高的依赖性，如大多数人体病原菌最适生长温度与人体内的体温相同，也是37℃，其最适pH值也为7.0～7.6等。病原体通常对宿主有一定选择性，有的种类仅能感染一种动物，这种专一选择性称为宿主特异性（hostspecificity）。如乙型肝炎病毒通常只感染人，并仅寄生于肝细胞；HIV主要侵犯有CD4分子的T细胞等。病毒宿主特异性的基础为其表面的黏附分子结构，当有关分子变异时，可影响其宿主特异性，有时可造成公共卫生问题，如禽流感病毒表面抗原的变异可有使其感染某些人群的潜能。

2. 形态结构的改变　寄生物可有适应寄生环境的形态、结构变化。如肠内绦虫，其消化器官已退化无遗，依靠其体壁吸收获取营养；病毒典型结构仅为蛋白衣壳和核酸，高度适应细胞内寄生，其必须依赖活的宿主细胞提供的有关酶来完成其自身的复制增殖。也可有新器官的产生，如吸虫和绦虫，由于定居和附着需要，演化出了吸盘等固着器官，致病G⁻细菌获得了一些有助于其侵袭的分泌系统，孢子虫有入侵细胞的特殊器官等。

3. 生理功能的改变　许多消化道内的寄生物能在低氧环境中以酵解的方式获取能量。如致病细菌多为兼性厌氧，蛔虫成虫不能耐受高氧张力的环境。有的吸血节肢动物，不仅其消化道长度大为增加，以利大量吸血，代谢情况也有变化，如软蜱饱吸一次血竟可耐饥数年之久。寄生物对寄生生活的适应性主要表现在增殖方面，如细菌的代谢类型最适合其大量增殖，体内寄生虫增殖力惊人（如雌蛔虫日产卵约24万个）等。

（二）寄生物与宿主的分类

寄生物与宿主间的关系很复杂。医学上常依据某些差异，对寄生物及宿主分类。

1. 寄生物的类别

（1）按寄生物对宿主依赖程度　只能靠寄生存活的寄生物称专性寄生物（obligatory parasite），如病毒、疟原虫、丝虫、绦虫等；既可营寄生生活，又能独立生活的寄生物称兼性寄生物（facultative parasite），如粪类圆线虫，其成虫既可寄生于宿主肠道内，也可以在土壤中营自生生活。因偶然机会进入非正常宿主体内寄生的生物，称偶然寄生物（accidental parasite），如某些蝇蛆。

（2）依寄生物与宿主接触的时间关系　发育的某一阶段须在宿主体内寄生的寄生物称长期性寄生物，如病毒、绦虫等；因取食而短时接触宿主的称暂时性寄生物，如蚊、白蛉、蚤、虱、蜱等。

（3）依寄生物与宿主接触的空间关系 寄生于宿主体内的寄生物称体内寄生物（endoparasite），并可按细胞内、外，或肠道、组织等寄生进一步区分，如细胞内寄生的病毒、立克次体、弓形虫等，细胞外寄生的葡萄球菌、寄生性蠕虫等；寄生于宿主体表的称体外寄生物（ectoparasite），如蚤、虱、某些真菌等。

（4）按寄生物对宿主的致病关系 某些生物在宿主体内通常处于隐性感染或共生状态，当宿主免疫功能受累或其他异常情况时，可致病的寄生物称条件致病寄生物（conditioned parasite）或机会致病寄生物（opportunistic parasite）。典型代表如肺孢子菌。

2. 宿主的类别 根据宿主的流行病学意义和寄生物的寄生阶段进行分类。

（1）依据宿主的流行病学意义分类 ①储存宿主（reservoir host）：某些病原生物既可寄生于人体也可寄生于某些动物，在流行病学上称这些动物为储存宿主；如日本血吸虫成虫可寄生于人和牛，牛即为血吸虫的储存宿主；②转续宿主（paratenic host 或 transport host）：某些寄生虫的幼虫侵入非正常宿主，不能发育为成虫，长期保持幼虫状态，但当此幼虫有机会再进入正常终宿主体内后，才可继续发育为成虫，这种非正常宿主称为转续宿主；如卫氏并殖吸虫的童虫，进入非正常宿主野猪体内，不能发育为成虫，若犬吞食含有此虫的野猪肉，则其可在犬体内发育为成虫，野猪就是该虫的转续宿主；③媒介（vector）：有些病原生物能在一些节肢动物内存活或寄生，这些节肢动物体（有时与某些宿主概念重叠）可在人与人或动物间传播疾病（称虫媒病），传统上被称之为传播媒介；如某些按蚊既是马来丝虫的传播媒介，也是其中间宿主；三带喙库蚊既是乙型脑炎病毒的传播媒介，也是其储存宿主。

（2）依据寄生物的寄生阶段 动物寄生虫一般具有较复杂的阶段性发育繁殖周期（称生活史），常需不同环境或转换宿主才能完成生活史，通常将其成虫或有性生殖阶段所寄生的宿主称终宿主（definitive host）；寄生物的幼虫或无性生殖阶段所寄生的宿主称中间宿主（intermediate host）。若完成生活史必需两个以上中间宿主时，可按寄生先后分为第一、第二中间宿主等。例如人、淡水螺和淡水鱼分别是华支睾吸虫的终宿主和第一、第二中间宿主。

三、人体的微生态系

人体在生存过程中与微生物间形成了难以分割的整体，据测算，人体表与体内的原核生物数量是人体自身细胞数量的 10 倍。它们参与了人体的代谢过程、人体内环境的稳态调节及人体免疫系统的构建，是正常人体不可缺少的部分，称为人体微生态系（microbial ecosystem）。组成微生态系的微生物称为正常微生物群（normal flora）。

（一）正常微生物群

人体在胚胎发育过程中是无菌的，出生后与外界环境接触，微生物进入机体的某些部位定居，形成了与机体一生相伴的庞大微生物群体，这些微生物可分为原籍微生物群（autochthonous flora）和外籍微生物群（allochthonous flora）。原籍微生物群又称固有或常住微生物群，自婴儿的初级群落开始，逐步演替到成年后的终极群落，它们以一定的种类和比例存在于机体的特定部位，参与机体的生命活动，与宿主细胞进行着物质、能量的交流，共同维持着生命过程。通常把这些在人体各部位寄居而对人体无害的微生物称为正常微生物群（normal flora）。细菌是正常微生物群的主要成员，其中厌氧菌在大多数区域占主导地位；真菌的种类和数目不多，如口腔和阴道有白假丝酵母菌；某些原虫，如结肠内阿米巴、迪斯帕内阿米巴均可存在于正常人的肠道；节肢动物的蠕形螨可寄居在脸部的毛囊及皮脂腺内。外籍微生物群为临时寄居的群体，又称为过路微生物群。

（二）人体微生态平衡

分布在消化道、呼吸道、口腔、泌尿生殖道及皮肤的正常微生物群在数量及种类比例上维持稳定状态，与宿主和环境相互依赖、相互作用形成平衡，维持机体的健康，称为人体的微生态平衡（microeubiosis）。研究人体正常微生物群中微生物与微生物间、微生物和人体与外界环境相互关系和相互作用规律的学科称为医学微生态学。

1. 人体微生物群的分布　人体微生物群的分布见概述表2，由正常微生物群所构成的人体内环境称为微生态系（microbial ecosystem）。人体微生物群因居停部位的差异而形成不同类型的微生态系。

概述表2　人体各部位分布的正常菌群*

部位	微生物种类
皮肤	葡萄球菌、丙酸杆菌、类白喉棒状杆菌、分枝杆菌、铜绿假单胞菌、真菌
口腔	葡萄球菌、链球菌、乳杆菌、类白喉棒状杆菌、白假丝酵母菌、衣氏放线菌
鼻咽腔	葡萄球菌、链球菌、奈瑟菌、类杆菌、铜绿假单胞菌、变形杆菌
肠道	大肠埃希菌、产气肠杆菌、变形杆菌、葡萄球菌、双歧杆菌、铜绿假单胞菌、乳酸杆菌、产气荚膜梭菌、破伤风梭菌、类白喉棒状杆菌、拟杆菌、原虫
尿道	葡萄球菌、类白喉棒状杆菌、分枝杆菌、拟杆菌、大肠埃希菌
阴道	葡萄球菌、乳杆菌、大肠埃希菌、类白喉棒状杆菌、类杆菌、双歧杆菌、支原体、白假丝酵母菌
外耳道	葡萄球菌、类白喉棒状杆菌、铜绿假单胞菌、抗酸杆菌
眼结膜	葡萄球菌、结膜干燥杆菌、奈瑟菌

*目前已认识到人体正常微生物群中存在着病毒类和真核类的生物，但它们通常检出较困难，传统上均以常见细菌为代表，习惯上称正常菌群。

（1）**皮肤微生态系**　皮肤上的丙酸杆菌和表皮葡萄球菌是优势种群，是最重要的常住菌。皮肤表面正常微生物群形成生物保护屏障，参与皮肤细胞代谢和自净作用。例如，皮脂腺内寄生的丙酸杆菌可将皮脂中三酰甘油分解成游离脂肪酸，对金黄色葡萄球菌、链球菌和白假丝酵母菌有抑制作用。

（2）**呼吸道微生态系**　健康人呼吸道的微生物群于出生后不久开始出现，主要分布在上呼吸道；气管、支气管黏膜表面没有常住菌，细支气管以下属无菌环境。

（3）**消化道微生态系**　主要指寄居于肠道的正常微生物群，胃内的微生物群落大部分是外籍菌，如与溃疡病的发病关系密切的幽门螺杆菌，不属于正常菌群。肠道正常微生物群是体内寄居的一组最庞大的微生态系，属共生性微生物群，以专性厌氧菌为主。肠道菌总种类可达千种，多数具有维护宿主健康的作用，典型的如乳杆菌、大肠埃希菌等；少数能产生毒素或作为条件致病菌而具有致病作用。

（4）阴道微生态系　阴道中的主要常住微生物有乳杆菌、表皮葡萄球菌和白假丝酵母菌等。乳杆菌细胞壁的多糖体或脂蛋白等可黏附在无腺体的阴道黏膜上皮细胞上，拮抗 B 族链球菌、大肠埃希菌、拟杆菌、金黄色葡萄球菌等，乳杆菌还有酸化环境和免疫激活作用。

2. 人体正常微生物群的生理意义

（1）生物拮抗作用　正常微生物群，对外源致病性微生物有重要拮抗作用，其拮抗机制主要是：①有机酸作用：专性厌氧菌在代谢过程中产生挥发性脂肪酸和乳酸，可降低环境中的 pH 值与氧化还原电势，从而抑制外源致病菌的生长与繁殖。②占位性保护作用：大多数正常微生物群与黏膜上皮细胞紧密接触，形成一个生物层，可干扰致病菌的黏附和定植。③营养竞争作用：正常微生物群因数量大而在营养的争夺中占优势，不利于外源致病菌的生长与繁殖。④抗菌物质抑制作用：部分正常微生物群可产生抗菌物质抑制其他细菌的生长，如大肠埃希菌产生的大肠菌素可抑制志贺菌的生长。

（2）营养作用　正常微生物群参与人体多种物质的代谢，如大肠埃希菌等可合成维生素 K 和 B 族维生素供人体利用，有重要生理学意义。

（3）免疫作用　正常微生物群作为抗原物质，可非特异性地促进机体免疫器官的发育成熟，特异性地持续刺激机体免疫系统发生免疫应答，产生的免疫物质能对具有交叉抗原组分的病原菌有某种程度的抑制或杀灭作用。如双歧杆菌（含有肠道寄生菌共同抗原）能刺激肠黏膜下淋巴细胞增殖，诱生分泌型免疫球蛋白（SIgA），对肠道黏膜抗感染免疫的激活具有重要意义。同时对肠道固有层的 $CD4^+T$ 细胞也有激活作用，产生 $IFN-\gamma$，激活巨噬细胞增强其吞噬作用，杀伤胞内寄生菌和病毒等。

（4）保健作用　正常微生物群与人体有复杂的生态关系，现已明确肠道细菌总编码基因要超过人体编码基因数目的 50 ~ 100 倍（有人称其为"人类的第二基因组"），其对饮食等因素有快速响应能力，在维持、促进机体健康稳态方面有着重要意义。目前已了解到肠道细菌丰富度低往往与个体易产生心血管疾病和糖尿病有关，肥胖也与肠道菌群有关，这可能与有关肠道菌及其产物可影响脂肪代谢及诱导胰岛素耐受有关。有人还发现其与精神方面的问题也有联系，如自闭症儿童通常都患有严重的胃肠道疾病，而解决胃肠道问题的益生菌疗法可以减轻实验小鼠自闭症的症状，且对人类自闭症同样有帮助。

（三）微生态失调

正常微生物群的数量及种类比例保持自身的稳定状态，与宿主之间也形成一个动态的微生态平衡，从而维持机体的健康状态。因各种原因使正常微生物群之间以及正常微生物群与其宿主之间的微生态平衡由生理性组合转变为病理性组合的状态，即为微生态失调（microdysbiosis）。

1. 微生态失调的原因

（1）菌群更替　一个集团替换另一集团的更替是生态系演化的基本过程。临床主要为菌群失调，表现为原籍菌数量、密度下降，外籍菌和环境菌的数量、密度升高。多半因滥用抗生素，过度抑杀机体的正常菌群或导致耐药菌株增多，使对抗生素不敏感的真菌和细菌得以大量繁殖，造成二重感染，称菌群失调症（dysbacteriosis）。尚有其他一些诱发因素，如医源性的手术、整形、插管及使用免疫抑制剂等。人体的一些变化（如更年期、衰老）可导致菌群更替，如更年期后妇女阴道微生态系更替出现阴道炎；老年人肠道双歧杆菌等数量下降等。

（2）菌群易位　即正常微生物从固有的生态区或生态位向他处转移，由此改变了微生态区和微生态位的微生物作用性质；如大肠埃希菌易位到呼吸道能引起肺炎，易位到胆道能引起胆囊炎，易位到泌尿道能引起肾盂肾炎和膀胱炎等。

2. 微生态失调的防治　对即将或已经出现的微生态失调现象，可采取如下措施防治：

（1）改善微生态环境　微生态环境涉及人体局部的物理、化学环境。人体局部的病理变化可引起微生态失调，如吸烟能使支气管净化能力减弱，有利于细菌移植到支气管，通过戒烟能减轻呼吸道黏膜的充血水肿，预防呼吸道感染。

（2）增强宿主适应性　宿主机体对发生的微生态失调具有一定的自动平衡能力。免疫力下降，营养不良、失调或变化，内环境改变等都可影响正常微生物群的平衡，故积极采取对应措施，亦可增强宿主机体平衡微生态的适应能力。

（3）合理使用抗生素　滥用抗生素是导致微生态失调的重要因素，应对策略就是合理使用抗生素，包括适量用药、针对性地使用窄谱抗生素、采用非消化道给药途径、注意保护厌氧菌等。

（4）使用微生态制剂　微生态制剂是以分离自正常菌群的高含量活菌为主，以口服或黏膜途径投入的生物制剂。目前使用的微生态制剂主要是含有双歧杆菌及乳酸杆菌等活菌制剂。近年发现某些寡糖，如乳糖、麦芽糖等可作为微生态调节剂，增加或促进双歧杆菌、乳杆菌等有益的肠道正常菌群的生长。

（四）微生态与中医药

我国著名微生态学家魏曦教授在《微生态学刍议》一文中写道：中医的四诊八纲是从整体出发，探讨人体平衡和失调的转化机制，并通过中药使失调恢复平衡。研究表明一些中草药药效的发挥依赖于肠道正常微生物群的酶代谢作用，如应用番泻叶苷等中草药成分仅对正常动物有作用，而对无菌动物毫无作用，表明有关成分必须通过肠道细菌的作用才能发挥药效。经过动物实验及临床观察已证明，部分补益类中草药可扶植正常菌群生长，提高定植抗力，可调节菌群失调，起到益生元的效果。如已观察到四君子汤对大黄造成的脾虚小鼠具有调整菌群失调的作用；有人发现扶正固本丸、扶正口服液、六君子汤等中药复方煎剂以及人参、党参、灵芝、阿胶、五味子等有扶植正常菌群生长的作用。有人还发现中药微生态调节剂对细菌易位有明显的控制作用，例如六君子汤在调整实验大鼠菌群失调作用机制中发现具有抑制肠道菌易位作用。近年来对肠道微生物群组成、功能及基因组等方面的研究进展，为深入理解"脾胃为后天之本"等的中医理论提供了新的科学视角与依据。

第三节　病原生物与疾病

病原生物与人类疾病关系密切，通常将病原体的致病力与宿主的抵抗力相互作用的过程称为感染。如果表现出临床症状，即称为感染性疾病。在医学临床上，将来自外界环境的病原体通过特定途径由一个宿主传播到另一个宿主而引起的感染称为传染；如果表现出相应的临床病症，则称为传染病（communicable disease）。了解病原生物感染的成因、致病特点、机体的免疫方式、控制方法及感染性疾病的常规实验室检查，对防治感染性疾病有重要意义。

一、病原生物的感染

（一）感染的成因

1. 病原体　病原体是感染形成的客体因素，病原体对感染的影响主要表现在病原体的致病性，这通常是指其直接与间接造成宿主病理损害的机制。不同类型的病原体致病机制与特点有所差异，如原核类病原体致病的强弱程度主要与其毒力有关，通常表现为对宿主的侵袭作用和毒性作用两方面。病原菌的侵袭能力是指其对宿主机体入侵过程中所表现的综合生物学性状，通常涉及病原体的吸附、定植、扩散以及对宿主免疫系统的逃逸能力等；其毒性作用主要表现为其产生的毒性物质对宿主造成的损害作用，通常表现为组织细胞的损伤、代谢过程的紊乱等，例如细菌的外毒素、侵袭性酶等。病毒与寄生虫致病性除侵袭作用外，前者主要通过增殖损害被寄生的宿主细胞，后者则常因机械性损伤及掠夺营养为主致病。在有关研究中，病原体毒力或致病性的量化指标以半数致死量（median lethal dose，LD_{50}）或半数感染量（median infective dose，ID_{50}）表示，即在规定时间内通过合适的感染途径，使一定体重和年龄的健康动物半数死亡或感染所需的病原体最小量。

2. 宿主因素　宿主因素是感染发生、发展的重要因素。限制作用主要表现在两个方面：①种属特性：病原体是否进入机体定植是引起感染的首要因素，由于种属特性，限制了病原体的定植，例如人类细胞表面缺乏非人类病毒受体，使具有严格细胞内寄生的病毒难以进入细胞进行繁殖；很多动物寄生虫在人体内也难以生存等等。②宿主免疫力：主要有两种方式，固有免疫与适应性免疫，前者对病原体构成防御屏障，并在感染早期发挥主要的清除、杀灭病原体作用及限制病原体播散作用。后者可特异性地针对特定病原体形成高效的清除机制，并可形成与维持长期的选择性免疫作用。但宿主免疫力也可能在感染过程中成为致宿主机体组织损伤的重要原因，这在许多病毒感染中极为突出。

（二）感染的类型

感染的发生、发展和结局是一个复杂的过程，依宿主免疫力和病原体致病性两者作用的差异，可以表现为隐性感染（inapparent infection）、潜伏感染（latent infection）、显性感染（apparent infection）和病原携带状态（carrier state）等不同临床感染类型。这几种类型并非一成不变，而是随着双方力量的增减，出现相互转化或交替的动态变化。

1. 隐性感染　当宿主的抗感染免疫力较强，或侵入的病原体数量不多、毒力较弱，感染后对机体损害较轻，机体不出现或出现不明显的临床症状，是为隐性感染，或称亚临床感染（subclinical infection）。在一些常见传染病流行中，通常隐性感染者较多见，有时甚至可达受染者的 90% 或更多。如乙肝、结核、白喉、伤寒等常有隐性感染。隐性感染后，机体常可获得足够的特异性免疫力，病原体被清除。少数人可转变为无症状携带者。

2. 潜伏感染　当宿主与病原体在相互作用过程中暂时处于平衡状态时，病原体潜伏在病灶内或某些特殊组织中，一般不出现在血液、分泌物或排泄物中。一旦机体免疫力下降，则潜伏的病原体大量繁殖，使疾病复发。例如结核分枝杆菌、单纯疱疹病毒、水痘-带状疱疹病毒、弓形虫等。以水痘-带状疱疹病毒为例，初次感染儿童引起水痘，痊愈后，病毒可长期潜伏在脊髓后根神经节或颅神经的感觉神经节细胞中，在患者发生肿瘤或年龄增大而免疫力降低时，病毒可被激活、增殖并扩散至皮肤发生带状疱疹。

3. 显性感染　当宿主的免疫力较弱，或侵入的病原体数量较多、毒力较强，以致机体的组织细胞受到不同程度的损害，生理功能也发生改变，并出现一系列的临床症状和体征，即为显性感染又称临床感染。根据感染的病程、部位或特点又有如下分类：

（1）按病情和病程缓急不同分类　①急性感染（acute infection）：突然发作，病程较短为特征，一般是数日至数周。病愈后，病原体从宿主体内消失。例如脑膜炎奈瑟菌、霍乱弧菌、流感病毒等。②持续性感染（persistent infection）：病程缓慢，常持续数月至数年，如结核分枝杆菌、麻风分枝杆菌、慢性乙型肝炎感染等。

（2）按感染的部位不同分类　①细胞内（intracellular）与细胞外（extracellular）感染：前者指病原体寄生于宿主细胞内，如病毒、立克次体、衣原体、结核分枝杆菌、疟原虫等，有些种类的病原生物在适宜条件下也可在细胞外生存，如结核分枝杆菌。细胞外感染病原体寄生于宿主的血液、淋巴液、组织液中，如多数细菌、真菌、寄生虫等，有的病原体只寄生在人体腔道中，如阴道毛滴虫。②局部与全身感染：前者指病原体侵入宿主体后，局限在一定部位生长繁殖引起病变的一种感染类型，如化脓性球菌所致的疖、痈等；后者为病原体或其毒性代谢产物在机体内播散引起全身性症状的一种感染类型，典型全身性细菌感染主要包括毒血症、菌血症、败血症、脓毒血症等。

（3）按感染特点的不同分类　①单纯感染：仅有一种病原体感染为单纯感染。②混合感染或多重感染：泛指机体同时有 2 种或 2 种以上的病原体感染；当病原体均为寄生虫时，亦称为多寄生现象（polyparasitism）。不同种病原体生活在同一微环境中，可出现相互制约和相互促进现象。如两种病毒同时感染会有干扰现象；蓝氏贾第鞭毛虫与蛔虫同存时其生长就会受到抑制，而与短膜壳绦虫同存时则生长得更好。③机会性感染（opportunistic infection）：指正常情况下无害的共生生物或毒力很弱的外源性微生物所造成的感染，通常发生于机体免疫功能低下或微生态失调时。使用免疫抑制剂、肿瘤的化疗或放疗、糖尿病、免疫缺陷、长期应用广谱抗生素、皮质激素等常导致机会性病原生物感染的发生，如内源性真菌、肺孢子菌的感染。④异位寄生感染：指病原体在常见的生活或寄生部位以外的器官和组织内的寄生，可引起病变。如大肠埃希菌在结肠中为正常微生物群成员，但如果进入泌尿系统则可引起泌尿系感染。异位寄生增加了临床诊断的复杂性。一些种类的病原体也会有某种特殊类型的感染，如一些寄生蠕虫的幼虫，侵入非正常宿主后，不能发育为成虫，长期以幼虫状态存在，在皮下、组织、器官间窜扰，造成损伤，称为幼虫移行症（larva migrans），可见内脏幼虫移行症和皮肤幼虫移行症两种类型。

4. 病原携带状态　有时病原体在显性或隐性感染后并未立即消失，在体内继续留存一定时间，与机体免疫力处于相对平衡状态，成为无症状携带者。按病原体种类不同分为带病毒者、带菌者、带虫者。由于可持续或间歇排出病原体，故为重要的传染源之一。

（四）感染的意义

感染对于人类具有双重意义。一方面，感染使人类的免疫系统经受选择的压力而不断进化。促使免疫系统建立适应性免疫，以至大多数感染都以隐性感染方式发生。另一方面，严重感染（尤其是烈性传染病）在很多方面给人类带来灾难，如历史上瘟疫曾多次造成人口剧减，给社会发展带来极大影响。感染还可导致机体的免疫系统功能异常，引发免疫缺陷性疾病和免疫损伤性疾病。

二、病原生物致病的基本机制

病原生物对人体的主要致病机制包括直接作用和间接作用两种机制。

（一）直接致病作用

病原体在机体引起的直接致病作用可以是细胞水平，也可以在组织、器官及机体水平。

1. 导致细胞病变、死亡　细胞内寄生的病原生物通常伴随其在细胞内增殖，导致细胞损伤或死亡。多数病毒、细胞内感染细菌、原虫均引起细胞病变，并最终直接或间接导致被寄生的细胞死亡。

2. 毒素或毒素样物质的致病作用　多数病原生物均可产生对宿主有毒性作用的化学物质，如霍乱肠毒素引起严重腹泻与呕吐，蠕虫的蜕皮液等可引起组织损害，钩虫成虫能分泌抗凝素，使受损肠组织伤口流血不止，有些非寄生生物产生的毒素如真菌毒素（mycotoxins）可引起急、慢性中毒。

3. 机械性损伤　主要见于一些寄生虫感染，如蠕虫在侵入、宿主体内移行和定居过程中均可造成宿主组织损伤或破坏；细粒棘球绦虫在宿主体内形成的棘球蚴，除可破坏寄生的器官外还可压迫邻近组织，造成多器官或组织的损伤。有些兼性或偶然寄生虫侵入人体或造成异位寄生，虫体在人体内的移行或定居，引起宿主的组织损伤，甚至比专性寄生虫更为严重。

4. 掠夺营养　主要见于寄生虫感染，一般寄生的成虫负荷越大，对宿主营养的掠夺也越严重。有些肠道寄生虫，不仅可直接吸收宿主的营养物质，还可妨碍宿主吸收营养，致使宿主较易出现营养不良。

5. 干扰组织功能　多种病原生物可以选择性引起组织器官的损伤，例如脑炎病毒和脊髓灰质炎病毒对神经组织有亲嗜性，肝炎病毒对肝脏组织有亲嗜性等，造成了对特定组织器官细胞结构和功能的损伤，这也是感染形成临床上不同系统疾病的原因。人类免疫缺陷病毒侵犯巨噬细胞及 CD4$^+$T 细胞后造成机体免疫功能缺陷，继而引发严重的机会性病原生物感染或肿瘤而毙命。

（二）间接致病作用

1. 引发炎症、免疫损伤　一些病原生物的代谢产物，如细菌释放出的含甲酰蛋氨酸的肽、LPS，病毒释放出的某些病毒蛋白均可激活炎性细胞引起炎性反应。有些病原体感染引起的免疫应答成为致病的主要机制，如结核病、病毒性肝炎等。临床上许多超敏反应与感染有关，如临床常见的肾小球肾炎就是某些病毒或细菌感染后，机体发生免疫病理作用所致。一些自身免疫病已明确可由某些病原体感染诱发等等。

2. 诱导细胞转化　一些病原体感染可引起细胞转化，致使受染机体相关肿瘤的发生率升高，如人乳头瘤病毒的某些类型与宫颈癌的发生有关。

三、宿主的免疫作用

在感染免疫过程中，各免疫器官、组织、细胞和免疫分子间互相协作、互相制约、密切配合，共同完成复杂的免疫防御功能。病原体侵入人体后，首先遇到的是固有免疫系统的抵御。通常经 7~10 天后，诱导适应性免疫反应；然后两者配合，共同杀灭病原体。

（一）固有免疫

固有免疫主要由屏障结构（体表皮肤、黏膜等及分泌物和附生的正常菌群等）、固有免疫细胞（吞噬细胞、NK 细胞等）和防御分子（干扰素、补体、防御素、溶菌酶等）等构成，是机体与生俱来的防御各类病原体入侵的基本组分。屏障结构对病原生物入侵机体形成了第一道防线，干扰素和 NK 细胞等在抗病毒感染早期发挥重要作用；补体、吞噬细胞则在早期抗菌中是主力；在真菌、寄生虫感染时，巨噬细胞、嗜酸粒细胞也发挥重要的抗感染作用。

（二）适应性免疫

适应性免疫是经抗原刺激后个体获得并形成的一系列生物学效应，主要由可特异性识别抗原的 T 细胞和 B 细胞承担。习惯上受激后由 B 细胞活化产生抗体介导的作用称为体液免疫，而由 T 细胞活化为效应 T 细胞介导的作用称为细胞免疫。它们在抗感染过程中发挥效应的同时，也可显著增强固有免疫功能。

1. 体液免疫　特异性抗体介导的抗感染机制主要有：①调理促进吞噬：IgG 抗体通过 Fc 段直接或间接（联合补体成分）与吞噬细胞上受体结合，强化吞噬细胞对覆有有关成分病原体的摄取与杀灭。②中和细菌外毒素：抗毒素（IgG）封闭外毒素的活性部位或其与靶细胞的结合位点结合。③阻碍致病微生物黏附或定植：分泌型 IgA（SIgA）、IgG 封闭病原体表面黏附因子。④杀菌、杀细胞效应：IgM、IgG 抗体与抗原的复合物可激活补体经典途径，形成终末攻膜复合体将细菌、病毒感染细胞溶解。⑤ADCC 效应：

IgG 与 IgE 分别与 NK 细胞或嗜酸性粒细胞上受体结合，促使它们发挥细胞毒作用，裂解病原体感染细胞或杀伤寄生虫。一般相对而言，体液免疫为抗胞外感染的主要获得性免疫机制。此外，在临床上非中和抗体具有诊断价值。但有些抗体也可有介导促进感染作用，如抗体与登革病毒、呼吸道合胞病毒等结合后，可促进病毒在感染细胞中的复制。

2. 细胞免疫 主要效应细胞为 Th1（CD4$^+$）细胞和 CTL（CD8$^+$）细胞。Th1 细胞可产生众多细胞因子，其中 IFN-γ 是巨噬细胞的强激活剂，使其吞噬胞内菌和杀伤力大为增加，Th1 细胞衍生的细胞因子尚能协助活化 CTL 细胞，有利于对胞内病原体的清除。CTL 能直接通过穿孔素和颗粒酶等破坏感染细胞。相对而言，细胞免疫是抗胞内感染的主要适应性免疫机制。

（三）感染的免疫格局

一般而言，适应性免疫抗病原生物感染的作用是高效而特异性的，在病毒、细菌感染的多数情况中，与固有免疫协同作用通常可达到最终清除入侵病原体的目标，并对再感染产生抵抗力，被称为消除性免疫（sterilizing immunity）。但这并非抗感染免疫的唯一格局，如另有些病原体（尤其是真核病原生物）感染中，宿主形成免疫应答并不能清除入侵的病原体，而表现为非消除性免疫（non-sterilizing immunity）。在临床上，不同类型的非消除性免疫格局，有的还是某些感染性疾病的主要致病机制（如乙肝病毒的慢性感染），主要表现类型有：

1. 携带免疫（premunition） 是指由感染诱导的机体免疫力可控制感染，但当病原体完全从体内清除后，该免疫力则随之消失。例如疟疾患者，在发作数次后，获得的免疫力可有效地杀灭血中原虫，症状可消失；在结核分枝杆菌的常规感染中，获得的免疫力甚至可形成临床痊愈。携带免疫的机制尚未完全明了，可能因抗原持续刺激，无法形成记忆性 T 细胞，免疫强度又受到伴随的 TGF-β 及其诱导形成的调节性 T 细胞作用无法增强到完全杀灭病原体的水平，而表现为带虫免疫或带菌免疫，当病原体消失后，由于无记忆性 T 细胞形成，免疫力也很快丧失。

2. 超敏反应（hypersensitivity） 在某些个体，一些细胞内病原生物感染则形成超敏反应性炎症，造成严重的邻近组织损伤，例如结核病、肝炎病毒引发的肝脏炎症反应均是适应性免疫机制为主造成的。

3. 伴随免疫（concomotant immunity） 常发生在有复杂生活史的寄生虫感染的个体，当感染寄生虫后形成的免疫力对已存在的成虫感染无影响，但对再次感染有抵抗力的免疫现象。例如在抗寄生虫（组织、血液蠕虫）感染中，产生的一种依赖 IgE 介导的嗜酸性粒细胞发挥的 ADCC 效应，引起其脱颗粒，释出嗜酸性粒细胞细胞毒性蛋白，如碱性蛋白（MBP）等，对蠕虫有较强的杀伤毒性。但这种特殊形式的 ADCC 对成虫作用不显著，主要针对宿主体内发育中的幼虫阶段。

4. 免疫偏离（immune deviation） 对某抗原应正常出现的细胞免疫和/或体液免疫部分缺失或不完全耐受现象。其机制尚不完全清楚，除病原体因素外，与机体免疫（包括固有免疫）功能状态有关（在一些病例中可存在 Th1/Th2 应答失衡），如在麻风分枝杆菌感染时，有人表现为稳定良性病程，而有人则发展为严重的瘤型麻风，目前已明确后者与细胞免疫功能缺损有关。有人认为 T 细胞的非细胞毒作用和细胞毒作用偏离可能也是某些细胞内病原慢性感染或迟发型超敏反应的一个重要因素。

四、病原生物的免疫逃避

通常情况下，病原体感染机体诱导的免疫应答多能导致感染自行消除。但在某些情况下，当病原体逃避了免疫系统的有效攻击，即可持续存在，使感染持续并表现临床症状，病原体逃避机体免疫攻击的方式有多种，如规避识别、逃逸杀伤与干扰破坏免疫功能等机制。

（一）规避识别机制

一些病原体因本身的特点或寄生于免疫识别细胞难以到达的部位，从而避免或干扰了机体免疫系统对其的有效识别。

1. 规避免疫系统识别　例如引起人克雅病和"疯牛病"的病原体朊粒，本身是细胞难降解的蛋白，影响了 MHC 分子提呈和被免疫系统识别。尚有些病原生物生存在免疫细胞难以接触的部位，避免了被识别，如人乳头瘤病毒感染皮肤、黏膜的上皮细胞，完整病毒随角质细胞脱落，不经血液扩散。一些腔道寄生的病原生物则可通过解剖学隔离使免疫系统鞭长莫及，如某些尿道、肠腔的细菌或寄生虫感染。

2. 干扰识别　有的病原生物的抗原与机体自身成分有共同抗原，可逃避或干扰识别，如日本血吸虫表面有模拟宿主的抗原，某些溶血性链球菌荚膜透明质酸与机体结缔组织透明质酸相同等。

（二）逃逸杀伤机制

一些病原体虽诱导了对应的免疫应答，但可通过某种方式逃避随之而来的清除杀灭效应，主要机制为：①"免疫赦免"区内寄生：有的病原体选择了免疫细胞难以接近或识别的细胞内寄生，如单纯疱疹病毒寄生于神经细胞。②构建"防空洞"：某些病原体与机体相互作用形成保护层，如棘球蚴具有厚厚的囊壁、弓形虫慢性感染形成的包囊，一些细菌也可黏附机体蛋白阻碍机体杀菌物质发挥效应。③伪装成机体组分：将宿主的成分结合在表面进行伪装，如曼氏血吸虫童虫表面可结合多种宿主抗原。④抗原调变：通过高频率改变其可被识别的表面抗原，致使机体免疫系统因无法及时识别攻击，例如某些锥虫在发育中就不断更新体表抗原；淋病奈瑟菌的菌毛抗原通过基因转换不断改变；HIV 包膜糖蛋白抗原的变异等。此机制也是流感病毒通过抗原调变引起大流行的原因。

（三）干扰破坏免疫功能

某些病原体可破坏机体的免疫系统或干扰免疫功能，例如人类免疫缺陷病毒、利什曼原虫等可直接寄生破坏免疫细胞；葡萄球菌、溶组织内阿米巴产生的杀白细胞素可杀伤吞噬细胞；福氏志贺菌能诱导巨噬细胞凋亡；肺炎球菌、流感杆菌等形成的荚膜能抵抗吞噬；结核分枝杆菌分泌的触酶可分解过氧化氢释放阿拉伯甘露糖脂，阻断 IFN - γ 活化巨噬细胞的效应；链球菌、白假丝酵母菌通过产生大量可溶性抗原以发挥中和抗体的效应；淋球菌、流感杆菌产生 IgA 蛋白酶，水解黏膜表面的 SIgA；金黄色葡萄球菌 A 蛋白能结合 IgG Fc，抑制调理作用等等。

五、感染性疾病的实验室检测

（一）病原学的检测

1. 采集标本　采集标本是病原学检查的第一步，其直接关系到结果的正确性和可靠性。须遵循以下原则：

（1）选择正确的标本采集的部位和方法　在怀疑有感染的部位，通过相应的方法进行标本采集。采集标本的方法有黏膜印片、拭子、涂片、血液和组织液抽取或引流、组织活检等。如咽炎病人宜采用咽拭子培养；流感早期可行鼻黏膜印片；伤寒沙门菌常在血中及骨髓中生长，可抽血和骨髓液做培养；疟疾应做薄和厚两种血涂片查疟原虫；肝脓肿行肝穿刺抽脓液培养等。

（2）无菌操作科学送检　采集标本的器械及运送容器必须绝对无菌。各种标本宜争取在病床边无菌采集和（或）接种，并立即送检。厌氧培养的标本应做到在厌氧环境下运送。不正确的采集可能导致污染菌大量生长，误导临床医生而做出错误的诊断。

（3）应在合适的时间内采集标本　清晨的痰、尿中含菌量较多，故是采集的最佳时间。尿液采集应尽可能采用中段尿而避免导尿。在败血症寒战前 30～60 分钟或体温上升时取血易获得阳性培养物。怀疑疟疾时，最适宜的采样时间为两次发热高峰间，班氏和马来微丝蚴具夜现周期性，在晚上 10 点到次晨 2 点采血做涂片效果最好；怀疑病毒血症时，采集标本越及时阳性率越高。

（4）争取用药前采集标本并保证送检标本足量　对易被杀灭的微生物如淋病奈瑟菌、流感杆菌、脑膜炎奈瑟菌、溶血性链球菌等尤为重要。成人血培养标本每次宜采集 10mL 或更多。血培养需多次送检，感染性心内膜炎患者在开始抗菌治疗前可间隔 1 小时送血培养 2～3 次；其他败血症宜在 24 小时内采血 2～3 次，间隔时间视病情和用药迫切程度而定。

2. 病原学检查的主要方法

（1）形态学检查　①涂片染色镜检：光学显微镜检查是诊断许多感染性疾病病原的最基本和快速的方法。除直接检出涂片中各种寄生虫虫卵、微丝蚴、原虫等外，配合各种固定染色技术可适用大量病原体检测，如革兰染色，可初步鉴定葡萄球菌属、链球菌属、产气荚膜杆菌属等，硫黄颗粒中含革兰阳性杆菌菌团提示放线菌属，金胺荧光染色可诊断结核病。电镜检查主要用以观察病毒、细菌等的超微结构，对一些病毒感染尤具快速诊断的价值。②分离培养、鉴定：将病原体置于合适的培养基、活体细胞及动物等内进行分离培养，以进行病原生物的鉴定，不仅有助于病原学诊断，也可通过药物敏感试验而使治疗有的放矢。

（2）免疫学诊断技术　是目前病原学诊断最常用的方法。可利用单克隆抗体检测病原体的特异抗原，也可利用病原体抗原检测体内产生的特异抗体。常用的免疫诊断方法有免疫荧光、酶免疫测定（代表技术是 ELISA）、凝集反应、免疫印迹、免疫组织化学等。

（3）分子生物学检测技术　分子生物学检测技术常用的有聚合酶链反应（polymerase chain reaction，PCR）和 DNA 探针技术（DNA probe technique）。

前者是一种体外扩增 DNA 或 RNA 片段的技术，检测病原生物的 DNA 片段（病原体）的存在。后者是利用 DNA 分子的变性、复性以及碱基互补配对的高度精确性，对病原生物的特异性 DNA 序列进行探查的技术，可用于感染性疾病的诊断和流行病学的调查。

六、传染病的传播特点与防治原则

感染性疾病中，通过特定的途径在人群中传播的传染性疾病，给人类造成的危害较大，传染病具有传染性和流行性的特点，了解其传播特点对控制传染病具有重要意义。

（一）传染病流行的基本环节与传播方式

1. 传染性疾病流行的三个基本环节　①传染源：是指病原体已经在体内生长、繁殖并能排出体外的人或动物。包括患者、隐性感染者、受感染或携带病原的动物。②传播途径：指病原体从传染源排出，通过某些传播方式与途径，进入另一宿主的全过程。③易感者：是指缺乏特异免疫力或免疫力低下而处于易感状态的人。很多人类感染性疾病是人畜共患病（知识链接 3），有稳定的自然疫源地或流行区，当地儿童的免疫力一般低于成年人，非流行区的人进入流行区后也会成为易感者。当易感者在某一特定的人群中比例达到一定水平时，若又有传染源和合适的传播途径，则很容易发生该传染病的大流行。

知识链接 3

人畜共患病

在流行病学上，由共同病原体引起的，在脊椎动物与人类之间自然传播的疾病称人畜共患病。世界上已发现的人畜共患病有 200 多种，它们中许多是自然疫源性疾病，防治较为困难，也可是人类的烈性传染病，对公共卫生有严重威胁。

各类病原体中总有一些种类宿主谱较宽，可寄生或感染人类与脊椎动物宿主，引发人畜共患传染病。如朊粒导致的疯牛病，病毒性传染病中的轮状病毒病、汉坦病毒感染、狂犬病和禽流感等，细菌性传染病中的炭疽、布鲁菌病、鼠疫、空肠弯曲菌病、恙虫病、莱姆病等，与真菌有关的微孢子虫病、癣菌病等，原虫病中的隐孢子虫病、贾第虫病等，蠕虫病中的旋毛虫病、血吸虫病、肝吸虫病等。

近年来人畜共患病致人发病乃至死亡的事件在世界各地时有发生，国内常见、危害较严重的人畜共患病有多种，如棘球蚴病（包虫病）、旋毛虫病、弓形虫病、血吸虫病、钩端螺旋体病、沙门菌病、狂犬病等，SARS、高致病性禽流感、炭疽、鼠疫、疯牛病等也有较大的潜在危险性。

值得注意的是，随着宠物饲养的增多，一些人兽共患病在国内有了多发趋势。如与宠物犬有关的典型的传染病有狂犬病、棘球蚴病（包虫病）、贾第虫病等，与宠物猫有关的典型的传染病猫抓病（病原体为巴尔通体）、皮肤癣病及弓形虫病等，与宠物鸟有关的鹦鹉热、隐球菌病等。

2. 传染性疾病的传播方式与途径   传染性疾病主要有水平传播（horizontal transmission）和垂直传播（vertical transmission）两种方式。①水平传播：指群体中不同个体之间的传播。病原体可通过多种途径或方式进入易感者，主要途径有经呼吸道感染，如流感、SARS；经消化道感染，如痢疾、脊髓灰质炎；经生殖泌尿系统感染，如淋病；经吸血昆虫媒介感染，如流行性乙型脑炎、斑疹伤寒等；经血源感染，如乙型肝炎等。②垂直传播：指母体的病原体通过胎盘或产道由亲代传播给子代的方式，如人类免疫缺陷病毒（HIV）、乙型肝炎病毒、梅毒螺旋体等。

（二）传染性疾病传播的影响因素

传染性疾病传播的主要影响因素为自然因素和社会因素，前者主要包括地理环境和气候因素，如温度、湿度、雨量、光照等；后者主要包括社会制度、经济状况、科学水平、文化教育、医疗卫生、防疫保健以及人的生产方式和生活习惯等。它们对传染性疾病传播主要影响在于：①提供了传染源存在的合适环境：病原体与合适宿主或媒介生存需要一定的地理、气候条件，如流感多见于冬、春季节，华支睾吸虫只限于亚洲东部分布，而日本血吸虫的分布在我国主要限于长江流域等。②为病原生物形成适宜的传播途径：如消化道传播的病原体与环境中生活污水、食品污染密切关联，而日本脑炎病毒、疟原虫的感染则与由温度、湿度形成的适宜媒介蚊子的虫口密度互相平行。③增加人群的易感因素：人口流动、生活条件与习惯的改变以及医源性因素均可增加与病原体的接触机会，使人群易感因素增强。因此，很多传染性疾病均具有显著的地域性（知识链接4）、季节性和自然疫源性的特点，某些血源性感染性疾病（如艾滋病）高发有特殊人群的特点。

知识链接4

热 带 病

很多传染病流行与自然和社会因素密切相关，在临床上有一大类病就被称之为热带病。热带病（tropical diseases）是指在热带地区流行的传染病，涉及致病病毒、细菌、真菌和寄生虫等所致的很多种病，几乎所有虫媒病、寄生虫病均在其内。热带病中除部分（如埃及血吸虫病、曼氏血吸虫病、锥虫病、黄热病等）仅见于热带外，在非热带的一些地区也有广泛分布，有的还是常引发全球公共卫生问题的严重传染病，如疟疾、霍乱、登革热等。

热带病曾一度流行甚广，如我国（热带和亚热带大部地区）在历史上曾经是热带病严重流行的国家之一。随着社会的发展进步，人群生活和卫生条件的改善，它们已在世界经济较发达地区逐渐被控制或消失，目前主要集中肆虐在一些贫困的地区。世界卫生组织（WHO）在1990年初成立了热带病控制处，进一步明确了对6大热带病（包括疟疾、血吸虫病、丝虫病、锥虫病、黑热病和麻风病）进行重点全球性研究、防控。近年来，随着全球经济增长和公共卫生地位提升，一些曾被忽视的热带病防治又逐步引起全世界关注，WHO曾多次要求予以重视。

我国在热带病防治方面取得了极其辉煌的成就，1970 年代以前曾长期肆虐我国的五大寄生虫病（疟疾、血吸虫病、丝虫病、钩虫病、黑热病）以及麻风病等已陆续得到了较全面控制。但情况尚不容掉以轻心，如据国内 2012 年统计，仅寄生于人体的寄生虫多达 193 种，仍对国人健康有一定威胁。

最近根据发展情况，WHO 提出了限期消除 10 大热带病的目标，涉及疟疾、血吸虫病、丝虫病、黑热病、锥虫病、麻风病、肺结核病、登革热、黄热病、埃博拉出血热；并提出近期要消灭麦地那龙线虫病（2015 年）和雅司病（2020 年）。

（三）感染性疾病的防治原则

1. 预防控制　传染性疾病的预防应从医学预防到社会预防全面实施。对于国家规定的法定传染病，须依照《中华人民共和国传染病防治法》进行处置。针对突发公共卫生事件要建立预警制度，建立统一完善的突发事件预防控制体系，一旦发生突发事件要积极采取措施，及时控制和消灭感染或传染的蔓延。处理原则如下：

（1）管理传染源　对待一般感染性疾病不需特殊隔离；对法定传染病（知识链接5），要在规定时间内向附近的医疗保健机构或者卫生防疫机构做出疫情报告，必须隔离的要及时采取合适的隔离措施，并加强对医院内感染的控制。及时有效地治疗病人，查出病原携带者，对于接触者按最长潜伏期进行检疫。对于动物传染源有经济价值的，可隔离治疗；一般动物则予捕杀。

（2）切断传播途径　针对传播途径可通过加强饮食卫生管理、水源管理和饮水消毒工作，加强粪便管理和污物处理，消灭有害医学昆虫和有关媒介，改善环境卫生，切断或减少医源性感染的机会。严格国境检疫，防止境外输入疾病等。对艾滋病等可垂直传播的疾病实施母胎阻断疗法。

（3）保护易感人群　常采用以下措施：①进行计划免疫：定期对易感人群进行疫苗、菌苗、类毒素等自动免疫预防接种，以降低人群对传染病的易感水平。这通常是最关键的措施，效果较好。通过有关疫苗接种，人们已成功地消灭了天花，并控制了脊髓灰质炎等传染病。②药物预防：紧急情况下，可考虑化学制剂、抗生素、中草药等短期药物预防，必要时还可使用抗毒素、丙种球蛋白或高效价特异性免疫球蛋白，以起到保护易感者的作用。③防病宣传教育，注意个人卫生，养成良好的生活习惯，避免接近传染源等。

2. 治疗原则

（1）一般及对症治疗　主要注意护理、饮食。对于患者所见症状应给予对症治疗。

（2）病因治疗　应用有效抗感染药物或免疫制剂，迅速消灭病原体以控制病情。有时因病情紧急可先缓解病情后加用抗感染药物，如对白喉的治疗时，先以抗毒素中和白喉杆菌的毒素，然后再加用青霉素等抗生素杀灭细菌。

（3）康复治疗　某些感染性疾病，如脊髓灰质炎、脑炎、脑膜炎等可引起某些后遗症。需要采用针灸治疗、理疗、高压氧等康复治疗。

知识链接 5

法定传染病

各国政府为防治严重传染病的流行，通常都制定有关的传染病防治法规。《中华人民共和国传染病防治法》（2004 年）将传染病分为甲类（强制管理传染病）、乙类（严格管理传染病）和丙类（监测管理传染病）计 37 种病。

甲类传染病是指：鼠疫、霍乱。

乙类传染病是指：传染性非典型肺炎、艾滋病、病毒性肝炎、脊髓灰质炎、人感染高致病性禽流感、麻疹、流行性出血热、狂犬病、流行性乙型脑炎、登革热、炭疽、细菌性和阿米巴性痢疾、肺结核、伤寒和副伤寒、流行性脑脊髓膜炎、百日咳、白喉、新生儿破伤风、猩红热、布鲁菌病、淋病、梅毒、钩端螺旋体病、血吸虫病、疟疾。

丙类传染病是指：流行性感冒、流行性腮腺炎、风疹、急性出血性结膜炎、麻风病、流行性和地方性斑疹伤寒、黑热病、包虫病、丝虫病，除霍乱、细菌性和阿米巴性痢疾、伤寒和副伤寒以外的感染性腹泻病。

甲类传染病（及某些按甲类管理的乙类传染病）要求应在 2 小时内完成网络直报，其他乙类、丙类传染病病人应在 24 小时内，通过网络进行信息的录入报告。并规定其他传染病，根据其暴发、流行情况和危害程度，需要列入乙类、丙类传染病的，由国务院卫生行政部门决定并予以公布。后来卫生部根据实际需要又依法将手足口病（肠道病毒 71 型）列为丙类（2008 年），将甲型 H1N1 流感列入乙类（2009 年）。

我国台湾地区和香港地区也有相应的传染病防治法规，其规定病种与分类与此有所出入。

第四节　病原生物的控制

临床上绝大多数的感染是自然界中的病原生物经污染的环境、物品进入人体而引起的，因此需采用一些方法（如物理或化学方式）来抑制或杀死病原生物，称病原生物的控制。

一、基本概念

人类对病原生物的控制按其设定目标，可分为杀灭病原生物、限制病原生物的增殖和控制病原生物传播等。传统上因常以细菌（尤其是细菌芽胞）被抑制或杀灭作为参照指标，故常又被称为消毒与灭菌。

杀灭或去除目标范围内病原生物的方法或过程称为消毒（disinfection），一般以化学方式为主。用于消毒的化学药品称为消毒剂（disinfectant）。杀灭或去除目标范围内所有微生物的方法或过程称为灭菌（sterilization）。所有进入人体血液、无菌组织和无菌体腔的医疗用品都必须达到灭菌标准，一般以物理方式为主。抑制病原生物生长繁殖、防止有机物腐败变质的方法或过程称为防腐（antisepsis）。主要用于防腐的化学制剂称为防腐剂（antiseptic）。无菌（asepsis）是指目标范围内无任何活的微生物存在。

经过灭菌的物品是无菌的。医学上常将防止病原生物进入人体或者物品的操作技术或措施称为无菌操作（aseptic technique）。其所用器具材料须先经灭菌处理。

二、病原生物的控制方法

病原生物的控制方法主要有物理方式和化学方式两类。

（一）物理方式

物理方式主要以温度、射线、微波、超声波、干燥、过滤或改变渗透压等控制病原生物的生长繁殖。

1. 热力灭菌法　热力灭菌是利用高温杀死病原生物的方法。高温可使病原生物细胞蛋白质变性、DNA 结构破坏而死亡。热力灭菌方法主要有干热灭菌法与湿热灭菌法两大类。在同一温度下，湿热灭菌法优于干热灭菌法。

（1）干热灭菌法　在无水的状态下，利用高温使生物细胞脱水、大分子变性。主要方法：①灼烧法：为直接用火焰灼烧而杀死微生物的方法。迅速简便，灭菌彻底。常用于金属性接种工具的灭菌。②干烤法：利用电热干燥箱中的热空气进行灭菌。160℃～170℃作用 1～2 小时可杀死所有微生物，包括细菌芽胞。此法适用于需保持干燥的耐热物品的灭菌。

（2）湿热灭菌法　利用水分子的热渗透作用进行灭菌的方法。常用方法如下：①煮沸消毒法：将物品置于水中加热至沸点（1 个大气压、100℃），持续 5～10 分钟，可杀死除细菌芽胞外的多种病原生物。芽胞需煮沸 1 至数小时才死亡。如在水中加入 2% 碳酸钠，可提高沸点至 105℃。此法多用于食物、饮用水、餐具等的消毒。②流通蒸汽灭菌法：利用 100℃ 左右的水蒸气进行消毒，可使用流通蒸汽灭菌器或蒸笼，持续作用 15～30 分钟，可杀死细菌繁殖体，但不能杀死全部细菌芽胞。此方法主要用于食品、餐具等的消毒。③间歇灭菌法：将物品置于流通蒸汽灭菌器中，反复、间歇利用流通蒸汽，将复苏的细菌芽胞分批杀灭。根据物品的耐热能力，加热至 80℃～100℃，持续 15～30 分钟，可杀死细菌繁殖体。取出后置 37℃ 温箱培养，次日同样处理。如此连续 3 次以上，可将物品上的微生物全部杀灭。该法适用于不耐高温的营养物（如血清培养基、某些药物）的灭菌。④高压蒸汽灭菌法：为实验室及生产中最常用的灭菌方法。利用密闭的耐压容器内蒸汽形成超过大气压的压力与高温进行灭菌，通常使用高压蒸汽灭菌器。灭菌器内蒸汽压力达 103.46kPa，温度 121.3℃，维持 15～20 分钟，可杀灭包括细菌芽胞在内的所有微生物。此法比干热、湿热的杀菌能力强，作用时间短，是因为菌体蛋白在湿热中易于凝固；蒸汽中潜热的存在使物品的温度迅速提高；湿热的穿透力比干热大，可使物品深部也达到灭菌温度。适用于所有耐高温物品如基础培养基、生理盐水、手术器械、敷料和注射器等的灭菌。⑤巴氏消毒法：由巴斯德（Louis Pasteur）首创而得名。利用较低的温度杀死饮品中的一些特定病原体，且不损害其质量。将饮品加热至 62℃，维持 30 分钟，可杀灭饮品中的布氏杆菌、沙门菌、牛型结核分枝杆菌和溶血性链球菌，但不能杀灭细菌芽胞。此法多用于一些饮品类和不耐高温的医疗器械如膀胱镜等的消毒。

2. 辐射　主要利用可见光、X 射线、γ 射线等对多种微生物进行杀灭。

（1）红外线与微波　红外线是指波长 $0.77 \sim 1000 \mu m$ 的电磁波，在 $1 \sim 10 \mu m$ 波长段热效应最强，在其照射处能量被转换为热能，可影响微生物的生存。微波为波长 $1 \sim 1000 mm$ 的电磁波，可穿透玻璃、塑料薄膜与陶瓷等物质，但不能穿透金属表面，也主要通过其热效应灭菌。这两者也可归为干热法。

（2）紫外线　波长为 $200 \sim 300 nm$ 的紫外线具有杀菌作用，其中波长 $260 nm$ 处杀菌力最强，与核酸吸收光谱范围相一致。细胞吸收紫外线后，DNA 的同一条链上相邻的两个胸腺嘧啶分子通过各自的 5 和 6 位碳原子相互连接起来，形成 1 个四碳环（环丁烷环）结构的二聚体，导致细胞死亡。紫外线也可使 RNA 形成尿嘧啶二聚体，并使核酸与蛋白质交联。紫外线对细菌、真菌、病毒、立克次体、螺旋体、原虫等多种病原生物有杀灭作用。但紫外线的能量低，穿透力弱，玻璃、纸、塑料薄膜、尘埃和水蒸气等都对其有阻挡作用，因此主要用于医院病房、手术室、无菌车间、实验室等处室内空气及物品表面的消毒。

（3）电离辐射　高能电磁波、X 射线、γ 射线、α 射线和 β 射线的波长更短，有足够的能量使受照射分子逐出电子而使之电离，故称为电离辐射。电离辐射具有能量大、穿透力强、不需加热、方法简便、不污染环境、无残留毒性等优点。现多用于中西药物、医疗器材的消毒灭菌，特别适用于一次性使用的医药制品、精密器械、移植用的组织和用于埋植的人工器官等物品的消毒灭菌。

3. 其他方法　如滤过除菌法、干燥与低温、臭氧消毒法等。

（1）滤过除菌法　是用滤器去除气体或液体中微生物的方法。常用的滤器有硅藻土滤器、蔡氏滤器、玻璃滤器、膜滤器。其原理是利用滤器孔径的大小来阻截液体、气体中的微生物。此法主要用于不能用其他方法处理的物品如抗生素、维生素、酶等药液，以及血清、毒素、空气等的除菌。

（2）干燥与低温　干燥可使生物细胞脱水、代谢受阻。干燥法常用于保存食物、药物，降低食物、药物中的含水量直至干燥，可有效抑制其中微生物的繁殖，防止腐败变质。低温可杀灭一些寄生虫如囊尾蚴。但许多病原生物（如细菌）耐低温，仅使代谢减慢，生长繁殖受到抑制，当温度升至适宜范围时则能恢复生长繁殖。因此，低温可用于保存食物、药物、菌种等。

（3）臭氧消毒法　臭氧灭菌灯内装有 $1 \sim 4$ 支臭氧发生管，在电场作用下将空气中的氧气转换成高纯臭氧。臭氧主要依其强大的氧化作用杀菌。

（二）化学方式

化学方式是指用化学制剂来杀死或抑制微生物生长繁殖的方法。按应用目的不同而分为化学消毒剂和化学治疗剂。此处仅简介常用化学消毒剂。

1. 常用化学消毒剂的种类　常用化学消毒剂的种类及用途见概述表 3。

概述表3　常用化学消毒剂、防腐剂的种类、特点与用途

类别	名称	常用浓度	作用特点	用途
醇类	乙醇	70%～75%	杀菌力强，尤对分枝杆菌有强大迅速的杀灭作用，对芽胞无效	皮肤及物体表面消毒
酚类	石炭酸	3%～5%	杀菌力强，对皮肤有刺激性	地面、家具、器皿表面消毒
	甲酚	3%～5%	能杀灭细菌繁殖体，有特殊气味	
烷化剂	甲醛	10%	可有效杀灭芽胞、病毒，破坏细菌毒素；毒性强，有致癌作用	物品表面消毒，蒸气可用于空气消毒
	戊二醛	2%	对芽胞、病毒、真菌有快速强大的杀灭作用；刺激性、毒性较低	不耐热物品、精密器械如内镜及疫源地的消毒
	环氧乙烷	50mg/L	高效广谱杀菌作用，不损害物品；常温下呈气态，易燃易爆，有毒	器械、纺织品、塑料制品、皮毛制品的消毒
	氯己定（洗必泰）	0.02%～0.05% 0.1%～0.02%	刺激性小，对人无毒副作用；抑菌作用强，可杀灭细菌繁殖体	术前洗手 腹腔、阴道、膀胱等内脏冲洗
表面活性剂	苯扎溴铵（新洁尔灭）	0.05%～0.1%	对球菌、肠道杆菌有较强杀灭作用，对芽胞及HBV无效，刺激性小，稳定	外科洗手及皮肤黏膜消毒；浸泡手术器械及食品生产用具
重金属盐类	升汞	0.05%～0.1%	杀菌作用强，对金属有腐蚀作用	非金属器皿消毒
	硝酸银	1%	有腐蚀性	新生儿滴眼，预防淋球菌感染
	红汞	2%	杀菌力弱，无刺激性	皮肤黏膜及小创伤消毒
氧化剂	高锰酸钾	0.1%	强氧化剂，能杀灭细菌、病毒、真菌、原虫、吸虫囊蚴	皮肤黏膜消毒；蔬菜瓜果消毒除虫
	过氧乙酸	0.2%～0.5%	高效广谱杀菌剂，原液对皮肤、金属有强烈腐蚀性	塑料、玻璃制品及玩具消毒
	碘酒	2.5%碘酒（酊）	广谱、中效杀菌剂，有较强刺激性	皮肤消毒
卤素类	漂白粉	10%～20%	有效氯易挥发，刺激性强	饮水及地面、排泄物消毒
	氯胺	0.2%～0.5%	毒性小、刺激性低	饮水、食具、器皿消毒
染料	龙胆紫	2%～4%	有抑菌作用，对葡萄球菌作用强	浅表创伤消毒
酸碱类	生石灰	加水1:4或1:8配成糊状	杀菌力强，腐蚀性大	地面及排泄物消毒

2. 化学消毒剂的作用机制

（1）破坏病原生物的细胞壁、细胞膜　如表面活性剂可使革兰阴性菌的细胞壁解聚；酚类及醇类可导致微生物细胞膜结构紊乱并干扰其正常功能，使其小分子代谢物质溢出胞外。

（2）引起细胞蛋白变性或凝固　如乙醇可引起菌体蛋白构型改变而扰乱多肽链的折叠方式，造成蛋白变性。

（3）改变核酸结构、抑制核酸合成　部分醛类、染料和烷化剂通过影响核酸的生物合成和功能而发挥杀菌、抑菌作用。如甲醛可与生物细胞核酸碱基环上的氨基结合；环氧乙烷能使微生物核酸碱基环发生烷基化。

3. 影响消毒与灭菌效果的因素　影响消毒灭菌效果的因素很多，应用时需予以考虑。

（1）病原生物的种类、生活状态与数量　不同种类病原生物对各种消毒灭菌方法的敏感性不同，例如寄生虫的虫卵在70℃ 30分钟可被杀死；细菌繁殖体、真菌在湿热80℃ 5~10分钟可被杀死；乙肝病毒85℃ 60分钟才能杀灭。芽胞对理化因素的耐受力远大于繁殖体，炭疽杆菌繁殖体在80℃只能耐受2~3分钟，但其芽胞在湿热120℃ 10分钟才能被杀灭。

（2）消毒灭菌的方法、强度及作用时间　不同消毒灭菌方法对病原生物的作用也有差异，例如干燥痰液中的结核分枝杆菌经70%乙醇处理30秒即死亡，而在0.1%苯扎溴铵中可长时间存活。同一种消毒灭菌方法的不同强度可产生不同的效果，例如甲型肝炎病毒在56℃ 30分钟仍可存活，但在煮沸后1分钟即失去传染性；大多数消毒剂在高浓度时起杀菌作用，低浓度时则只有抑菌作用，但醇类例外，70%~75%乙醇消毒效果最好。同一种消毒灭菌方法，在一定条件作用下，时间越长，效果也越好。

（3）被消毒物品的性状　在消毒灭菌时，被处理物品的性质可影响灭菌效果，如煮沸消毒金属制品，15分钟即可达到消毒效果，而处理衣物则需30分钟。物品的体积过大、包装过严也会妨碍其内部的消毒。物品的表面状况对消毒灭菌效果亦有影响，例如环氧乙烷880mg/L，30℃ 3分钟可完全杀灭布片上的细菌芽胞；但对玻璃上的细菌芽胞，同样条件处理4小时也达不到灭菌目的。

（4）消毒环境　有机物如蛋白质可使得混于其中的微生物对理化消毒灭菌方法的抵抗力增强，环境中温度、湿度及pH可影响消毒灭菌的效果。如温度的升高可提高消毒剂的消毒能力，空气湿度可影响紫外线的消毒效果，醛类、季铵盐类表面活性剂在碱性环境中杀灭微生物效果较好，酚类和次氯酸盐类则在酸性条件下杀灭微生物的作用较强。

第五节　生物安全常识

生物安全指防范、处理病原生物对人体危害的综合措施。其主要包括病原生物实验室安全及对突发性公共卫生事件的正确处理。生物安全所涉及的对象主要包括天然生物因子的危害性、转基因生物和生物技术所带来的潜在威胁。其中由病原生物导致的安全问题，如生物武器、生物恐怖、重大传染病暴发流行等，是人类社会所面临的最重要和最紧迫的生物安全问题。

一、病原生物实验室生物安全

（一）病原生物危害程度

1. 病原生物的危害程度分类　我国根据病原生物的传染性、感染后对个体或群体的危害程度，将其分为 4 类。

第一类：能够引起人类或者动物非常严重疾病的微生物，以及我国尚未发现或者已经宣布消灭的微生物。

第二类：能够引起人类或者动物严重疾病，比较容易直接或间接地在人与人、动物与人、动物与动物间传播的微生物。

第三类：能够引起人类或者动物疾病，但一般情况下对人、动物或者环境不构成严重危害，传播风险有限，实验室感染后很少引起严重疾病，并且具备有效治疗和预防措施的微生物。

第四类：在通常情况下不会引起人类或者动物疾病的微生物。

其中，第一类、第二类病原生物统称为高致病性病原生物。我国卫生部制定的"人间传染的病原生物名录"（2006）中列及的病原生物种数及危害程度归属情况见概述表 4。

概述表 4　人间传染的病原生物危害程度分类统计

生物危害程度	第一类	第二类	第三类	合计（种数）
病毒	29	51	80	160
细菌		10	145	155
真菌		4	55	59
朊粒		5	1	6

2. 病原生物的危害级别　我国结合 WHO 提出的标准，按致病生物因子对个体和群体危害程度进行分级，分为 4 级。

Ⅰ级（低个体危害，低群体危害）：不会导致健康工作者和动物致病的细菌、真菌、病毒和寄生虫等生物因子。

Ⅱ级（中等个体危害，有限群体危害）：能引起人或动物发病，但一般情况下对健康工作者、群体、家畜或环境不会引起严重危害的病原体。实验室感染不导致严重疾病，具备有效治疗和预防措施，并且传播风险有限。

Ⅲ级（高个体危害，低群体危害）：能引起人或动物严重疾病，或造成严重经济损失，但通常不能因偶然接触而在个体间传播，或能用抗生素、抗寄生虫药治疗的病原体。

Ⅳ级（高个体危害，高群体危害）：能引起人或动物非常严重的疾病，一般不能治愈，容易直接、间接或因偶然接触而在人与人、动物与人、人与动物、动物与动物之间传播的病原体。

危害级别为危险性高低指标，其Ⅰ~Ⅳ分级对应的种类与危害程度分类的第四~第一类病原生物有较大重叠性（但不完全）。

（二）生物安全防护实验室水平分级

为保证研究人员不受实验因子的伤害，保护环境和公众的健康，保护实验因子不受外界因子的污染，建立科学、安全的研究传染病的平台——生物安全实验室是十分必要的。现行生物安全水平（biology security level，BSL）4 个等级实验室的基本标准见概述表 5。

概述表 5   病原生物与生物安全实验室适用级别表

级别	BSL - 1	BSL - 2	BSL - 3	BSL - 4
实验室隔离	不需要	不需要	需要	需要
房间密闭消毒	不需要	不需要	需要	需要
送风系统	不需要	不需要	需要	需要
HEPA 排风系统	不需要	不需要	需要	需要
室间互锁门	不需要	不需要	需要	需要
缓冲间	不需要	不需要	需要	需要
污水处理	不需要	不需要	需要	需要
室内高压灭菌器	不需要	不需要	推荐	需要
出实验室高压灭菌器	不需要	推荐	需要	需要
双门高压灭菌器	不需要	不需要	推荐	需要
生物安全柜	不需要	推荐	需要	需要
人员安全监控条件	不需要	不需要	推荐	需要

二、生物安全管理的意义

为尽可能减少危及公众群体健康的紧急公共卫生事件的发生，特别是传染病的突发、蔓延和流行，必须建立和完善生物安全管理制度，其意义为：①保护公共卫生安全，加强生物安全管理可有效保护公共卫生安全，防止有关问题对国家的经济或政治稳定、人口结构稳定性等产生影响和冲击；②提高公民危机与保护意识，提高公民对公共卫生事件的反应能力，可减少人对突发紧急公共卫生事件的易感性；③杜绝非法生物战剂来源、生物威胁，其中包括生物（战）恐怖。生物安全管理无疑可加强我们的生物国防，杜绝非法生物战剂进入。

第一篇 医学病毒

　　病毒（virus）为非细胞型微生物，在自然界广泛寄生在各种细胞生物体内。其基本特性有：①体积微小，必须借助电子显微镜放大几万甚至几十万倍后方可观察；②结构简单，不具有完整的细胞结构，一种病毒只含一种类型的核酸（DNA 或 RNA）；③专性寄生，严格寄生于易感细胞内；④以复制的方式繁殖。目前已记录的病毒有 4000 余种，与医学有关的近 1/10。以人类细胞为主要宿主的非细胞型微生物称医学病毒，它们在临床感染性疾病中扮演着极为重要的角色，约 75% 的病例由病毒感染引起。许多病毒感染性疾病传染性强，如流感、病毒性肝炎、艾滋病等可引起世界性大流行；有的则病情严重、病死率高，如病毒性脑炎、狂犬病和出血热等。许多病毒还与肿瘤、自身免疫病和先天性畸形等的发生有密切关系。新发和再现的病毒性传染病对人类的健康和生存构成巨大威胁，如艾滋病、埃博拉出血热、禽流感、SARS 以及疯牛病等。因此了解病毒的生物学性状和致病性，对有效防治病毒感染性疾病有重要意义。

第一章 病毒概述

　　医学病毒的种类很多，既有 DNA 病毒、RNA 病毒，也有逆转录病毒。医学上重要的病毒种类包括 20 余科中的一些种（表 1-1）以及归为亚病毒因子的朊粒。

表 1-1 医学病毒的分类

分类（科）	外形 （核酸类型＊）	致病种 举例	分类（科）	外形 （核酸类型＊）	致病种 举例
DNA 病毒	疱疹病毒 *Herpesviridae* （ds）	单纯疱疹 病毒	乳头瘤病毒 *Papillomaviridae* （ds）		人乳头瘤 病毒
	腺病毒 *Adenoviridae* （ds）		腺病毒	痘病毒 *Poxviridae* （ds）	传染性软疣 病毒

续表

分类（科）		外形 （核酸类型＊）	致病种 举例	分类（科）	外形 （核酸类型＊）	致病种 举例
DNA 病毒	细小病毒 *Parvoviridae*	（−ss）	B19 病毒	−	−	−
RNA 病毒	呼肠孤病毒 *Reoviridae*	（ds，节）	轮状病毒	−	−	−
	小 RNA 病毒 *Piconaviridae*	（＋ss）	脊髓灰质炎 病毒、甲肝 病毒	星状病毒 *astroviridae*	（＋ss）	人星状病毒
	嵌杯病毒 *Caliciviridae*	（＋ss）	诺如病毒	戊肝病毒 *Hepeviridae*	（＋ss）	戊肝病毒
	冠状病毒 *Coronaviridae*	（＋ss）	人冠状病毒、 SARS 病毒	披膜病毒 *Togaviridae*	（＋ss）	风疹病毒
	黄病毒 *Flaviviridae*	（＋ss）	登革热病毒、 乙脑病毒、 丙肝病毒	−	−	−
	副黏病毒 *Paramyxoviridae*	（−ss）	麻疹病毒、 副流感病毒	丝状病毒 *Filoviridae*	（−ss）	埃博拉病毒
	弹状病毒 *Rhabdoviridae*	（−ss）	狂犬病病毒	布尼亚病毒 *Bunyaviridae*	（−ss，节）	汉坦病毒
	正黏病毒 *Orthomyxoviridae*	（−ss，节）	流感病毒	沙粒病毒 *Arenaviridae*	（−ss，节）	拉撒病毒
逆转录 病毒	嗜肝 DNA 病毒 *Hepadnaviridae*	（ds）	乙肝病毒	逆转录病毒 *Retroviridae*	（＋ss，2）	HIV HTLV－1

注：＊ss：单股；ds：双股；＋：正意义链；−：负意义链；节：分节段；2：2 倍体

　　不同科的医学病毒所致疾病的表现不同，并且多较为复杂，常见有交叉与重叠；临床上通常根据感染途径、嗜器官性及所致疾病等对病毒进行命名和归类。本篇将基本沿袭临床归类对常见致病病毒予以介绍，并将朊粒附后。

第一节 病毒的形态与结构

一、病毒的形态

完整的病毒颗粒又被称为病毒体（virion），系在电子显微镜下观察到的病毒在细胞外的典型结构。大多数人类病毒呈球形，尚有弹状、砖块状和丝状；感染细菌的病毒（噬菌体）则大多呈蝌蚪状。测量病毒大小主要以纳米（nanometer，nm）为单位，不同病毒的大小悬殊很大，最大的病毒可达800nm，如咪咪病毒；最小的只有18～20nm；大多数感染人类的病毒在100nm左右。

知识链接6

咪 咪 病 毒

1992年在阿米巴原虫体内发现了一种类似 G⁻ 细菌的寄生物，但因只含一种类型的核酸，不能自主完成生命周期，2003年被正式命名为 Mimivirus。其后又陆续发现一些类似的巨型病毒，这些新病毒不仅体型巨大，而且其基因组（dsDNA）也极其惊人，可超过大肠杆菌的一半，有的甚至编码2000多个基因（约近人类基因组的10%），并涉及基因组DNA修复和蛋白质翻译功能的部分基因。提示这些巨大病毒可能源于某些单细胞生物体，它们在进化过程中丢失了一些基因，成为了营胞内寄生生活的病毒。已有人建议将它们单独划为一种生命类型。但由于它们只含有一种核酸，不能自主进行能量代谢，不编码核糖体相关蛋白，无法自我分裂增殖，目前仍被归于病毒范畴。

巨大病毒的发现进一步缩短了细胞生命与非细胞生命之间的距离，也为它们起源和演化的研究提供了重要信息，引起了学术界越来越多的兴趣。目前尚未发现巨大病毒对人类有什么较大威胁，仅有少数报道提到咪咪病毒可能会引起人类肺炎。

二、病毒的结构

病毒的基本结构是由核心（core）和包绕在周围的衣壳（capsid）组成，亦称核衣壳（necleocapsid），有些病毒在核衣壳的外表面还有一层包膜（envelop）（图1－1）。

（一）核心

病毒的核心位于病毒体中心，由一种类型核酸即DNA或RNA组成，病毒核酸携带有病毒的全部遗传信息，决定病毒的增殖、遗传与变异以及病毒的感染性等。病毒核酸可以是单链、双链或分节段的。此外，在病毒核心还有少量病毒基因编码的非结构蛋白，它们是在病毒复制增殖时所需要的功能蛋白，如病毒的DNA聚合酶、转录酶或逆转录酶。

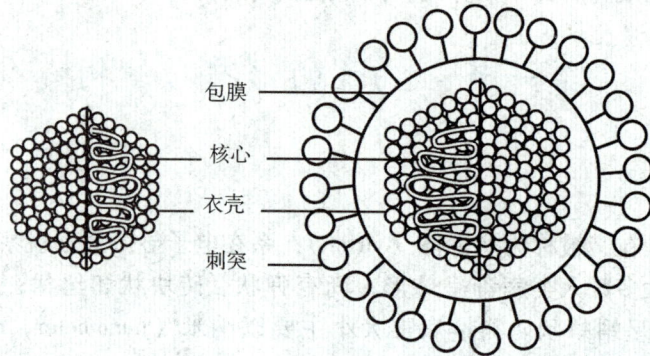

图 1-1　病毒体结构模式图

（二）衣壳

病毒的衣壳是包裹在核心外面的一层蛋白质结构。由一定数量的壳粒（capsomere）组成，每个壳粒由 1 个或几个多肽分子组成。在电镜下可以观察到壳粒包绕着核酸呈对称排列。不同病毒衣壳壳粒的数目和排列方式不尽相同，可作为病毒鉴别和分类的依据之一。根据壳粒的数目和排列方式，病毒结构分为以下几种对称型：①立体对称，病毒体衣壳的壳粒排列呈立体对称的多面体，通常是由 20 个等边三角形构成的具 12 个顶、30 个棱的正二十面体，如腺病毒和脊髓灰质炎病毒等；②螺旋对称，由单一的壳粒沿着盘旋的病毒核酸呈现螺旋对称性排列，如弹状病毒；③复合对称，同一病毒壳粒的排列，既有立体对称，又有螺旋对称，如噬菌体的头部是立体对称，尾部是螺旋对称。

衣壳的主要功能是：①保护病毒的核心，以免核酸受到核酸酶以及其他理化因素的破坏；②与易感细胞受体结合，介导病毒感染宿主细胞；③具有抗原性，能激发适应性免疫应答，调动机体的免疫防御作用，有时也可引起免疫病理损伤。

（三）包膜

病毒的包膜是包绕在核衣壳外面的一层类生物膜结构。它是某些病毒在成熟后，以出芽方式从感染细胞释放过程中获得的，此类病毒也称包膜病毒（enveloped virus）。包膜的脂类和多糖成分源于宿主细胞膜或核膜，蛋白质成分则多是由病毒基因组编码的。有些病毒包膜表面有呈放射状排列的钉状突起，称为包膜子粒（peplomeres）或刺突（spike），其化学成分为糖蛋白。包膜子粒有特定的生物学性质，如流感病毒包膜上有血凝素与神经氨酸酶两种刺突，血凝素对呼吸道黏膜上皮细胞和红细胞具有特殊的亲和力，而神经氨酸酶可破坏细胞表面结构（受体等），利于子代病毒从宿主细胞膜上解离释放。

包膜的主要功能是：①保护病毒核衣壳，维护病毒体结构的完整性；②辅助病毒感染，其成分可亲和或融合易感细胞，包膜病毒失去包膜会丧失感染性；③具有抗原性，病毒包膜上的糖蛋白和脂蛋白具有病毒种和型特异性，是病毒鉴定与分型的依据之一。

第二节　病毒的增殖与培养

病毒因结构简单，缺乏能够独立进行代谢的酶系统，无法独立自行增殖，需借助宿主细胞的代谢系统才能增殖。了解病毒的增殖过程和特点，对研究和认识病毒的致病机制、病毒的培养方法和开发抗病毒药物有重要意义。

一、病毒的增殖

病毒增殖的本质是以基因组为模板进行复制的过程，此过程依赖于宿主细胞的环境。病毒的增殖周期涉及病毒与靶细胞的病毒受体结合、进入细胞，经脱壳暴露病毒基因，以病毒基因组为模板复制病毒基因、合成病毒蛋白，最终装配成熟后从宿主细胞释放出子代病毒的过程，也称其为病毒的复制周期。

（一）病毒的复制周期

病毒的复制周期可人为分为吸附、穿入、脱壳、生物合成、装配、成熟和释放七个相互联系的阶段。

1. 吸附（adsorption） 病毒进入细胞前，必须先吸附到细胞表面。病毒吸附过程可分两个阶段，第一个阶段属非特异性的可逆性随机吸附，即病毒与宿主细胞相遇，可借助有关离子的静电作用发生吸附，如果宿主细胞表面无该病毒对应受体表达，则无法进入细胞，如果有相关受体表达则进入第二个阶段——病毒与宿主细胞的特异性吸附阶段，是导致细胞感染的先决条件。如 CD4 分子是人类免疫缺陷病毒（HIV）gp120 分子的受体，HIV 选择性感染 CD4$^+$T 细胞。

2. 穿入（penetration） 指病毒进入宿主细胞的过程。不同类型病毒进入宿主细胞的方式不同。例如，包膜病毒主要通过病毒包膜与宿主细胞膜融合进入细胞，将核衣壳释放入细胞质内；无包膜病毒则通过宿主细胞细胞膜内陷，以吞饮方式进入细胞。还有些病毒（如某些小 RNA 病毒）与靶细胞病毒受体结合后，经细胞膜表面的酶类作用使病毒核衣壳脱壳，核酸直接进入细胞。

3. 脱壳（uncoating） 病毒进入宿主细胞后，需脱去衣壳释放出核酸，才能以病毒基因组为模板进行生物合成。多数病毒在细胞溶酶体酶的作用下脱壳并释放出病毒基因组。有的病毒脱壳分步完成，期间可与生物合成阶段有重叠，如痘病毒脱壳分两个阶段，即先在宿主细胞的溶酶体酶作用下部分脱壳，暴露部分病毒基因，后合成由病毒基因编码的脱壳酶继续作用才能完全脱壳。

4. 生物合成（biosynthesis） 病毒基因组一旦从衣壳中脱出，即可进入病毒生物合成阶段，进行病毒核酸复制和病毒蛋白质合成。此阶段由于细胞内找不到病毒颗粒，故称为隐蔽期（eclipse）。不同病毒的隐蔽期长短不一，如脊髓灰质炎病毒为 3~4 小时，正黏病毒为 7~8 小时，腺病毒可达 16~17 小时。生物合成时首先合成病毒复制所需要的功能（早期）蛋白，然后再复制合成子代核酸与结构（晚期）蛋白。功能蛋白主要是与病毒生物合成有关的酶类，如转录酶、聚合酶、内切酶、连接酶等，这些酶类有的是由病毒基因编码合成，有的则是由病毒诱导宿主细胞基因编码合成或直接利用宿主细胞的酶类。病毒核酸复制和蛋白质合成的部位和过程，依其核酸的类型不同而有所差别。根据基因组转录 mRNA 及指令合成蛋白质的基本过程不同，可分为以下 7 种类型。

（1）双链 DNA（dsDNA）病毒 亲代 dsDNA 首先利用宿主细胞核内的解链酶和依赖 DNA 的 RNA 聚合酶进行解链并转录早期 mRNA，mRNA 在胞浆核糖体上翻译出早期蛋白，之后以半保留方式复制子代 DNA，再以子代 DNA 分子为模板转录晚期 mRNA，在胞浆翻译出病毒晚期蛋白（子代病毒的结构蛋白）。

（2）单链 DNA（ssDNA）病毒　以亲代 ssDNA 为模板合成互补链 ssDNA，作为复制中间型（replicative intermediate，RI），然后再解链并以新合成的互补链为模板复制子代 ssDNA，转录 mRNA，翻译并合成病毒蛋白。

（3）单正链 RNA（+ss RNA）病毒　+ss RNA 本身具有 mRNA 功能，可以转译出早期蛋白（主要为依赖 RNA 的 RNA 聚合酶，仅单一亚基构成）。然后以病毒 RNA 为模板合成互补链 –ssRNA，作为复制中间型（RI）。其中 +ss RNA 作为 mRNA 翻译晚期蛋白；而 –ss RNA 则作模板，复制子代核酸。

（4）单负链 RNA（–ssRNA）病毒　–ssRNA 病毒大多数有包膜，并含有依赖 RNA 的 RNA 聚合酶。以病毒 –ssRNA 为模板，合成互补链 +ssRNA 形成 RI。再以新合成的 +ssRNA 作为 mRNA，翻译晚期蛋白和复制子代核酸。

（5）双链 RNA（dsRNA）病毒　dsRNA 在依赖 RNA 的 RNA 聚合酶作用下，转录 mRNA，翻译出病毒蛋白。双链 RNA 病毒的 dsRNA 不以半保留方式复制，它以 –ssRNA 为模板，先合成 +ss RNA，再由新合成的 +ss RNA 作模板，复制子代 dsRNA。因此，病毒子代 dsRNA 全部为新合成的 RNA。

（6）逆转录（+ss RNA）病毒　逆转录病毒以亲代 RNA 为模板，在依赖 RNA 的 DNA 聚合酶（逆转录酶）作用下合成互补的 DNA 链，形成 RNA：DNA 杂交中间体。然后 RNA 被 RNA 酶 H 水解去除，由 DNA 链经 DNA 聚合酶作用，合成互补 DNA。新合成的双链 DNA 分子整合于宿主细胞的染色体 DNA 上，成为前病毒（provirus），可随宿主细胞的分裂而保留于子代细胞内。前病毒由细胞的 RNA 聚合酶转录并形成病毒的 mRNA 和子代病毒基因组 RNA，前者借胞质核糖体转译出病毒蛋白质。

（7）逆转录 DNA（dsDNA）病毒　典型的有属于嗜肝 DNA 病毒科的人类乙型肝炎病毒（HBV），其 DNA 进入宿主细胞核内，在病毒 DNA 聚合酶（系逆转录酶）的作用下，补全 DNA 双链缺口，形成完整的共价闭合环状 DNA（covalently closed circlar DNA，cccDNA）。再以负链 cccDNA 为模板，借助宿主细胞的 RNA 聚合酶 Ⅱ，转录形成四种不同长度的 mRNA，转移至胞质，依托宿主细胞核糖体翻译结构和非结构蛋白质；其中 3.5kbm 全长 RNA 可作为前病毒基因组参与病毒颗粒的装配。进入病毒衣壳内的 DNA 聚合酶，以全长 RNA 为模板反转录出负链 DNA，然后再以负链 DNA 为模板合成互补正链（较短），形成有缺口的双链 DNA。

5. 装配（assembly）　将生物合成的病毒核酸和蛋白质在宿主细胞内组装成子代病毒颗粒。根据病毒的种类不同，可分别在胞核内、胞质内、核膜及胞质膜上等不同部位进行装配。除痘病毒、乙肝病毒外，DNA 病毒的核衣壳都在细胞核内装配；RNA 病毒一般均在细胞质内装配。

6. 成熟（maturation）　装配完成的病毒并不一定具有感染性，需经进一步发育成为具有感染性的病毒体。无包膜病毒的成熟主要是针对潜在的病毒吸附蛋白进行修饰与改造，如糖基化和蛋白水解等。包膜病毒的成熟是在释放时获得包膜，并在包膜表面表达刺突。

7. 释放（release）　成熟病毒体从宿主细胞释放的方式，依病毒种类不同而异。无包膜病毒装配成的核衣壳即为成熟病毒体，可导致细胞破裂从宿主细胞释放。包膜病毒装配成核衣壳后以出芽方式释放，不引起宿主细胞死亡，释放的同时可包有核膜或胞质膜。包膜上的脂质来自宿主细胞，包膜上蛋白则主要是由病毒基因编码合成，故具有病毒的抗原性与特异性。此外，有些病毒可通过细胞间桥或细胞融合在细胞间传播，如巨细胞病毒；有些病毒的基因组与宿主细胞基因组整合，随宿主细胞分裂而传入子代细胞。

（二）病毒的异常增殖

病毒复制时，可因宿主细胞或自身等原因，不能形成完整的病毒体，则为异常增殖。

1. 顿挫感染（abortive infection）　病毒进入靶细胞后，若细胞不能为病毒增殖提供所需的酶类、能量等必要条件，致使其不能复制或组装成子代病毒颗粒，称为顿挫感染。这种不能为病毒复制提供必要条件的细胞，称非容许细胞（nonpermissive cell）；而能为病毒复制提供所需条件，使病毒正常增殖的细胞称容许细胞（permissive cell）。具体细胞的病毒容许性是相对的，如在猴肾细胞内人腺病毒呈顿挫感染，而脊髓灰质炎病毒则能正常增殖，即猴肾细胞是人腺病毒的非容许细胞，又是脊髓灰质炎病毒的容许细胞。

2. 缺陷病毒（defective virus）　指因基因组不完整或某一基因位点改变，不能复制出完整的感染性病毒体的病毒。缺陷病毒单独不能进行正常增殖，但与另一种病毒在同一细胞内共同增殖时，后者能为其提供所缺乏的物质，使其完成复制周期。辅助缺陷病毒增殖的病毒称为辅助病毒（helper virus）。例如丁型肝炎病毒是一种缺陷病毒，乙型肝炎病毒是它的辅助病毒，丁型肝炎病毒只有在与乙型肝炎病毒共同感染细胞时，才能完成复制周期进行增殖。在有关研究中，某些缺陷病毒（如腺病毒伴随病毒）也常被改造利用作为向人体细胞导入外源基因的载体。

（三）病毒的干扰现象

两种或两种以上病毒感染同一细胞或同一机体时，常常发生一种病毒抑制另一种病毒复制的现象，称为干扰现象（interference）。病毒的干扰现象较常见，有时也可发生在同种、同型，甚至同株病毒之间，如同株病毒混有缺陷病毒（又称为缺陷干扰颗粒 defective interfering particle，DIP），其进入细胞虽不能复制，但可抑制同株完整病毒增殖。干扰现象也可以发生在灭活病毒与活病毒之间。病毒之间的干扰现象能阻止、中断或终止某些感染性疾病，导致宿主康复，其机制与病毒感染细胞诱生干扰素以及受染细胞代谢等改变有关。

二、病毒的培养

病毒为专性寄生易感活细胞的微生物，必须用易感活细胞作培养物。病毒分离培养常用的方法包括动物接种、鸡胚培养和细胞培养三种方法。

（一）病毒的分离培养方法

1. 动物接种　早期对病毒生物学性状的研究主要通过动物接种，如鼠、兔、犬、牛和猴等来培养病毒，接种途径有鼻内、皮内、皮下、脑内、腹腔及静脉等。目前已很少用于临床实验室，仅在研究病毒致病性及确定病原或进行疫苗及新药评价时才应用，如对狂犬病进行确诊，可将脑组织接种 3~4 周龄鼠并在组织内寻找特异的包涵体。

2. 鸡胚培养　有些病毒如流感病毒、痘病毒和腮腺炎病毒等可在鸡胚中进行分离培养，受精鸡胚的羊膜腔和尿囊腔可用于分离病毒。接种后通过观察鸡胚活动与死亡情况，取尿囊液或羊水用血凝或血凝抑制试验测定病毒。随着细胞培养技术的成熟和广泛应用，鸡胚接种已经较少使用，但仍然是检测流感病毒最敏感和特异的方法。

3. 细胞培养 细胞培养是病毒研究、检测以及疫苗制备的重要技术，是目前最常用的基本方法。其方法是将离体活组织块或分散的组织细胞在培养瓶内生长，接种病毒后进行分离鉴定。用于培养病毒的细胞有原代细胞、二倍体细胞及传代细胞等三种类型。①原代细胞：是指来自动物或人的组织，直接用蛋白酶消化获得的细胞，如人胚肾、猴肾细胞和鸡胚细胞，一般只能传2~3代即退化衰亡。原代细胞对多种病毒的易感性高，主要用作从标本中分离病毒。②二倍体细胞：可用于多种病毒的分离和疫苗的制备等。二倍体细胞在传代过程中保持二倍体性质（46条染色体），一般能传40~50代，如人胚肺成纤维细胞 WI-26 与 WI-38 株等。③传代细胞：是指能在体外持续传代的单细胞，由突变的二倍体细胞传代或人及动物肿瘤细胞建立的细胞株。常用于分离病毒的传代细胞有：HeLa（人子宫颈癌）细胞、Vero（传代非洲绿猴肾）细胞、KB（人鼻咽上皮癌）细胞、Hep-2（人喉上皮癌）细胞和 CHO（中国地鼠卵巢）细胞等。传代细胞培养使用和保存方便，但不能用于疫苗的生产。

（二）病毒增殖的指标与鉴定

对细胞培养的病毒，可根据不同的病毒特征选择不同的鉴定方法。

1. 细胞病变（cytopathy） 溶细胞型病毒感染细胞后，可出现细胞团缩、裂解和细胞肿大、数个细胞融合成多核巨细胞或细胞聚集成葡萄串状、脱落或死亡等，称为细胞病变效应（cytopathic effect，CPE）。不同病毒引起的细胞病变不尽相同，根据选择的细胞种类、细胞病变的类型可对标本中感染的病毒进行判定。病毒毒力的测定通常将病毒原液作 10 倍系列稀释后，计算 50% 组织细胞感染量（50% tissue culture infectious dose，$TCID_{50}$）。所需病毒量越少，毒力越强。

2. 空斑形成（plaque formation） 将病毒经适当稀释后接种于敏感的单层细胞中，由于单个病毒的复制增殖使局部单层细胞脱落形成空斑。一个空斑是由标本中一个病毒大量复制所致，经染色后空斑可用肉眼观察，计算空斑数即可计数病毒数量；通常以每毫升病毒悬液的空斑形成单位表示（pfu/mL），可用于病毒的精确定量和测定抗病毒药物的作用。

3. 红细胞吸附（hemadsorption） 有些病毒如流感病毒能够编码血凝素，病毒在细胞内增殖的同时，会将血凝素释放在感染细胞膜上，出现红细胞吸附现象，可作为检测正黏病毒和副黏病毒的间接指标。

4. 中和试验（neutralization test） 将已知的抗病毒血清预先与病毒悬液混合，经过一定时间作用后接种于敏感细胞中，观察病毒致细胞病变作用或红细胞吸附现象是否消失。

5. 干扰作用 有些病毒感染细胞后不产生明显的 CPE，但可干扰在其后感染的另一种病毒的生长繁殖，从而阻止后者所特有的 CPE。

第三节 病毒的遗传与变异

遗传与变异是所有生物的共同生命特征。病毒结构简单、受宿主细胞选择压力大，与其他病原生物相比，更易发生高频变异，尤其是 RNA 病毒极易产生新变种。病毒新变种的产生，除可能导致病毒感染的流行外，也有利用价值，如制备减毒活疫苗用于病毒性疾病的预防。

一、病毒的变异现象

病毒最常见的变异体称病毒突变株（mutant），是指因基因改变而发生某些生物学性状改变的病毒株，其具有容易检测与识别的生物学特性。当该突变株能较稳定地存在，并可在相应的宿主或细胞中传代与存活，则称为变异株。病毒的变异可涉及多方面，如毒力变异、耐药性变异、抗原性变异、温度敏感性变异等。有重要医学意义的突变株有：

1. 温度敏感突变株（temperature sensitive mutant） 只在容许性温度（如28℃～35℃）条件下增殖，而在非容许性温度（如37℃～40℃）条件下不能增殖。脊髓灰质炎减毒活疫苗就是就是此种突变株。

2. 宿主范围突变株（host - range mutant） 是编码病毒表面蛋白的基因变异所致，变异的病毒株改变了感染宿主的范围或种类。

3. 耐药突变株（drug - resistant mutant） 编码病毒酶的基因发生变异，导致了靶酶对药物的亲和力或作用改变，从而使病毒产生耐药性。

4. 缺陷型干扰突变株（defective interference mutant，DIM） 病毒基因组中碱基缺失突变，并发生各种各样的结构重排，与某些病毒感染所致慢性病变有关。

二、病毒的变异机制

1. 基因突变 是指病毒的基因组中碱基序列发生改变。这种改变可以是自然发生，也可以通过人工诱导产生。病毒在增殖过程中，DNA 病毒自发突变率为 10^{-6}～10^{-9}，RNA 病毒则通常要高 1000 倍。人工诱导可增加病毒的突变率，如温度、紫外线和 5 - 氟脲嘧啶等理化因素的影响，可诱导产生突变株。

2. 基因重组、重配与整合 两种（或两种以上）病毒感染同一细胞时，病毒之间可发生基因交换，产生具有两个亲代特征的子代病毒，并能继续增殖，这种现象称为基因重组（gene recombination）。其子代病毒称为重组体（recombinant）。分节段性 RNA 病毒之间，通过交换 RNA 节段而发生的基因重组，称为重配（reassortment）。基因重组与重配，可发生于同一细胞内的两种（或两种以上）活病毒之间，也可发生于活病毒与灭活病毒之间，使活病毒携带灭活病毒的遗传标记（称交叉复活 cross - reactivation 或标记拯救 marker rescue）；在两种（或两种以上）灭活病毒之间也会发生基因互换、重组，引起多重复活（multiple reactivation），如紫外线灭活的 12 型腺病毒与猿猴空泡病毒 40（SV40）共感染可相互弥补损伤而复活。

3. 病毒基因与宿主细胞的基因组发生基因整合 病毒除在病毒间发生基因重组外，某些病毒还可与宿主细胞的基因组发生基因整合（gene integration）。当整合的病毒基因与宿主细胞基因分离时，常可发生脱离部位偏差，增加或减少核苷酸数量，出现携带宿主细胞基因片段或部分丢失病毒基因片段，引起病毒基因变异。现已证明，许多 DNA 病毒如疱疹病毒、腺病毒和多瘤病毒的 DNA，都能与宿主细胞基因整合。人类免疫缺陷病毒（HIV）的 RNA，经逆转录酶合成 DNA（病毒前体）后，与宿主细胞 DNA 整合，在病毒复制开始前，病毒前体 DNA 与宿主细胞 DNA 分离时，发生脱离部位偏差，可能是 HIV 在宿主体内发生高度变异的机制之一。

三、病毒变异的医学意义

对病毒遗传变异特性的研究成果，深化了人们对病毒感染性疾病的认识，并已广泛应用于有关诊治和预防领域。例如发现一流行株禽流感病毒变异使之有了结合人源受体的能力；在 HIV 由于编码 gp120 基因突变有逃逸免疫系统的作用，与无症状 HIV 感染病人出现临床表现有关。目前不仅核酸杂交、PCR 等技术已普遍用于病毒性疾病的诊断，基因治疗、RNA 干扰等方法也已用于病毒性疾病的治疗。至于应用人工变异方法获得的减毒活疫苗以及基因工程疫苗、核酸疫苗、多肽疫苗等，已成为病毒性疾病的预防及控制其流行的有效手段。

第四节　病毒感染与抗病毒免疫

病毒侵入机体易感细胞寄生增殖，其与宿主细胞之间以及与机体相互作用的过程称为病毒感染（viral infection）。若导致宿主细胞不同程度的损伤，并表现临床症状时，称为病毒感染性疾病。机体免疫系统对病毒产生的一系列防御反应称抗病毒免疫。

一、病毒的感染

（一）病毒感染的传播方式与途径

病毒感染主要来源有：①病人，潜伏期、发病期和恢复期病人均具有传染性；②病毒携带者（重要的传染源）；③被病毒感染的动物或携带病毒的动物（包括媒介节肢动物）；④被病毒污染的医疗器械、生物制品（如血液、血制品）等。它们侵入机体涉及多种的途径和方式（表 1-2），包括水平传播和垂直传播。不同的病毒传播方式，可影响病毒感染的发生和发展。

1. 水平传播　引起流行性传染病的病毒主要通过皮肤和黏膜（如呼吸道、消化道或泌尿生殖道等）途径在人群个体间（或从动物到人）水平传播，有的也可经血源（如输血、注射）、伤口和昆虫叮咬等方式感染机体。

2. 垂直传播　垂直传播在病毒感染中较常见，已知有十余种病毒可经胎盘由母亲传播给子代，其中以乙型肝炎病毒、巨细胞病毒、人类免疫缺陷病毒和风疹病毒最为多见，可引起死胎、流产、早产、先天畸形或成为病毒携带者。

表 1-2　常见病毒感染的主要传播途径及方式

传播途径	传播方式	病毒种类
呼吸道	空气、飞沫或气溶胶、痰、唾液	流感病毒、鼻病毒、腺病毒、麻疹病毒、风疹病毒、水痘病毒、冠状病毒等
消化道	污染水或食物	脊髓灰质炎病毒、其他肠道病毒、轮状病毒、甲型肝炎病毒、戊型肝炎病毒、部分腺病毒等
眼及泌尿生殖道	直接或间接接触、性行为	腺病毒、肠道病毒 70 型、单纯疱疹病毒、巨细胞病毒、人乳头瘤病毒、人类免疫缺陷病毒等

续表

传播途径	传播方式	病毒种类
血液	注射、输血或血液制品、器官移植等	乙型肝炎病毒、丙型肝炎病毒、人类免疫缺陷病毒等
破损皮肤	昆虫叮咬、狂犬和鼠类咬伤	脑炎病毒、狂犬病毒、出血热病毒等
胎盘、产道及乳汁	孕期、分娩、哺乳	巨细胞病毒、风疹病毒、乙型肝炎病毒、人类免疫缺陷病毒等

(二) 病毒的致病机制

病毒感染可导致宿主细胞结构损害和功能障碍，同时也会激发机体对病毒和病毒感染细胞的免疫应答造成免疫病理损伤。

1. 病毒对宿主细胞的直接损伤作用 病毒在细胞内增殖，可经多种机制引起宿主细胞损伤。

(1) 杀细胞效应 (cytocidal effect) 为病毒感染细胞后，直接引起细胞裂解死亡效应。主要见于无包膜病毒、杀伤性较强病毒的感染。如脊髓灰质炎病毒、腺病毒等。其机制是：①病毒在复制增殖过程中，干扰细胞核酸和蛋白质的合成，影响细胞的新陈代谢；②病毒的毒性蛋白对细胞的毒性作用，如腺病毒的刺突；③病毒感染对细胞核、内质网等细胞结构造成损伤；④病毒抗原成分表达于细胞膜上，发生自身免疫性细胞损伤；⑤病毒感染造成受染细胞的凋亡信号途径受阻，转而使受体相互作用蛋白激酶 (receptor interaction protein kinase，RIPK) 1 和 3 形成促坏死复合物，导致了细胞程序性坏死 (necroptosis)。破坏细胞膜、线粒体及溶酶体膜，产生细胞坏死性有关改变，并可引发炎症，这也被视为是机体清除病毒感染细胞，控制病毒扩散的有关机制。

(2) 稳定状态感染 (steady state infection) 某些有包膜的病毒，在细胞内复制增殖后以出芽方式缓慢释放子代病毒，不妨碍细胞的代谢，对宿主细胞结构成分损伤较轻，因此在短时间内不出现溶解和死亡，称为稳定状态感染。此类病毒在释放子代病毒时，可致宿主细胞发生一定的变化。例如：①有些病毒感染细胞时，导致细胞膜改变，使其与邻近细胞融合，病毒借以扩散，并形成数个细胞融合的多核巨细胞；②细胞表面出现病毒基因编码的抗原，如流感病毒的血凝素成分使细胞具有吸附红细胞的功能，胞膜表面嵌有病毒特异抗原，可被机体的特异性抗体或 Tc 所识别。

(3) 包涵体 (inclusion body) 形成 某些病毒感染细胞内，可出现与正常细胞结构和着色不同的圆形或椭圆形斑块，称为包涵体。病毒包涵体由病毒颗粒或未装配的病毒成分组成，也可是细胞对病毒增殖的反应物。包涵体破坏细胞的正常结构和功能，有时可引起宿主细胞死亡。

(4) 细胞凋亡 (apoptosis) 细胞凋亡是一种由基因控制的细胞程序性死亡，属正常的生物学现象。一些病毒在细胞内增殖可触发宿主细胞凋亡程序，引起细胞凋亡。例如 HIV 表面的 gp120 与 CD4$^+$T 细胞的 CD4 分子结合后，通过信号传导作用，启动凋亡基因，逐步使细胞核浓缩、染色体被降解等变化。

(5) 基因整合与细胞转化 某些 DNA 病毒或逆转录病毒感染细胞时，病毒基因可与宿主细胞基因整合，导致细胞转化。病毒基因组的整合有两种方式：①全基因组整合：逆转录病毒以 RNA 为模板，在逆转录酶作用下逆转录合成 cDNA，再以 cDNA 为模板合成双链

DNA，后者全部整合于细胞基因组中；②失常性整合：DNA 病毒复制时，将部分 DNA 随机整合于细胞染色质中。两种整合方式的病毒 DNA 可随细胞分裂而到子代细胞中。病毒整合可使细胞增殖加速，失去细胞间接触抑制，导致细胞转化。体外细胞培养证实，有些病毒，如单纯疱疹病毒、巨细胞病毒、EB 病毒和某些型别的人类乳头瘤病毒均能使细胞发生转化。

知识链接 7

病毒与肿瘤

研究资料表明，许多病毒感染与人类肿瘤发生有着密切联系。细胞的正常增殖靠细胞内外活化剂的平衡维持和受 p53 与 RB 基因产物（抑制剂）遏制所调控。具有致癌作用的病毒可除去抑制剂或提高促进剂而使细胞恶性增殖。病毒与肿瘤的关系可分为两种：一种是肯定相关，即肿瘤由病毒感染所致，如人乳头瘤病毒可引起人疣（乳头瘤）与宫颈癌，人类嗜 T 细胞病毒可引起人 T 细胞白血病；另一种是密切相关，但尚未肯定，如乙型肝炎病毒、丙型肝炎病毒与原发性肝癌的发生相关，EB 病毒与鼻咽癌和淋巴瘤的发生相关，单纯疱疹病毒Ⅱ型与宫颈癌的发生相关，人疱疹病毒 –8 与卡波济肉瘤的发生相关等。

细胞转化是肿瘤形成的第一步，但不是形成肿瘤的必经步骤，还可能通过其他不同环节导致细胞的恶性增殖而发展成肿瘤。病毒感染诱发细胞转化涉及通过灭活抑癌基因产物、激活原癌基因、激活端粒酶等机制。在病毒感染动物的致瘤实验中，逆转录病毒致细胞转化效率最高，能在数天内引起肿瘤生长；其他大部分病毒则需要更长的潜伏期，且通常只有小部分被感染宿主最终发展成为肿瘤。在细胞培养实验中，有的病毒能使细胞转化成为完全的致癌表型（oncogenic phenotype），呈现肿瘤细胞的所有特征，而且还具有在敏感动物中引起肿瘤的能力；有的致瘤病毒，对体外培养细胞仅诱发部分转化，不具有在体内的致瘤作用。另有些病毒则仅间接促使肿瘤形成，如乙型肝炎病毒和丙型肝炎病毒引发肿瘤，需要有效的持续性感染和组织修复过程，肝细胞的生长和修复刺激，促进了肝肿瘤形成。

2. 病毒感染的免疫损伤作用　病毒感染机体后，病毒抗原及其感染细胞表达的病毒感染相关抗原激发机体免疫应答反应，除可清除病毒等有利作用外，还可引起免疫损伤。其发生机制主要由适应性免疫应答所致，但固有免疫机制也参与免疫损伤过程。

（1）T 细胞介导的免疫损伤　T 细胞介导的免疫在病毒感染细胞的损伤中起重要作用，属于Ⅳ型超敏反应。CD8$^+$T 细胞（TCL）杀伤表达新抗原的病毒感染细胞。如受乙型肝炎病毒感染的肝细胞膜表面存在 HBsAg、HBeAg 和 HBcAg。TCL 介导的效应具有双重性，既可利于清除病毒，也可造成肝细胞的损伤。机体对病毒感染免疫应答的强弱决定临床过程的转归。

（2）抗体介导的免疫损伤　抗病毒抗原与病毒感染相关抗原抗体，通过Ⅱ型超敏反应（如激活补体和 ADCC 效应），导致靶细胞死亡。循环中的病毒颗粒与抗体结合成免疫复合物，沉积于机体的某些部位，引起Ⅲ型超敏反应，导致机体损伤。如慢性病毒性肝炎患者常出现关节症状，与免疫复合物沉积于关节滑膜引起的关节炎有关；登革病毒感染的免疫复合物可沉积于血管壁，激活补体，使血管通透性增高，引起出血或休克。

（3）致炎性细胞因子介导的免疫损伤　病毒感染引起体内 IFN-γ、TNF-α、IL-1 等细胞因子的大量产生，可导致机体代谢紊乱、激活血管活化因子，引起休克、DIC、恶病质等严重病理过程，甚至危及生命。

3. 病毒感染对免疫系统的损伤作用　某些病毒感染可造成机体免疫功能紊乱，导致机体免疫应答水平低下，或直接侵入免疫细胞，引起免疫细胞损伤和免疫抑制。例如 HIV 感染 CD4$^+$ T 细胞和巨噬细胞，可使 CD4$^+$ T 细胞数量递减，严重损伤宿主的免疫功能而发生 AIDS，最终因多种病原生物的感染和恶性肿瘤而死亡。病毒的感染还常导致自身免疫的易发和高发，如某些慢性肝炎患者在肝细胞表面出现肝特异性脂蛋白抗原（liver specific protein，LSP），诱发对应自身免疫，最终导致肝细胞广泛损伤。

（四）病毒感染的类型

病毒侵入机体后，特异性感染表达病毒受体的靶细胞。对机体器官或系统的损伤范围，取决于靶细胞的分布。如鼻病毒仅在上呼吸道黏膜内增殖，引起普通感冒。柯萨奇病毒的受体广泛存在于中枢神经系统、心、肺、胰、皮肤、黏膜等多种组织细胞。它经肠道感染后，引起多系统病变。病毒进入血液称为病毒血症（viremia）。根据病毒的种类、毒力以及机体免疫力等不同，机体感染病毒后可表现出不同的临床类型。

1. 隐性感染　病毒感染不引起明显临床症状和体征，称为隐性感染或称亚临床感染（subclinical infection）。病毒隐性感染十分常见，其原因可能与宿主防御能力较强，或侵入的病毒种类和性质，或病毒数量较少，或增殖力较低、毒力较弱，感染后对机体的损害较轻或不明显有关。隐性感染后，一般机体可获得特异性免疫力，最终清除病毒。少数隐性感染者始终不产生有效免疫力而转为病毒携带者（viral carrier），病毒在体内增殖并持续排毒，成为重要的传染源。

2. 显性感染　病毒感染导致机体组织细胞受到不同程度的损害和生理功能改变，并出现一系列的临床症状和体征者称为显性感染。显性感染根据临床症状出现的早晚和持续时间的长短，又分为急性病毒感染和持续性病毒感染。

（1）急性感染（acute infection）　以发病较急，病程较短（数日至数周），病愈后病毒在宿主体内消失为特征。

（2）持续性感染　病毒在体内持续存在数月至数年，可出现临床症状或不出现临床症状，主要有以下四种类型：①慢性感染（chronic infection），病程缓慢，常持续数月至数年，如慢性乙型肝炎等。②潜伏感染，病毒在隐性或显性感染后，病毒潜伏于病灶内或某些特殊组织中，暂时不进行增殖（潜伏期查不到病毒），一定条件下被激活，开始增殖，导致疾病复发。如水痘-带状疱疹病毒初次感染儿童引起水痘，水痘消失后，病毒可长期潜伏在脊髓后根神经节或颅神经的感觉神经节细胞中，数十年后，可因某种因素病毒被激活、增殖并经感觉神经扩散至皮肤，引发带状疱疹。③慢发病毒感染（slow virus infection），是慢性发展、进行性加重病毒感染的一种特殊形式，较为少见，但后果严重。病毒感染后，潜伏期可达数月至数年甚至数十年，在临床症状出现后，呈进行性加重，最终导致死亡。如 HIV、狂犬病病毒、朊粒感染等。④急性感染的迟发并发症（delayed complication after acute infection），病毒急性感染后 1 年或数年，发生致死性的并发症。如亚急性硬化性全脑炎（subacute sclerosing panencephalitis，SSPE）是在儿童期感染麻疹病毒后，到青春期才发作。表现为中枢神经系统疾病，在脑组织中用电镜可查到麻疹病毒。有人认为这些病毒可能是麻疹病毒的缺陷病毒。

二、抗病毒免疫

病毒具有较强的免疫原性，能诱导机体产生抗病毒免疫应答，同时病毒又具有专性细胞内寄生性，与宿主细胞的关系极为密切，因此，抗病毒免疫机制具有其独特性。机体抗病毒免疫包括固有免疫和适应性免疫。前者在病毒感染早期能够限制病毒的增殖与扩散，后者则决定病毒能否从体内彻底清除。

（一）固有免疫

机体的固有免疫构成了抗病毒感染的第一道防线。其主要成分干扰素、细胞因子、单核－巨噬细胞系统和 NK 细胞等，对抵御病毒感染起主要作用。其中干扰素与 NK 细胞抗病毒作用最明显。

1. 干扰素（Interferon，IFN）　　IFN 是病毒或其他干扰素诱生剂诱导人或动物细胞分泌的一类具有多种生物学活性的糖蛋白。IFN 除有抗病毒增殖活性外，还具有抗肿瘤和免疫调节等一系列其他生物学活性。

（1）干扰素的种类与性质　　由人类细胞合成的干扰素，根据其抗原性不同分为 α、β 和 γ 三型，每型依氨基酸序列不同分若干亚型。编码人 IFN－α、β 基因，位于第 9 号染色体的短臂；编码人 IFN－γ 的基因位于第 12 对染色体的长臂上。IFN－α 主要由白细胞产生，IFN－β 主要由成纤维细胞产生。IFN－α、β 属于 I 型干扰素，抗病毒作用强于免疫调节作用；IFN－γ 由 T 细胞产生，属于 II 型干扰素，又称免疫干扰素，免疫调节作用强于抗病毒作用，是免疫调节的重要因子。

IFN 抗病毒活性的特点主要表现为：①广谱性，IFN 几乎可以使所有病毒的繁殖受到抑制，但病毒种类不同对其敏感性也不尽相同；②间接性，IFN 不能直接使病毒灭活，其抗病毒作用是通过诱导产生酶类等效应蛋白而发挥作用；③高活性，大约 1mg 纯化的 IFN 就有 2 亿个左右的活性单位，50 个左右 IFN 分子即可诱导一个细胞产生抗病毒状态；④种属特异性，IFN 的种属特异性是相对而言，一般在同种细胞中活性最高。

（2）干扰素抗病毒作用机制　　干扰素与敏感细胞表面的干扰素受体结合，触发信号传递等一系列的生物合成过程，激活细胞内基因，合成多种抗病毒蛋白。其中主要有两种途径：① 2′-5′腺嘌呤核苷合成酶（2′-5′A 合成酶）途径：是一种依赖双链 RNA（dsRNA）的酶，被激活后使 ATP 多聚化，形成 2-5A；②蛋白激酶 PRR 途径：是依赖 dsRNA 的酶，可使蛋白合成起始因子的 α 亚基（elF-2α）磷酸化，从而抑制病毒蛋白质的合成。

干扰素合成后很快释放到细胞外，作用于自身细胞或邻近细胞。干扰素在感染的起始阶段即适应性免疫应发生作用之前发挥重要作用。

2. NK 细胞　　NK 细胞来源于骨髓，是存在于人外周血及淋巴组织中的一类淋巴细胞亚群。NK 细胞是固有免疫系统中的一个重要效应细胞，具有非特异杀伤受病毒感染细胞的作用。NK 细胞可以识别表达于某些病毒感染细胞表面，而不表达于正常细胞的非 HLA－I 类分子，在多种细胞因子作用下，NK 细胞被活化发挥杀伤效应。一般机体被病毒感染 4 小时后即可出现杀伤效应，3 天时达高峰。NK 细胞杀伤过程不受 MHC 限制，在适应性免疫应答发生之前，不依赖抗体。NK 细胞的作用迅速，但其作用强度不及 Tc，在机体抗病毒感染早期发挥重要作用。在病毒特异性抗体出现后，NK 细胞可通过 IgG 介导 ADCC 作用。

（二）适应性免疫

病毒抗原一般具有较强的免疫原性，能刺激机体产生适应性细胞免疫应答和体液免疫应答。由于病毒具有严格的宿主细胞内寄生特点，因此抗病毒感染的免疫以细胞免疫为主，体液免疫为辅。

1. 细胞免疫　机体对细胞内病毒的清除，主要依靠 $CD8^+T$ 细胞（CTL）和 $CD4^+T$（Th）细胞发挥作用。

（1）$CD8^+T$ 细胞的作用　直接杀伤病毒感染细胞，其机制在于：①释放穿孔素，在病毒感染细胞表面打孔导致细胞溶解死亡；②释放颗粒酶，使病毒感染细胞内一些酶类被激活，引起细胞凋亡；③激活 Fas，引发病毒感染细胞凋亡。

（2）$CD4^+T$ 细胞的作用　在抗病毒免疫中，活化的 $CD4^+T$ 细胞通过释放多种细胞因子发挥免疫效应，如 Th1 细胞产生的 IL－1、IL－2 和 IFN－γ，可活化巨噬细胞和 $CD8^+T$ 细胞，激发细胞免疫应答；Th2 细胞可产生 IL－4 和 IL－5，诱导体液免疫应答。

2. 体液免疫　机体受病毒感染或接种疫苗后，体内出现针对病毒某些表面抗原的特异性抗体，包括中和抗体和非中和抗体，中和抗体对机体具有保护作用，非中和抗体无抗病毒作用，但可用于诊断某些病毒感染。

（1）抗体对游离病毒的作用　中和抗体与病毒表面蛋白抗原结合可以阻止病毒与宿主细胞受体结合；稳定病毒使其不能正常脱壳，终止病毒的复制过程；抗体与病毒结合后易于被巨噬细胞吞噬和清除；抗体与有包膜病毒结合，通过激活补体使病毒裂解。

（2）抗体对病毒感染细胞的作用　病毒在靶细胞内增殖，使细胞膜表面表达病毒基因编码的抗原，与抗体结合后，可通过免疫调理作用，促进巨噬细胞吞噬病毒感染细胞。也可通过 ADCC 效应杀伤病毒感染细胞。

> **知识链接 8**
>
> **原核生物的天然抗病毒机制**
>
> 病毒感染宿主有较严格的选择性/特异性，除了与受体有关（无适宜受体或受体变异的细胞不感染）外，还与宿主的防御或免疫功能有关。20 世纪 60 年代在研究噬菌体宿主特异性的有关现象时，人们首次发现了在原核生物体内有一类酶——限制性核酸内切酶，它们能将入侵的外来 DNA 切断，但对自己的 DNA 却无损害作用（通常基于甲基化修饰）。限制性核酸内切酶广泛存在于自由生存的原核生物（细菌和古细菌），多可特异性地识别核苷酸序列并仅在特定 DNA 位点切割，有的还可错位切形成一种回文式的单链末端（黏性末端）。限制性核酸内切酶的发现不仅揭示了原核生物的天然防御机制，而且提供了一种定点剪切 DNA 的工具，对其进行的开发利用开启了基因工程的序幕。对此做出了关键性贡献的 D. Nathans、W. Arber 与 H. Smith 获得了 1978 年度诺贝尔医学奖。

第二章　呼吸道感染病毒

呼吸道感染病毒（viruses associated with respiratory infections）是指一大类能侵犯呼吸道引起呼吸道局部病变或仅以呼吸道为侵入门户，主要引起呼吸道外组织器官病变的病毒。呼吸道感染病毒种类较多，临床常见的主要包括正黏病毒科的流感病毒；副黏病毒科的副流感病毒、呼吸道合胞病毒、麻疹病毒、腮腺炎病毒等；小 RNA 病毒科的鼻病毒；冠状病毒科的人冠状病毒、SARS 冠状病毒以及其他病毒科中的风疹病毒、某些腺病毒与呼肠孤病毒等。

第一节　正黏病毒

正黏病毒（Orthomyxoviridae）是指对人或某些动物（哺乳类与鸟类）红细胞表面的黏蛋白有亲和性的病毒，为有包膜、单负链 RNA 分节段的病毒。正黏病毒代表种为流行性感冒病毒（influenza virus），简称流感病毒，是引起流感的病原体。按流感病毒感染的对象，可以将其分为人类流感病毒、猪流感病毒、马流感病毒、犬流感病毒以及禽流感病毒等类群；根据流感病毒核蛋白与膜蛋白的抗原性差异将其分为甲、乙、丙三种类型。甲型流感病毒宿主广泛，是人和动物流感的主要病原体，依其表面刺突血凝素和神经氨酸酶抗原性的不同，又分为若干亚型，此抗原极易变异，出现新亚型，历史上曾因变异多次引起世界性大流行（表 2-1）；乙型与丙型流感病毒除感染人外，仅在少数种类的哺乳类动物中有发现，它们的致病性也较低。

表 2-1　甲型流感病毒的抗原性变异与流感大流行

亚型（别名）	代表病毒株	流行年代
H0N1（原甲型）	A/PR/8/34	1918~1946
H1N1（亚甲型）	A/FM/1/47	1946~1957
H2N2（亚洲甲型）	A/Singapore/1/57	1957~1968
H3N2（香港甲型）	A/Hong Kong/1/68	1968~1977
H1N1、H3N2（香港甲型与新甲型）	A/USSR/90/77	1977~
H1N1（甲型 H1N1）	A/California/04/2009	2009~

【生物学性状】

1. 形态与结构 电镜下流感病毒多呈球形，直径 80～120 nm。流感病毒的结构较特殊，病毒体由核心、基质蛋白和包膜构成（图 2－1）。

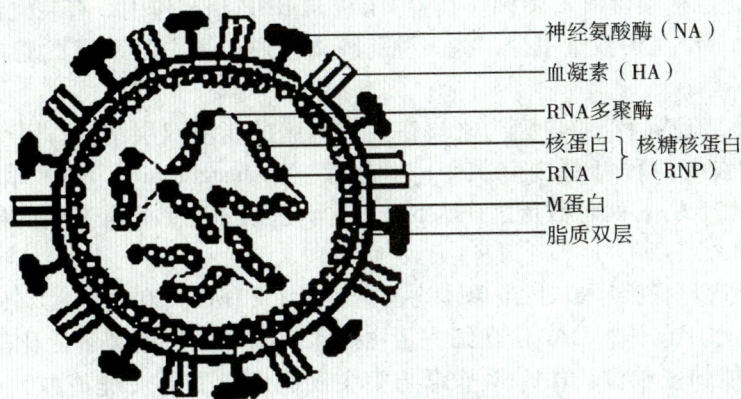

神经氨酸酶（NA）
血凝素（HA）
RNA多聚酶
核蛋白 核糖核蛋白
RNA （RNP）
M蛋白
脂质双层

图 2－1 流感病毒结构模式图

（1）**核心** 由病毒 RNA、RNA 聚合酶和核蛋白（nucleoprotein，NP）组成。流感病毒的 RNA 为分节段的单负链，甲型和乙型流感病毒均由 8 个非连续的单负链 RNA 片段构成，每个片段均为独立复制单位，共编码 10 种蛋白质，其中 1～6 节段编码 PB2、PB1、PA、HA、NP 和 NA，7、8 节段编码 M1/2（膜蛋白）和 NS1/NS2（含可抑制宿主细胞代谢成分）（表 2－2）。丙型流感病毒基因组仅含 7 个独立片段，缺乏 NA 和 M2 编码基因。

表 2－2 甲、乙型流感病毒的基因组构成及主要编码蛋白

基因（节段）	核苷酸长度（bp）	编码蛋白	功能
1	2341	PB2	RNA 多聚酶成分（非结构蛋白）
2	2341	PB1	RNA 多聚酶成分（非结构蛋白）
3	2233	PA	RNA 多聚酶成分（非结构蛋白）
4	1778	HA	包膜刺突血凝素（结构蛋白）
5	1565	NP	衣壳蛋白（结构蛋白）
6	1413	NA	包膜刺突神经氨酸酶（结构蛋白）
7	1027	M1	基质蛋白（结构蛋白）
		M2	包膜蛋白（结构蛋白）
8	890	NS1	调节蛋白（非结构蛋白）
		NS2	功能不明（非结构蛋白）

注：甲型流感病毒（influenza A virus）的 HA、NA 编码基因有高变异性。

核酸分节段性使病毒在复制中易出现基因重组，导致新毒株出现。NP 盘旋包绕病毒 RNA 呈螺旋对称排列，称为核糖核蛋白（ribonucleoprotein，RNP）。NP 是主要结构蛋白，免疫原性稳定，很少发生变异，其抗体无中和病毒的能力。NP 与包膜中的基质蛋白共同组成流感病毒的型特异性抗原。A 型（甲型）、B 型（乙型）流感病毒的基因组总长度约为 13.6kb。

（2）基质蛋白　位于脂质包膜的内侧，有基质蛋白 1（matrix protein1，M1）和基质蛋白 2（M2，也称膜蛋白）两种。其中 M1 可与 RNP 相互作用，有装配包膜和保护病毒核心的效用。M2 蛋白数量很少，为一种跨膜离子通道蛋白，系病毒复制穿入过程的一个关键蛋白。

（3）包膜　流感病毒的包膜为来自宿主细胞膜的脂质双层结构。甲型和乙型流感病毒包膜上镶嵌有两种糖蛋白刺突——血凝素（hemagglutinin，HA）和神经氨酸酶（neuraminidase，NA），两者数量之比为 5:1。它们是划分流感病毒亚型的依据，抗原性极易变异。

血凝素为糖蛋白三聚体，每条单体均由血凝素 1（HA1）和血凝素 2（HA2）构成。HA1 和 HA2 系单一前体（HA0）在细胞蛋白酶水解精氨酸后而裂解活化的由二硫键连接的两个有功能的亚单位：HA1 是病毒与宿主细胞病毒受体（唾液酸）结合的部位，与病毒吸附和感染有关；HA2 具有膜融合活性，参与病毒包膜与细胞膜融合并释放核衣壳的过程。HA 主要作用有：①凝集红细胞：通过与红细胞表面的糖蛋白受体结合，可引起多种动物或人红细胞凝集，抗不同 HA Ⅱ 型抗体可以抑制凝集。因此，红细胞凝集抑制试验（hemoagglutination inhibition test，HI）可鉴定流感病毒亚型。②吸附和穿入宿主细胞：通过与细胞表面特异性受体结合而促进流感病毒与宿主细胞的吸附，与病毒的组织嗜性和病毒进入细胞的过程有关。③具有抗原性：HA 刺激机体产生的特异性抗体，具有中和病毒感染性和抑制血凝的作用，为保护性抗体。根据 HA 抗原性的不同，甲型流感病毒已发现有 16 个 HA 亚型（H1~H16）。

神经氨酸酶为 4 个立体亚单位组成的糖蛋白四聚体，呈纤维状镶嵌于包膜脂膜中，末端有扁球形结构。NA 的主要功能有：①参与病毒释放，通过水解病毒感染细胞表面糖蛋白末端的 N-乙酰神经氨酸，促使成熟病毒体的出芽释放；②促进病毒扩散，通过破坏病毒与细胞膜上特异受体的结合，液化细胞表面黏液，促进病毒从细胞上解离而扩散；③具有抗原性，NA 刺激机体产生的特异性抗体可以抑制 NA 的水解能力，但不能中和病毒的感染性。根据 NA 抗原性的不同，甲型流感病毒已发现 9 个 NA 亚型（N1~N9）。

HA 和 NA 是流感病毒的主要变异成分。流感病毒的抗原性变异包括抗原性漂移和抗原性转变两种形式。①抗原性漂移（antigenic drift）：由点突变所造成并与人群选择力有关，变异幅度小（亚型内部变异），属量变，引起流感周期性的局部中、小型流行。②抗原性转变（antigenic shift）：变异幅度大，属质变，导致新亚型的出现。由于人群完全失去免疫力，每次新亚型出现都曾引起世界性的流感暴发流行。甲型流感病毒的抗原性变异与流感大流行情况见表 2-1。

2. 增殖与培养　病毒由血凝素介导吸附敏感细胞表面，经胞饮作用进入宿主细胞，随后在 M2 蛋白的通道作用下，质子（H$^+$）引起 HA2 变构，病毒包膜与细胞膜融合，RNP 释出并移入细胞核。在病毒聚合酶作用下，病毒 RNA 转录 mRNA，mRNA 转移到胞浆，翻译成病毒的结构蛋白和非结构蛋白。随后，在核内每个基因片段复制出正链 RNA，以此为模板，再复制出子代负链 RNA，进入胞浆，与聚合酶和 NP 结合，装配成

RNP。HA、NA 在内质网和高尔基体被糖基化，最后被运送到细胞膜表面。M1 蛋白发挥桥梁作用将 RNP 结合到 HA、NA 胞内端，出芽释放病毒体。由于复制时 RNA 聚合酶无校正功能，流感病毒复制存在极高的差错率（大约万分之一），这是流感病毒极易出现抗原变异的原因。

流感病毒能在鸡胚羊膜腔和尿囊腔中增殖，一般初次培养采用鸡胚羊膜腔接种，传代培养采用鸡胚尿囊腔接种。也可在组织培养细胞（人羊膜、猴肾、狗肾、鸡胚等细胞）中增殖，但不引起明显的 CPE，可用红细胞凝集试验判定有无病毒增殖。易感动物为雪貂。病毒在小鼠中连续传代可提高毒力，使小鼠肺部发生广泛的实质性病变或死亡。

3. 抵抗力　流感病毒抵抗力较弱，不耐热，56℃ 30 分钟即可使病毒灭活。室温下传染性很快丧失，但在 0℃~4℃能存活数周，-70℃以下或冻干后能长期存活。病毒对干燥、日光、紫外线以及乙醚、甲醛、乳酸等很敏感。

【致病性与免疫性】

1. 致病性　传染源主要是患者，其次为隐性感染者，被感染的动物也可能是一种传染源。主要传播途径是带有流感病毒的飞沫，经呼吸道进入体内。少数也可经共用手帕、毛巾等间接接触而感染。温带冬天为流行季节。人群普遍易感，潜伏期长短取决于侵入病毒量和机体免疫状态，一般为 1~4 天。

流感病毒侵袭的目标是呼吸道黏膜上皮细胞。病毒感染呼吸道上皮细胞后，可迅速形成子代病毒并扩散和感染邻近细胞，引起广泛的细胞空泡变性。患者出现畏寒、头痛、发热、全身酸痛、鼻塞、流涕、咳嗽等症状。在症状出现的 1~2 天内，病毒随分泌物大量排出。流感发病率虽高，但病死率低，死亡病例多见于伴有细菌感染等并发症的婴幼儿、老人等。

知识链接 9

禽流感与人流感

禽流感病毒与人流感病毒亚型不同，由于存在受体特异性差异，禽流感病毒一般不感染人。个别造成人感染发病的禽流感病毒可能是发生了变异的病毒。变异机制可以是基因重组和基因突变。感染人的禽流感病毒亚型为 H5N1、H9N2、H7N7、H7N2、H7N3 等。其中感染 H5N1 的患者病情重，病死率高，故称为高致病性禽流感病毒。2013 年在中国华东地区爆发了一场严重的人类感染 H7N9 禽流感病毒的流感疫情。H7N9 禽流感病毒以其对人类的高致病性及远高于 H5N1 禽流感病毒的传播速度而引起全球广泛关注。病毒片段重配研究结果显示，H7N9 病毒的 8 个基因片段中，H7 片段源于浙江鸭群中分离的禽流感病毒，而浙江鸭群中的病毒往上追溯，与韩国野鸟中分离的禽流感病毒同源；病毒基因组比对和亲缘分析还显示，基因重配的发生地很有可能在长三角地区。H7N9 病毒可能是韩国野鸟在自然迁徙过程中，和长三角地区的鸭群、鸡群自身带有的禽流感病毒进行基因重配而产生的。

人流感病毒受体与禽流感病毒受体在人体分布有不同，前者主要分布于人咽喉和鼻腔的细胞表面，后者则主要分布于人体下呼吸道的支气管和其前端的肺泡细胞上。这也使得禽流感病毒一般难于通过人与人之间在群体中直接传播。

2. 免疫性 人体在感染流感病毒或接种疫苗后可产生适应性细胞免疫和体液免疫。呼吸道黏膜局部的 SIgA 抗体有阻断病毒感染的作用，是防止感染的最重要因素。血清中抗 HA 抗体为中和抗体，有抗病毒感染、减轻病情的作用，可持续数月至数年，对同型病毒有牢固免疫力，对型内变异株的交叉免疫可持续 4~7 年，但亚型间无交叉免疫。抗 NA 抗体可以抑制病毒的释放与扩散，但不能中和病毒的感染性；抗 NP 抗体具有型特异性，可用于病毒的分型。不同型别流感病毒感染不能诱导交叉性保护抗体的产生。CD8$^+$T 细胞可通过溶解病毒感染细胞而发挥抗病毒作用，参与病毒的清除与疾病的恢复。

【检测与防治】

1. 病原学检测 实验室检查主要包括病毒分离培养、血清学检测和快速检测方法。主要用于确诊流感或流行监测。

（1）病毒的分离与鉴定 一般取疑似患者咽漱液或咽拭子经抗生素处理，接种鸡胚或细胞进行病毒培养，通过血凝试验以确定病毒是否存在，血凝抑制试验鉴定型别。

（2）血清学检测 采取患者急性期和恢复期双份血清，用血凝抑制试验检测抗体效价，如果恢复期比急性期血清抗体效价升高 4 倍以上，即可做出诊断。

（3）快速检测 采用间接或直接免疫荧光法，检查患者鼻黏膜印片或呼吸道脱落上皮细胞涂片中的病毒抗原。ELISA 技术检查患者呼吸道脱落上皮细胞或咽漱液中的病毒颗粒或病毒抗原。病毒核酸序列分析与聚合酶链式反应（PCR）已在流感病毒感染临床检测中推广应用。

2. 防治原则

（1）预防 流行期间避免或减少人群接触，应用 WHO 推荐的灭活多价流感疫苗进行免疫预防。

（2）治疗 主要是对症治疗（如退热），适当选用抗病毒药物，如神经氨酸酶抑制剂达菲类、M2 蛋白抑制剂金刚烷胺类等药物。中医药治疗流感有一定经验积累，如桑菊饮、银翘散、玉屏风散等方剂对消除、缓解流感症状均有较好效果。

第二节 副黏病毒

副黏病毒（Paramyxovirus）是一群单负链 RNA 不分节的黏病毒，主要包括麻疹病毒、呼吸道合胞病毒、腮腺炎病毒和副流感病毒等，这些病毒的共性及其与正黏病毒的区别见表 2-3。

表 2 – 3 正黏病毒与副黏病毒的区别

生物学性状	正黏病毒	副黏病毒
形态和大小（nm）	多形性，80 ~ 120	多形性，150 ~ 300
核酸类型	单负链 RNA，分节段	单负链 RNA，不分节段
核衣壳形成部位	细胞核内	细胞浆内
血凝素	有	有
神经氨酸酶	有	多数没有
溶血作用	无	有
融细胞作用	无	有
包涵体形成	无	细胞浆内
鸡胚中培养	生长良好	多数生长不佳

一、麻疹病毒

麻疹病毒（measles virus）是严重危害儿童健康的急性呼吸道传染病麻疹的病原体。该病目前仍是发展中国家儿童死亡的主要原因之一。

【生物学性状】

1. 形态与结构 电镜下麻疹病毒呈球形或丝形，直径为 120 ~ 250nm。核心为单负链 RNA，不分节段。有 N、P、M、F、H、L 6 个基因组，分别编码核蛋白（NP）、磷酸化蛋白（P）、M 蛋白（M）、融合蛋白（F）、血凝素蛋白（HA）和依赖 RNA 的 RNA 聚合酶（L）。衣壳呈螺旋对称，外有包膜，包膜上有能凝集猴红细胞的血凝素（HA）和具有溶血作用的融合蛋白（F，也称溶血素 haemolysin，HL）。血凝素和融合蛋白可以诱导机体产生中和抗体，对麻疹病毒再感染有免疫作用。麻疹病毒抗原性较稳定，只有一个血清型。其抗原性只有小幅度变异。

2. 培养特性 麻疹病毒可在许多原代或传代细胞（如人胚肾、人羊膜、Vero、He-La 等细胞）中增殖，并产生细胞融合形成多核巨细胞病变等。在病毒感染细胞浆及细胞核内可见嗜酸性包涵体。

3. 抵抗力 麻疹病毒抵抗力较弱，加热 56℃ 30 分钟和常用消毒剂都能使病毒灭活，对日光及紫外线敏感。

【致病性与免疫性】

1. 致病性 麻疹病毒的唯一自然储存宿主是人，传染源是急性期患者，特别是患者在出疹前 6 天至出疹后 3 天内传染性最强，易感人群是 6 个月 ~ 5 岁儿童，主要通过飞沫传播。潜伏期为 9 ~ 12 天。麻疹病毒经呼吸道进入机体后，首先感染具有麻疹病毒受体 CD46 分子的靶细胞，并在其中增殖，再侵入淋巴结增殖，然后入血形成第一次病毒血症；病毒在全身淋巴组织中大量增殖后再次入血，形成第二次病毒血症。病毒随血流可侵犯机体皮肤、黏膜和呼吸系统，有时可侵犯中枢神经系统。由于病毒先在呼吸道黏膜、眼结膜处增殖，患者出现发热、流涕、咳嗽、眼结膜充血、流泪、畏光等症状，2 ~ 3 天后大多数患者口腔颊部黏膜上出现灰白色、外绕红晕的黏膜斑（Koplik 斑），有助于早期诊断。发热 3 ~ 5 天后，由于病毒对血管内皮细胞的直接作用和机体免疫系统对病毒抗原产生的 III 型和 IV 型超敏反应，颈部、躯干、四肢相继出现皮疹。皮疹为红色针尖大小的丘疹，皮疹消退后可留下暂时的棕褐色斑。麻疹病毒感染常见并发感染有支气管炎、肺炎、中耳炎等。约 0.1% 患者发生麻疹后脑炎。极个别患者麻疹病毒长期存在于中枢神经系统内，可引起亚急性硬化性全脑炎（SSPE）。SSPE 属急性感染的迟发并发症，表现为进行性大脑衰退，1~2 年内死亡。

2. 免疫性　人体在感染麻疹病毒或接种疫苗后可获得牢固免疫力。麻疹病毒感染后产生的抗 HA 抗体和抗 F 抗体均有中和病毒作用。6 个月内的婴儿因从母体获得 IgG 抗体，多不易感染。

【检测与防治】

1. 病原学检测　典型麻疹病例无需实验室检查，根据临床症状即可诊断。对轻症和不典型病例则需做微生物学检查以求确诊。由于病毒分离鉴定方法复杂而且费时，至少需 2~3 周，因此多用血清学诊断。取患者急性期和恢复期双份血清，进行 HI 试验或中和试验等，检测病毒特异性抗体。当抗体滴度增高 4 倍以上可诊断麻疹病毒感染。

2. 防治原则　预防麻疹的主要措施是隔离患者，对易感儿童接种麻疹减毒活疫苗。对未注射过疫苗又与麻疹患儿接触的易感儿童，可在接触后的 5 天内肌注健康成人全血、麻疹恢复期人血清或丙种球蛋白具有一定的预防效果。

二、其他副黏病毒

其他常见副黏病毒主要有呼吸道合胞病毒、腮腺炎病毒和副流感病毒（表 2-4）。

表 2-4　其他常见副黏病毒

病毒名称	主要生物学性状	致病性	检测与防治
呼吸道合胞病毒 respiratory syscytiai virus	球形，90~130nm，核衣壳螺旋对称，包膜上有刺突，但无 HA。只有 1 个血清型	通过手、污染物品和呼吸道传播。引起婴幼儿支气管肺炎，较大儿童和成人则为上呼吸道感染	病毒分离，免疫荧光法检查
腮腺炎病毒 mumps virus	球形，100~200nm，核衣壳螺旋对称，包膜上有 HA 等刺突。只有 1 个血清型	病毒在呼吸道细胞增殖，可侵入腮腺和其他器官；约 70% 感染者出现流行性的腮腺炎；青春期男女感染者可合并睾丸或卵巢炎，有人可见脑炎	分离病毒，血清学检查。防止飞沫传播，预防有减毒活疫苗
副流感病毒 parainfluenza virus	球形，100~200nm，核衣壳螺旋对称，包膜上有 HA 等刺突。有 4 个血清型	经呼吸道传播，引起小儿哮喘、支气管炎、肺炎，成人上呼吸道感染，病毒也可传播到下呼吸道引起细支气管炎和肺炎	病毒分离，免疫荧光法检查。多价疫苗在研制中

第三节　冠状病毒

冠状病毒（coronavirus）属于冠状病毒科（Coronaviridae）冠状病毒属（Coronavirus）。由于病毒包膜上有向四周伸出的突起，形如花冠而得名。冠状病毒可感染多种哺乳动物和鸟类，在世界各地极为普遍。一些种株能够感染人，引起上呼吸道感染和腹泻；近年来发现了一些新种可引起严重的急性呼吸综合征，危害甚大。如 2002 年冬至 2003 年春，肆虐全球的严重急性呼吸窘迫综合征（severe acute respiratory syndrome，SARS）就是由 SARS 冠状病毒引起的；2012 年 9 月在非洲又发现了一种新型冠状病毒，人被感染后病死率甚高，WHO 已将其命名为中东呼吸系统综合征冠状病毒。

【生物学性状】

1. 形态与结构

（1）冠状病毒 为多形态，病毒直径为 60 ~ 220nm，分子量为 6×10^6 ~ 8×10^6 Da，成熟的冠状病毒颗粒有核衣壳与包膜结构。冠状病毒的基因组为不分段的单股正链 RNA，基因组大小为 27 ~ 33kb，RNA 和蛋白质组成的核衣壳呈螺旋式结构。冠状病毒的 RNA 重组率非常高，重组后可导致病毒抗原变异。包膜表面的棒状粒子突起（即刺突）末端呈球状，故整个突起呈花瓣状或梨状。病毒包膜有两种糖蛋白：膜糖蛋白（membrane protein，M）（又称 E1）和刺突糖蛋白（spike protein，S）（又称 E2）。在某些冠状病毒的包膜上还含有血凝素糖蛋白（Hemagglutinin - esterase，HE）（又称 E3）。

（2）SARS 病毒 SARS - CoV 呈圆形或多形态性，直径为 120 ~ 160nm，基因组为单正链 RNA，全长 29.7kb，编码 20 多种蛋白，是 RNA 病毒中最大的基因组。包膜上有放射状排列的花瓣样或纤毛状突起，长约 20nm。基底窄，形似王冠，与经典冠状病毒相似。主要的结构蛋白是核衣壳蛋白（nucleocapsid protein，N）、刺突糖蛋白（S）、跨膜蛋白（transmembrane protein，M）。N 蛋白结合在病毒 RNA 上，对病毒复制起重要作用；S 蛋白构成包膜表面的刺突，与宿主细胞表面膜糖蛋白受体结合；M 蛋白对稳定病毒结构、包膜的形成和出芽释放等起重要作用。

2. 培养特性 冠状病毒可在人胚肾或肺原代细胞中生长，感染初期细胞病变不明显，连续传代后细胞病变明显加强。SARS - CoV 病毒可引起 Vero 和 FRhk - 4 细胞病变效应。

3. 抵抗力 冠状病毒对温度很敏感，37℃ 数小时便失去感染性。对乙醚、氯仿、酯类、紫外线等较敏感。SARS - CoV 抵抗力强于其他人类冠状病毒，在干燥塑料表面最长可活 4 天，尿液中至少 1 天，腹泻病人粪便中至少 4 天以上；在 4℃ 培养中存活 21 天；56℃ 90 分钟，或 75℃ 30 分钟可灭活病毒；含氯消毒剂和过氧乙酸几分钟内可以杀死粪便和尿液中的 SARS 病毒；紫外线照射 30 分钟可杀死体外 SARS 病毒。

【致病性与免疫性】

1. 致病性

（1）冠状病毒感染 主要感染成人或较大儿童，引起普通感冒和咽喉炎，典型的冠状病毒感染出现流涕、不适等感冒症状。某些毒株还可引起成人腹泻。

（2）SARS 由 SARS - CoV 引起，SARS 的传染源主要是 SARS 患者。传播途径以呼吸道为主，传播媒介是气溶胶和飞沫；也可以通过接触患者呼吸道、消化道或其他体液，或者间接接触被污染的物品传染。人体被 SARS 病毒感染后，潜伏期为 1 ~ 16 天。临床表现以发热为首要症状，体温一般高于 38℃，偶有畏寒。可伴有头痛、关节酸痛、肌肉酸痛、乏力、腹泻。常无上呼吸道卡他症状，发病 3 ~ 7 天后出现下呼吸道症状，有干咳、少痰，偶有血丝痰；继而出现胸闷、气短等症状。轻型患者临床症状轻、病程短。重型患者病情重、进展快，易出现急性呼吸道窘迫综合征（ARDS）、DIC、休克等。

2. 免疫性 普通冠状病毒病感染后免疫力不强，甚至不能防御同型病毒的再感染。SARS 感染后即可产生免疫保护也可致免疫损伤。

【检测与防治】

1. 病原学检测 采集鼻、咽洗液加抗生素后接种人胚气管培养和细胞培养 1～2 周，逐日检查纤毛运动及细胞病变，并用补体结合及中和抗体试验鉴定病毒，或取双份血清用中和试验、ELISA 等进行血清学诊断。快速诊断可用荧光抗体技术、酶免疫技术和 RT－PCR 技术检测病毒抗原或核酸。

2. 防治原则 目前尚无疫苗预防，尚无特效药物治疗。中医药在 2003 年 SARS 的治疗中发挥了一定的作用。

第四节　其他常见呼吸道感染病毒

其他临床较常见的呼吸道感染病毒尚有风疹病毒（rubell virus）、腺病毒（adenovirus）、鼻病毒（rhinovirus）和人呼肠孤病毒（human reovirus），见表 2-5。

表 2-5　其他常见呼吸道感染病毒

病毒名称	主要生物学性状	致病性	检测与防治
风疹病毒 rubellavirus	属披膜病毒科，球形，50～70nm，单正链 RNA，核衣壳 20 面体对称，有包膜，只有 1 个血清型，人是唯一自然宿主	是风疹（德国麻疹）的病原体，主要通过呼吸道感染。患者主要症状为发热、皮疹以及耳后、枕下淋巴结肿大。可由孕妇垂直传播胎儿，引起流产或先天性风疹综合征，导致胎儿畸形	病毒分离，血清学诊断，也可取羊水等检测病毒核酸。减毒活疫苗已应用
腺病毒 adenovirus	球形，70～90nm，双股 DNA，核衣壳 20 面体对称，无包膜，37 个血清型与人类有关	主要通过呼吸道、胃肠道，也可通过手将病毒传播到眼而引起感染。主要引起 3 岁以下小儿急性咽炎、肺炎、胃肠炎、滤泡性结膜炎，是婴幼儿肺炎主要病原之一	病毒分离，血清学诊断，免疫荧光法检查。
鼻病毒 rhinovirus	属小 RNA 病毒科，球形，15～30nm，单正链 RNA，核衣壳 20 面体对称，无包膜，有很多血清型	通过接触和飞沫经口、鼻、眼传播，引起普通感冒（最重要病原体）。婴幼儿和慢性呼吸道疾病患者常引起支气管炎和支气管肺炎	病毒分离，因病程短，意义不大。型别多，制备疫苗有困难
人呼肠孤病毒 hunan reovirus	球形，60～80nm，双股 RNA，核衣壳 20 面体对称，无包膜，有 3 个血清型	多数人在儿童期被感染，且多呈亚临床状态。显性感染包括轻度上呼吸道疾病和胃肠道疾病	病毒分离及血清学诊断。尚无特效防治药物

第三章　胃肠道感染病毒

　　胃肠道感染病毒（gastrointestinal infection virus）是一类通过胃肠道感染与传播的病毒，主要包括肠道病毒（enterovirus）和急性胃肠炎病毒（acute gastrointestinal virus）。其中，肠道病毒主要可引起脊髓灰质炎、心肌炎、脑膜炎等多种肠道外感染性疾病。急性胃肠炎病毒则主要引起胃肠炎等肠道内感染，主要表现为腹泻、呕吐等。主要胃肠道感染病毒及其所致疾病见表 3－1。

表 3－1　主要胃肠道感染病毒及其所致疾病

病毒科	核酸类型	主要种类	所致疾病
小 RNA 病毒科	线形、单正链 RNA	脊髓灰质炎病毒	脊髓灰质炎
		柯萨奇病毒	类脊髓灰质炎、脑膜炎、上呼吸道感染、出疹性疾病、手足口病、心肌炎、心包炎等
		埃可病毒	类脊髓灰质炎、脑膜炎、出疹性疾病、普通感冒、腹泻等
		肠道病毒 70 型	急性出血性结膜炎等
		肠道病毒 71 型	疱疹性咽峡炎、手足口病、脑炎、脑膜炎、类脊髓灰质炎等
呼肠孤病毒科	分节段、线形、双股 RNA	轮状病毒	婴幼儿腹泻、成人腹泻
杯状病毒科	线形、单正链 RNA	诺如病毒	腹泻
星状病毒科	线形、单正链 RNA	星形病毒	腹泻
腺病毒科	线形、双链 DNA	腺病毒 40、41 型	腹泻

第一节　肠道病毒

　　肠道病毒属于小 RNA 病毒科、肠道病毒属，是一类直径 20～30nm，衣壳呈 20 面体对称，单正链、无包膜的 RNA 病毒。主要包括脊髓灰质炎病毒（poliovirus）、柯萨奇病毒（coxsackievirus）、埃可病毒（echovirus）和新型肠道病毒（new enteroviruses，1969 年以来分离并鉴定，包括 68～71 型）。根据交叉中和试验，目前把肠道病毒至少分为 71 个血清型。肠道病毒主要经粪－口途径传播，并可经病毒血症侵犯多个脏器，使临床表现复杂多变。同型病毒感染可表现不同的临床疾病，不同型肠道病毒可引起相同或相似的临床表现。

一、脊髓灰质炎病毒

脊髓灰质炎病毒是脊髓灰质炎的病原体。病毒常侵犯中枢神经系统，损害脊髓前角运动神经细胞，导致肢体弛缓性麻痹，多见于儿童，故该病又称小儿麻痹症。

【生物学性状】

1. 形态与结构 病毒呈球形，直径约为 28nm，核酸为单正链 RNA，长度约为 7.4kb。病毒无包膜，衣壳呈 20 面体立体对称，主要有 VP1、VP2、VP3 和 VP4 四种蛋白成分组成，其中，VP1 ~ VP3 分布于病毒衣壳的表面，是病毒蛋白与中和抗体的结合点。此外，VP1 还是病毒吸附易感细胞的成分。VP4 位于病毒内部，对维持病毒的三维构型起重要作用。当 VP1 与易感细胞表面受体（免疫球蛋白超家族的细胞黏附因子）结合后，VP4 即暴露出来，病毒衣壳松动、脱壳，病毒核酸进入易感细胞内。脊髓灰质炎病毒 RNA 为感染性核酸，进入易感细胞后，直接作为 mRNA 翻译出一个约 2200 个氨基酸的大分子多聚蛋白前体，该多聚蛋白前体经酶切后，形成病毒结构蛋白 VP1 ~ VP4 和功能蛋白。病毒基因组的复制在细胞质内完成。最终，子代病毒 RNA 和衣壳蛋白装配成完整的病毒体，通过细胞裂解方式释放。

根据抗原性不同，可将其分为 Ⅰ、Ⅱ、Ⅲ型，各型间无交叉免疫。同型异株也有抗原差异。我国流行的以 Ⅰ 型为主，85% 左右的脊髓灰质炎患者均由 Ⅰ 型病毒引起。

2. 培养特性 病毒可在人胚肾、人羊膜及猴肾等灵长类来源的细胞培养中增殖，用 Hela 细胞也易培养。猩猩、猴等灵长类动物对该病毒敏感，感染后也可发生肢体麻痹。

3. 抵抗力 病毒对理化因素的抵抗力较强。低温下可长期存活，在 $-20℃ \sim -70℃$ 可存活数年，但对热、干燥很敏感，56℃ 30 分钟可迅速被破坏。

【致病性与免疫性】

1. 致病性 患者和无症状的带毒者是脊髓灰质炎的传染源。主要经粪 - 口途径传播，发病初期，也可经咽部飞沫传播。夏秋季是主要流行季节，儿童是其主要易感者。病毒的潜伏期一般为 1 ~ 2 周。病毒经口入侵机体后，首先在咽部和肠道的淋巴组织（包括扁桃体、咽壁淋巴组织和肠道集合淋巴组织等）内增殖，大多数感染者（约90%以上）此时局部特异性抗体产生，感染得到控制，不出现症状或仅有轻微不适，表现为隐性感染。少数人感染后，在肠道细胞增殖的病毒可释放入血，形成第一次病毒血症。病毒通过血流到达全身淋巴结、肝、脾的网状内皮细胞进一步增殖，再次入血，引起第二次病毒血症。此时血循环中的特异性抗体将病毒中和，感染者仅有发热、乏力、咽痛、呕吐等非特异性症状，而无神经系统病变。若机体免疫力不足、病毒毒力强或存在其他的诱因，病毒突破屏障侵入中枢神经系统，主要在脊髓前角运动细胞内增殖，引起细胞变性坏死，表现为非麻痹型脊髓灰质炎或无菌性脑膜炎，可伴有颈背强直、肌肉痉挛等症状；有 0.1% 的儿童和 2% 的成人感染者出现暂时性或永久性弛缓性肢体麻痹等严重损伤，以四肢尤其是下肢麻痹多见；极个别患者可发展为延髓麻痹，导致呼吸、循环衰竭死亡。

2. 免疫性　病毒感染后，患者可获得长期而牢固的型特异性免疫，主要以体液免疫的中和抗体为主，局部产生的 SIgA 可阻止病毒在咽部和肠道内的吸附、增殖以及进入血流。血清中的中和抗体可阻止病毒向中枢神经系统扩散。中和抗体在感染后 2 周至 6 周达到高峰，并能持续多年，故对同型病毒感染有较牢固持久的免疫力。IgG 抗体可经胎盘由母体传给胎儿，故 6 个月内的婴儿较少发病。

【检测与防治】

1. 病原学检测　①病毒的分离与鉴定，患者粪便标本加抗生素处理后，接种于猴肾或人胚肾细胞内，若出现细胞病变，可用中和试验进一步鉴定其型别；②血清学试验，取发病初期和恢复期双份血清检测抗体，若抗体效价有 4 倍或 4 倍以上增高，有诊断意义。此外，还可用核酸杂交、PCR 等分子生物学方法检测病毒核酸进行快速诊断。

2. 防治原则　脊髓灰质炎疫苗有两种：灭活脊髓灰质炎疫苗（inactivated polio vaccine，IPV，Salk 疫苗）和口服脊髓灰质炎减毒活疫苗（oral poliovaccine，OPV，Sabin 疫苗）。我国现采用三价口服疫苗（TOPV）进行计划免疫，从 2 月龄开始，连服 3 次，每次间隔 1 个月，4 岁时加强 1 次，可获得较持久的免疫力。因口服糖丸中含有活病毒，有极低比例儿童（约 75 万分之一）可能因服用糖丸而感染病毒并导致严重不良反应。因此，WHO 已经要求各国逐渐使用注射接种的灭活脊灰疫苗（IPV）取代口服脊灰减毒活疫苗（OPV），以达到 2018 年全球消灭脊髓灰质炎的目标。

二、柯萨奇病毒与埃可病毒

柯萨奇病毒分为 A、B 两组，其中，A 组有 23 个血清型，包括 1～22、24 血清型，B 组有 6 个血清型。埃可病毒全称为人类肠道致细胞病变孤儿病毒（enteric cytopathogenic human orphan virus，ECHO virus），包括 1～9、11～27、29～33 血清型。其中，第 10、28 和 34 型被重新划分为呼肠孤病毒 1 型、鼻病毒 1 型和柯萨奇病毒 A 组 24 型。

【生物学性状】

柯萨奇病毒、埃可病毒的形态、结构、基因组及理化性状等与脊髓灰质炎病毒相似。所有柯萨奇病毒 B 组、A 组的 A7、A9、A16 及 A24 和埃可病毒均可在猴肾、人胚肾等细胞内培养增殖，并引起细胞病变。A 组其他型别则不能在细胞内培养增殖。

【致病性与免疫性】

柯萨奇病毒、埃可病毒分布广泛、型别多、人感染的机会较多。传染源是患者和无症状携带者。传播途径主要为粪－口传播，也可通过呼吸道或眼部黏膜感染。其致病的显著特点是病毒在肠道中增殖却很少引起肠道疾病。柯萨奇病毒、埃可病毒的受体广泛分布在中枢神经系统、心、肺、胰、皮肤、黏膜等多种组织细胞，因此可引起多种类型的疾病，例如：类脊髓灰质炎麻痹症、无菌性脑膜炎、脑炎、发热、皮疹、上呼吸道感染等。其中，无菌性脑膜炎在肠道病毒感染中极为常见，表现为发热、头痛和脑膜刺激征等症状。病毒性心肌炎和心包炎散发于成人和儿童，预后不良，新生儿病死率高。疱疹性咽峡炎典型表现为在软腭、咽部、悬雍垂周围出现水疱性溃疡损伤。手足口病主要表现为口腔黏膜出现疱疹、溃疡，手足心、肘等皮肤出现小丘疹。流行性胸痛症状为突发性发热和单侧胸痛。

柯萨奇病毒和埃可病毒感染可刺激机体产生特异性抗体，针对同型病毒具有持久免疫力。

【检测与防治】

采集咽拭、粪便和脑脊液，心包液等标本，通过接种猴肾细胞或乳鼠进行病毒分离，再根据乳鼠病理学损伤或中和试验进一步做病毒型别鉴定，也可用 RT – PCR 检测核酸；ELISA 检测病毒抗体可以辅助诊断病毒感染。

目前，尚无脊髓灰质炎病毒外的其他肠道病毒疫苗，也无有效的治疗药物。

三、新型肠道病毒

新型肠道病毒是 1969 年以来陆续分离并鉴定的肠道病毒，按肠道病毒的数字序号依次命名为肠道病毒 68、69、70、71 型。

【生物学性状】

新型肠道病毒的形态、结构、基因组与理化性状等与其他肠道病毒相似，并可在猴肾细胞、人胚二倍体细胞中增殖。

【致病性】

肠道病毒 68 型从呼吸道感染的患儿分离获得，主要引起儿童毛细支气管炎和肺炎。肠道病毒 69 型分离自健康儿童的直肠标本，其致病性不明。肠道病毒 70 型从患者眼结膜拭子中分离获得，是人类急性出血性结膜炎（acute hemorrhagic conjunctivitis AHC）的病原体。该病俗称"红眼病"，传染性强，发病率高，成人多见，主要通过接触传播。感染病毒后潜伏期短，一般 1~2 天，其特征性表现为眼球结膜下出血，从细小的出血点至整个球结膜下出血不等，也可伴角膜炎，病程大概 1~2 周。少数患者在患 AHC 后，可有中枢神经系统的损害，如类脊髓灰质炎样瘫痪等。肠道病毒 71 型于 1969 年首次从患有中枢神经系统疾病的婴儿粪便标本中分离出来，是引起中枢神经系统感染和手足口病的重要病原体。手足口病是一种急性传染病，多见于儿童，传染性强，主要表现为口腔黏膜溃疡以及手、足、臀部等皮肤出现皮疹。中枢神经系统感染主要表现为无菌性脑膜炎、脑炎及类脊髓灰质炎等疾病，临床表现变化多样，病情轻重不一。此外，疱疹性咽峡炎也是该病毒引起的常见疾病之一。

第二节　急性胃肠炎病毒

胃肠炎是人类最常见的一类疾病，大部分胃肠炎是由病毒引起的，这些病毒涉及 4 个不同的病毒科：呼肠病毒、嵌杯病毒（杯状病毒）、星状病毒和腺病毒。

一、呼肠病毒

呼肠病毒科（Reoviridae）中仅轮状病毒（rotavirus）对人类致病。是引起婴幼儿腹泻最常见的病原体。此病毒于 1973 年由澳大利亚学者 Bishop 等在急性非细菌性胃肠炎儿童十二指肠黏膜超薄切片中首次发现。

【生物学性状】

病毒呈球形，直径约为 70nm，双层衣壳，无包膜，电镜下外观似车轮状，故得名。

病毒基因组为双链 RNA，全长约为 1.85kb，由 11 个基因节段组成，编码合成 6 种结构蛋白（VP1 ~ 4、VP6、VP7）和 6 种非结构蛋白（NSP1 ~ 6）。其中，VP1、VP3 位于病毒核心，分别为 RNA 聚合酶和鸟苷酸转移酶；VP2 位于内衣壳，可刺激病毒 RNA 的复制；VP6 是内衣壳蛋白，是病毒分组的特异性抗原；VP4 和 VP7 位于外衣壳，VP4 是病毒的血凝素，对蛋白酶敏感，与病毒吸附到易感细胞表面有关，VP7 是一种糖蛋白，两者决定了病毒的血清型，可诱导中和抗体的产生。非结构蛋白中，NSP1、NSP2 是 RNA 结合蛋白质，NSP3 能阻止细胞蛋白质的合成，NSP4 蛋白质是一种病毒性肠毒素，会引起腹泻，NSP5、NSP6 参与调控病毒的复制与装配。根据 VP6 的抗原性不同，将轮状病毒分为 7 种（A ~ G）及亚种，另外，根据 VP4 和 VP7 的抗原性，又可将不同组的轮状病毒分为多个血清型。

病毒对理化因子抵抗力较强，可耐乙醚、氯仿、酸、碱和反复冻融，在 pH 3.5 ~ 10.0 之间都具有感染性。乙醇以及 56℃加热 30 分钟均可灭活病毒。

【致病性与免疫性】

轮状病毒感染呈世界性分布。在温带有一定的季节性，以秋冬季节多见，在我国常称为"秋季腹泻"；热带地区季节性不明显。轮状病毒 A ~ C 种可引起人类和动物腹泻，D ~ G 种只引起动物腹泻。A 种引起的人类感染最常见，是 6 个月至 2 岁婴幼儿严重胃肠炎的主要病原体，占病毒性胃肠炎的 80% 以上。年长儿童和成人常呈隐性感染。B 种病毒主要感染青壮年，引起成人腹泻，主要发生在我国，以暴发流行为主。C 种病毒感染发病率低，多散发，偶有暴发流行。

传染源为患者和无症状携带者，传播途径主要为粪 - 口传播，也可经呼吸道传播。易感者只需 10 个病毒即可被感染。轮状病毒侵入人体到达小肠后，在小肠黏膜绒毛上皮细胞内增殖，破坏绒毛上皮细胞结构和细胞转运机制，导致小肠吸收障碍。此外，病毒非结构蛋白 NSP4，在轮状病毒致病过程中起肠毒素作用，直接激活细胞内信号通路，引起小肠细胞水和电解质分泌增多，重吸收减少，出现严重腹泻。胃肠炎的潜伏期为 2 天左右，起病急，表现为恶心、呕吐、水样泻，并伴有发热、腹痛等。一般为自限性感染，持续数天即可痊愈。但重者可发生脱水、代谢性酸中毒和电解质紊乱，这是导致婴幼儿死亡的重要原因。

病毒感染后，机体可产生特异性血清抗体和肠道局部 SIgA 抗体，对同型病毒感染有保护作用，因不同型别轮状病毒之间无交叉免疫，故仍可出现无症状或轻微症状的再次感染。

【检测与防治】

使用电镜或免疫电镜可直接检测粪便标本中具有形态学特征的病毒颗粒，方法快速、灵敏度高。用 ELISA 法检测粪便中的病毒抗原，简便、快速、特异性强。聚丙烯酰胺凝胶电泳法（PAGE）、聚合酶链反应（PCR）等方法检测粪便中病毒核酸，可诊断病毒感染和确定病毒分组和型，用于临床诊断和流行病学调查。

预防主要是控制传染源，切断传播途径。口服轮状病毒减毒活疫苗对预防婴幼儿腹泻有较好的预防效果。治疗以对症处理为主。

二、嵌杯病毒

嵌杯病毒科（Caliciviridae），包括 4 个属：诺如病毒属（Norovirus）、札如病毒属（Sapovirus）、兔类病毒属（Lagovirus）和囊泡状病毒属（Ascovirus）。其中，诺瓦克病毒是诺如病毒（Norovirus，NV）属的原型代表株，是 1972 年从美国诺瓦克市暴发的一次急性腹泻的患者粪便中分离获得。札幌样病毒是札如病毒（Sapovirus，SV）属的原型代表株，于 1977 年在日本札幌通过电镜进行检测被发现。诺如病毒和札如病毒合称为人类杯状病毒（Human calicivirus，HuCV），是引起人类非细菌性急性胃肠炎的主要病原体。

【生物学性状】

嵌杯病毒呈球形，直径 27～38nm，呈二十面体立体对称，无包膜。电镜下可见到病毒颗粒表面存在 32 个特征性的杯状凹陷，故得名。基因组为单正链 RNA，长度约为 7.5kb。杯状病毒主要依据形态、大小、蛋白质与核酸组成进行分类。因病毒不能在体外细胞培养，也无合适动物模型，且粪便标本中的病毒浓度较低，所以研究较困难。

【致病性与免疫性】

诺如病毒和札如病毒呈世界性流行，多发于冬季。被病毒污染的食物和水源常可引起急性胃肠炎的暴发流行。杯状病毒的传染源是病人、隐性感染者和健康携带者，传播途径以粪 - 口途径为主，也可经飞沫传播。诺如病毒可累及各年龄组，主要侵袭成人和较大儿童。札如病毒主要感染婴幼儿和老人。潜伏期为 1～2 天，突然发病，表现为腹泻、恶心、呕吐、腹痛和低热等急性胃肠炎症状，多呈自限性，死亡罕见。机体产生的特异性抗体有一定的辅助诊断意义，但保护作用不明确。

【检测与防治】

应用免疫电镜、ELISA 法、PCR 技术等方法检测患者标本中的病毒颗粒、病毒抗原、特异性抗体以及病毒核酸，可以辅助诊断病毒的感染。预防主要在于控制传染源，切断传播途径。

治疗以对症处理为主，尚无有效药物和疫苗。

三、星状病毒

星状病毒科（Astroviridae）包括哺乳动物星状病毒（*Mamastroviruses*）和禽星状病毒（*Avastroviruses*）两个属，分别感染哺乳动物和鸟类，引起腹泻。人类星状病毒（Human astrovirus）归属于哺乳动物星状病毒属，1975 年由 Appleton 等采用电镜在腹泻儿童的粪便标本中首次发现，目前已知 8 个血清型。

【生物学性状】

星状病毒呈球形，直径约 30nm，二十面体立体对称，无包膜。电镜下呈星状外观，有 5～6 个星状突起，故而得名。病毒基因组为单正链 RNA，长约 7.0kb，中间有 3 个重叠的开放读码框架，两端为非编码区。在有胰酶存在下星状病毒可在某些培养细胞（如大肠癌细胞）中生长并产生 CPE。

【致病性与免疫性】

星状病毒感染呈世界性分布，人类星状病毒血清型 1 型是流行最广泛的血清型。在温带地区，冬季为流行季节。传染源为患者、隐性感染者和病毒携带者，粪－口传播是星状病毒性胃肠炎的主要传播途径，此外，也可通过接触传播。病毒主要感染儿童和老年人，潜伏期为 1~3 天，表现为腹泻、呕吐、发热、头痛和腹痛等，病程大概持续 3~4 天。感染后机体可产生抗体，有保护作用，同型免疫力较牢固。

【检测与防治】

电镜、ELISA 法、PCR 技术等方法检查粪便标本的病毒，可以辅助诊断。目前，尚无有效治疗药物和疫苗。

四、腺病毒

腺病毒科（Adenoviridae）有两个属，哺乳动物腺病毒属和禽腺病毒属。哺乳动物腺病毒属中能引起人类感染的为人类腺病毒，主要经呼吸道和消化道传播，引起人类急性胃肠炎的病毒主要是肠道腺病毒（enteric adenovirus）中的 40、41 血清型。

【生物学性状】

肠道腺病毒具有腺病毒的典型形态和结构，双链 DNA 基因组，直径 90~120nm，核衣壳呈规则 20 面体立体对称，无包膜。病毒对环境有较强抵抗力，对温度及酸度的耐受范围较宽。

【致病性与免疫性】

腺病毒引起的急性胃肠炎属世界性传染病，肠道腺病毒和星状病毒感染是婴幼儿腹泻的第二位原因，仅次于轮状病毒。四季均可发病，以夏季多见。传染源为患者、隐性感染者和病毒携带者，主要传播途径为粪－口传播，儿童感染多见。潜伏期约 1 周，病程较长，主要症状为腹泻、呕吐，偶有低热。感染后机体可获得对同血清型病毒的持久免疫力。

【检测与防治】

同其他急性胃肠炎病毒。

第四章　肝炎病毒

肝炎病毒（hepatitis virus）主要指侵染肝脏并引起人类病毒性肝炎的病原体。目前研究发现，可引起人类肝炎的病毒主要有五种，包括甲型肝炎病毒（hapatitis A virus，HAV）、乙型肝炎病毒（hapatitis B virus，HBV）、丙型肝炎病毒（hapatitis C virus HCV）、丁型肝炎病毒（hapatitis D virus HDV）和戊型肝炎病毒（hapatitis E virus HEV）（表4-1）。此外，还发现一些可能与肝炎有关的病毒，如庚型肝炎病毒（HGV）和 TT 型肝炎病毒（Torque teno virus，TTV）等，但这些病毒的致病性尚不清楚。

表4-1　五种常见引起人类肝炎病毒的主要特征

特性		病毒				
		HAV	HBV	HCV	HDV	HEV
分类	科	小 RNA 病毒科	嗜肝 DNA 病毒科	黄病毒科	沙粒病毒科	戊肝病毒科
	属	嗜肝病毒属	正嗜肝 DNA 病毒属	丙型肝炎病毒属	δ 病毒属	戊型肝炎病毒属
大小		27nm	42nm	60nm	35nm	30～32nm
包膜		无	有（HBsAg）	有	有（HBsAg）	无
基因组		+ssRNA 7.5kb	dsDNA 3.2kb	+ssRNA 9.4kb	−ssRNA 1.7kb	+ssRNA 7.6kb
传播途径		粪－口传播	血源性传播 垂直传播	血源性传播 垂直传播	血源性传播	粪－口传播
主要疾病		急性甲型肝炎	急、慢性乙型肝炎，重症肝炎，肝硬化	急、慢性丙型肝炎，重症肝炎，肝硬化	急、慢性丁型肝炎，重症肝炎，肝硬化	急性戊型肝炎
慢性化		从不	常见	常见	常见	从不
致癌性		否	是	是	是	否
发生情况		流行或散发	散发为主	散发为主	散发为主	流行为主

第一节 甲型肝炎病毒

甲型肝炎病毒是引起甲型肝炎的病原体。1973 年 Feinstone 首先采用免疫电镜技术在急性期患者的粪便中发现了甲型肝炎病毒颗粒。1993 年国际病毒分类命名委员会将 HAV 归类为小 RNA 病毒科嗜肝病毒属（Hepatovirus）。

【生物学性状】

1. 形态与结构 HAV 颗粒呈球形，无包膜，核衣壳呈二十面体对称，直径约为 27～32nm（图 4－1）。HAV 颗粒表面有特异性抗原（HAV Ag），抗原性稳定，仅一个血清型；核心为单正链 RNA，长约 7.5 kb，3′和 5′端各有一个非编码区（noncoding region，NCR），中间编码区只有一个开放阅读框（open reading frame，ORF），编码一个约有 2200 个氨基酸的前体蛋白，其水解后产生 11 种病毒结构蛋白和非结构蛋白。编码区可分 P1、P2 和 P3 三个功能区，P1 区编码四种病毒蛋白（viral protein，VP），为病毒衣壳的主要组成成分，有保护病毒核酸及诱导机体产生中和抗体的功能；P2 区和 P3 区编码病毒的非结构蛋白参与其复制过程，其中 P3 区编码的 3C 蛋白是一种蛋白酶，是剪切、加工前体蛋白的工具，3D 蛋白是病毒复制酶（依赖 RNA 的 RNA 聚合酶）。根据基因序列的同源性，可将 HAV 分为 7 个基因型，Ⅰ型和Ⅲ型又各分为 A、B 两个亚型。7 个基因型中Ⅰ、Ⅱ、Ⅲ和Ⅶ型可感染人类，我国以 IA 型感染为主。

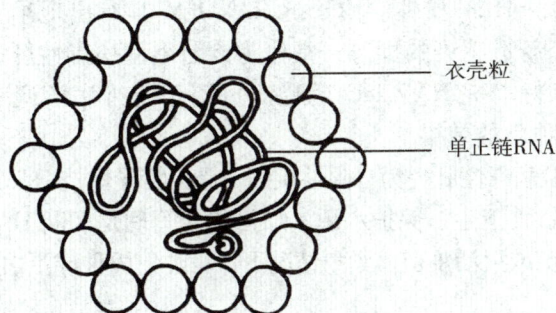

衣壳粒

单正链RNA

图 4－1 HAV 结构模式图

2. 培养特性 HAV 已在原代狨猴肝细胞、传代恒河猴胚肾细胞（FRhK－4 和 FRhK－6）、非洲绿猴肾细胞（Vero）和人胚肺细胞（MRC－5 和 KMB－17）及肝癌细胞株（PLC/PRF/5）等中培养成功，但病毒在培养细胞中增殖与细胞释放均甚缓慢，不引起细胞明显病变。因此，动物模型是 HAV 病原学研究、疫苗研制和药物筛选的主要模型，易感动物包括黑猩猩、狨猴、猕猴、短尾猴等。经口或静脉注射 HAV 后，均可诱发肝炎，易感动物感染后可在粪便中检出病毒颗粒，血清中可检出 HAV 相应抗体。

3. 抵抗力 HAV 对理化因素具有较强的抵抗力。可耐受乙醚和氯仿等有机溶剂，但对甲醛、氯和紫外线敏感。在 pH3 的酸性环境中稳定存活，60℃可存活 4 小时，100℃加热 5 分钟可灭活。在淡水、海水、泥沙和毛蚶等水生贝类中可存活数天至数月。非离子型去垢剂不破坏病毒的传染性。

【致病性与免疫性】

1. 致病性　HAV 的传染源是急性期患者或隐性感染者，主要通过粪 – 口途径传播，易感人群主要以儿童及青年为主。HAV 易通过污染的水源、食物、餐具等传播，可造成散发性流行或大流行。HAV 侵入人体后，先在唾液腺、肠黏膜和局部淋巴结增殖，继而进入血流，形成病毒血症，最终到达肝细胞并在肝细胞内增殖。HAV 与宿主细胞共用翻译元件，不阻断其蛋白合成，并不直接造成肝细胞损伤；一般认为其致病机理主要为免疫病理损伤所致。甲型肝炎的潜伏期为 15～45 天，病毒在患者转氨酶升高前的 5～6 天就在血液和粪便中出现。发病 2～3 周后，随着血清中特异性抗体的产生，血液和粪便的传染性也逐渐消失。HAV 感染主要引起急性肝炎，一般不形成慢性持续感染和带毒状态。临床表现为中等程度发热、全身无力、食欲减退、恶心、呕吐、黄疸、肝脾肿大和血清转氨酶升高等。

2. 免疫性　无论是显性感染还是隐性感染，甲型肝炎病毒均可诱导机体产生持久免疫力。发病 1 周左右，血清中即可出现抗 – HAV IgM，2～3 周左右达最高峰，之后逐渐下降，约 8 周后逐渐消失。急性期末期或恢复期早期，血清中出现抗 – HAV IgG，可维持多年，对 HAV 的再感染有免疫保护作用。血清出现 IgM 的同时，肠黏膜上也出现抗 – HAV IgA。

【检测与防治】

1. 病原学检测　因 HAV 不能引起细胞明显病变，故一般不分离病毒。临床检测以免疫学检查为主，常用固相放射免疫和酶联免疫吸附试验（enzyme – linked immunosorbent assay，ELISA）检测 HAV 抗体。由于抗 HAV IgM 具有出现早、短期达高峰与消失快的特点，是甲型肝炎新近感染的标志，常作为诊断甲型病毒性肝炎的重要指标，也是最常用的特异性诊断指标。抗 HAV IgG 的检测可用于流行病学调查、了解个体既往感染或观察 HAV 疫苗接种后的效果。

2. 防治原则　甲型病毒性肝炎为自限性疾病，尚无特异性抗 HAV 药物，临床多以预防和对症治疗为主。注意饮食卫生、保护水源、加强粪便管理是切断 HAV 传播的关键。特异性预防为注射减毒活疫苗或灭活疫苗。紧急情况下，可注射丙种球蛋白及胎盘球蛋白预防。

第二节　乙型肝炎病毒

乙型肝炎病毒（HBV）为 DNA 逆转录病毒，是乙型肝炎的病原体。1963 年 Blurberg 等在澳大利亚土著人的血清中发现的一种异常抗原（称澳抗），后明确其为乙型肝炎病毒表面抗原（hepatitis B surface antigen，HBsAg）。20 世纪 80 年代在完成乙型肝炎病毒全基因组测序后将其列入嗜肝 DNA 病毒科。HBV 人群感染率高，全球 HBV 携带者高达 3.7 亿，我国携带者超过 1.2 亿。HBV 感染后，患者临床症状表现多样，如急性肝炎、慢性肝炎、重症肝炎或无症状携带者，并与肝硬化及肝癌的发生密切相关。

【生物学性状】

1. 形态与结构　1970 年 Dane 在电子显微镜下发现了乙型肝炎病毒完整颗粒，故也称其为 Dane 颗粒。HBV 为球形，直径约 42nm，中心为双链 DNA 分子和 DNA 多聚酶等，外由二十面体对称形核衣壳和其表面的包膜组成（图 4 –2）。

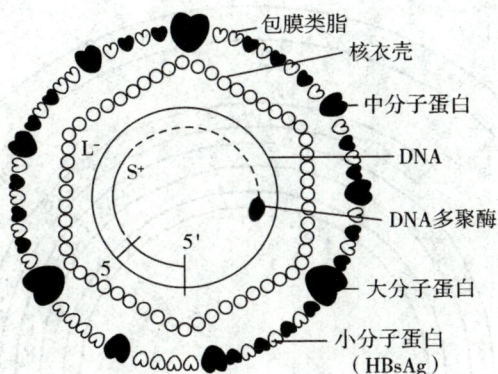

包膜类脂
核衣壳
中分子蛋白
DNA
DNA多聚酶
大分子蛋白
小分子蛋白
（HBsAg）

Dane颗粒（直径42nm）

图4-2　乙型肝炎病毒结构图

（1）病毒基因及编码蛋白　HBV 的 dsDNA 是由两条长度不等的 DNA 链组成。短链为正链，长链完整（大小 3.0 ~ 3.3kb）为负链，有 4 个独立的开放阅读框（ORF），分别称为 S 区、C 区、P 区和 X 区，其中 P 区涉及全长并与其他 3 区重叠（图 4 - 3）。S 区含 S、preS1 和 preS2 三个编码序列，可由起点不同（S、S + preS1 和 S + preS1 + preS2）编码 S 蛋白、M 蛋白和 L 蛋白三种外膜蛋白。C 区是 HBV 基因组的高度保守区，含不同起始密码子但终止密码子相同。preC 和 C 编码序列，分别编码 PreC 蛋白和 HBV 核心抗原（HBcAg）；PreC 经酶剪切后成为入血的可溶性蛋白，称 HBV e 抗原（HBeAg）释放。P 区编码 HBV 的 DNA 聚合酶，该酶含有逆转录酶结构域和 RNA 酶 H 结构域，因此具有逆转录酶活性。X 区编码调节蛋白称 HBxAg，具广泛的反式激活作用，可影响细胞内多条信号通路和基因表达，与肝癌的发生发展密切相关。

知识链接 10

HBV 的基因

　　HBV 的负链约 3.2kb 大小，长度固定。正链长度不定，约为长链的 50% ~ 100%。两条 DNA 链 5′末端各有一段长约 250bp 的核苷酸互补序列，构成黏性末端，在一定条件下使 dsDNA 形成闭合环状。黏性末端两侧各有一个由 11 个核苷酸（5′ - TTCACCTCTGC - 3′）组成的直接重复序列（direct repeat，DR），对 DNA 成环和病毒复制至关重要。负链 DNA 5′端可与 DNA 聚合酶 N 端末端蛋白（N - terminal protein，TP）结合，从而引导负链 DNA 合成。正链 5′端的一小段核苷酸序列是引导正链合成的引物。

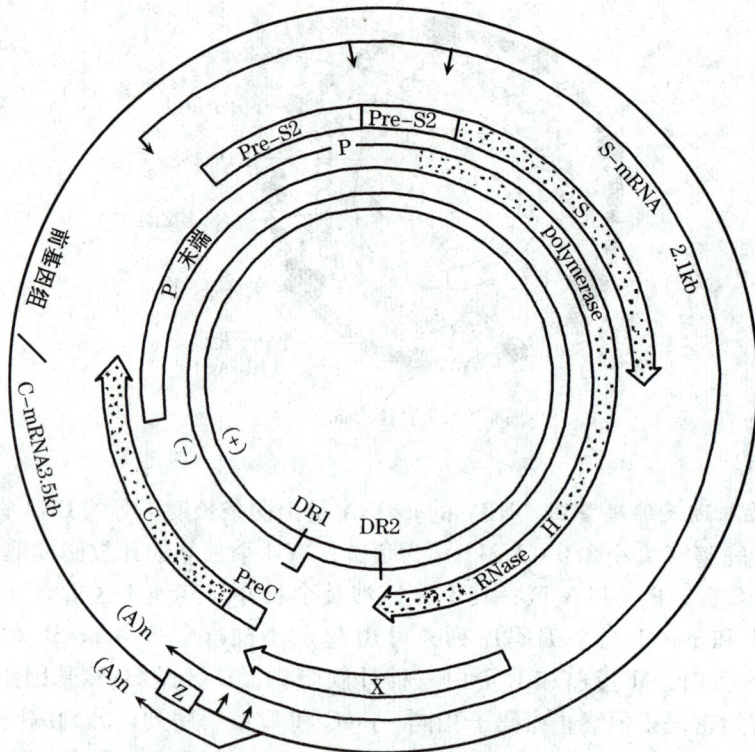

图 4-3　乙肝病毒基因组简化模式图

（2）病毒的衣壳与包膜　衣壳有内衣壳和外衣壳两层，内衣壳由病毒核心蛋白（C蛋白，习惯上称核心抗原 HBcAg）构成。外衣壳由病毒编码的包膜蛋白和脂质双分子层构成，亦称为包膜，包膜蛋白含量很高，有 S 蛋白（small protein）、M 蛋白（middle protein）和 L 蛋白（large protein）三种蛋白，其中 S 蛋白为包膜中的主要蛋白，也即 HBsAg。HBV 在肝细胞内复制过程中剩余的 HBsAg，可聚集形成小球形颗粒和管形颗粒。前者是一种中空颗粒，直径约 22nm，后者由小球形颗粒聚合而成，直径约 22nm，长度不等，100 ~700nm，无传染性。

HBV 有与地域有关的变异株，按基因序列差异可分为 8 个（A ~H）基因型，我国以 B、C 两型感染为主。

2. HBV 的增殖与培养

（1）HBV 的增殖　HBV 与肝细胞表面特异性受体结合，吸附并穿入肝细胞内，在细胞质中脱壳后，DNA 进入宿主细胞核。在病毒 DNA 聚合酶的催化下，补全 DNA 双链缺口，转为完整的开环双链 DNA 后形成超螺旋闭环双链 DNA（cccDNA），然后在宿主细胞胞核中 RNA 聚合酶Ⅱ的作用下，以 cccDNA 负链为模板，转录形成 0.8kb、2.1kb、2.4kb 和 3.5kb 四种不同长度的 mRNA。四种 mRNA 转移至胞质，依托宿主细胞的核糖体，分别翻译出 HBxAg（0.8kbmRNA）、中蛋白（2.1kbmRNA）、大蛋白（2.4 kbmR-NA），以及 DNA 聚合酶、PreC 蛋白和 HBcAg（3.5 kbmRNA）。3.5kbRNA 也是病毒前基因组 RNA（PregenomicRNA，PgRNA），其与蛋白引物及 DNA 聚合酶进入组装好的病毒内衣壳中，在病毒 DNA 聚合酶的逆转录酶活性作用下，PgRNA 被逆转录为 HBV 负链

DNA，再以其为模板合成互补的正链 DNA，复制的正链 DNA（通常因病毒体完全封闭而中途停止，故而较短）与完整的负链 DNA 结合形成新的子代病毒双链 DNA。当病毒 DNA 链合成时，核衣壳进入内质网或高尔基体，在获得糖蛋白包膜后形成完整的病毒颗粒，以出芽方式释放到细胞外，重新感染其他肝细胞。

（2）**培养特性** 目前多将 HBV 转染肝癌细胞，待 HBV 基因组与肝癌细胞基因组整合后，进行稳定传代表达 HBV 抗原或获得 Dane 颗粒。黑猩猩是 HBV 的易感动物，狒猴虽可感染但不如前者敏感。

3. 抵抗力 HBV 的抵抗力很强，可耐受低温（在 -20℃ 可保存 15 年）、干燥、紫外线和一般化学消毒剂。100℃ 10 分钟、高压蒸汽灭菌法（121.3℃ 20 分钟）等可灭活 HBV。HBV 对 0.5% 过氧乙酸、3% 漂白粉液、5% 次氯酸钠和环氧乙烷等敏感，常用于 HBV 的消毒。70% 乙醇不能灭活 HBV，故这一常用的消毒方法不能用于 HBV 的消毒。

【**致病性与免疫性**】

1. 传染源与传播途径 乙型肝炎患者或无症状 HBsAg 携带者均是主要的传染源。乙型肝炎的主要传播途径：

（1）**血液、血制品传播** 血液中 HBV 含量很高，人对其极易感染，微量带病毒血液通过破损皮肤和黏膜进入机体即可导致感染。因此，输入带病毒的血液或血制品、针灸针、外科或牙科手术器械、内窥镜等可引起医源性传播；共用注射器、牙刷或剃须刀、针刺（文身）及皮肤黏膜的微小损伤等亦可造成传播。

（2）**接触传播** HBV 可存在于感染者的精液、阴道分泌物、唾液和汗液等体液中，因此通过性接触或密切接触可致感染。

（3）**垂直传播** 主要是胎儿期和围产期感染，胎儿期经胎盘感染，出生时已呈 HBsAg 阳性；围产期感染即分娩经产道时，新生儿因破损的皮肤或黏膜接触母血或阴道分泌物而感染，哺乳也可传播 HBV。

2. 致病机制与免疫 HBV 的致病机制较复杂，目前尚未完全明了，目前认为：HBV 侵入机体引起的免疫损伤以及病毒与宿主细胞间的相互作用是肝细胞损伤的主要原因。其机制是：

（1）**细胞免疫介导的损伤** 通过病毒抗原致敏的杀伤性 T 细胞（CTL）的直接杀伤作用；特异性 T 细胞分泌的多种细胞因子发挥的效应；CTL 诱导病毒感染肝细胞的凋亡。

（2）**体液免疫引起的损伤** 部分乙型肝炎患者血循环中，常可检出 HBsAg 及抗 - HBs 的免疫复合物。免疫复合物可沉积于肝内小血管引起Ⅲ型超敏反应，致使毛细血管栓塞，并可诱导产生 TNF，造成急性肝坏死。

（3）**自身免疫反应引起的损伤** 持续的 HBV 感染，可引起肝细胞表面自身抗原的改变，暴露出隐蔽的肝特异性脂蛋白抗原（liver specific protein，LSP），LSP 可作为自身抗原诱导机体产生自身抗体，通过 CTL 的杀伤作用或释放淋巴因子的直接或间接作用，或通过 NK 细胞介导的 ADCC 效应损伤肝细胞。慢性乙肝患者血清中常可检测到自身抗体，如 LSP 抗体、抗核抗体等。

部分机体在 HBV 感染后，特异性细胞免疫和体液免疫处于较低水平表达，不能有效地清除病毒，病毒在体内持续存在而形成慢性持续性肝炎。如机体对病毒完全缺乏细胞免疫和体液免疫反应，形成免疫耐受，既不能有效地清除病毒，亦不导致免疫病理反应，多成为无症状携带者。

3. HBV 与原发性肝癌　流行病学调查已明确，HBV 感染与原发性肝细胞癌间有密切关系，我国的原发性肝细胞癌患者中 90% 以上感染过 HBV，HBsAg 阳性人群原发性肝癌的发生概率高于阴性人群 200 倍以上，绝大部分原发性肝癌患者的肝细胞内整合有乙型肝炎病毒 DNA。整合可导致乙型肝炎病毒 DNA 序列的重排，其 X 蛋白（HBxAg）可反式激活肝细胞内原癌基因，促进细胞转化，导致原发性肝细胞癌的发生。

【检测与防治】

1. 病原学检测

（1）乙肝抗原与抗体的检查　常用酶联免疫法对 HBsAg、HBcAg、HBeAg 及其抗体系统进行检测。由于 HBV 感染的临床表现多种多样，各项检查结果也呈动态变化，临床必须对几项指标同时分析，才能进行正确判断（表 4－2）。

（2）血清 HBV 核酸检查　目前常采用实时荧光定量 PCR 法检测血清中有无 HBV 的 DNA，是病毒复制和具传染性的最可靠指标，可以进行疾病诊断和药物疗效的考核。

2. 防治原则　接种乙肝疫苗是有效的预防措施。我国已将乙肝疫苗接种纳入计划免疫，按 0 月龄、1 月龄和 6 月龄三次接种，预防 HBV。目前应用的主要为基因工程疫苗（酵母重组 HBsAg）。切断传播途径可有效降低 HBV 的发生率，患者的血液、分泌物、排泄物，用过的餐具、衣物、注射器及针头等均须严格灭菌。目前尚无治愈乙肝的特效方法，临床治疗多采用干扰素、逆转录酶抑制剂（如拉米夫定）、抗病毒药（如无环鸟苷）、护肝药和免疫调节剂等，清热解毒和活血化瘀类中草药也有应用。

表 4－2　HBV 抗原抗体检测结果的实际意义

HBsAg	HBeAg	抗 HBs	抗 HBe	抗 HBc		结果分析
				IgM	IgG	
+	-	-	-	-	-	感染 HBV，结合肝功能判断有无乙肝，或无症状携带者
+	+	-	-	+	-	急性或慢性乙肝（"大三阳"，传染性强）
+	+	-	-	-	+	急性或慢性乙肝（"大三阳"，传染性强）
+	-	-	+	-	+	急性感染趋向恢复（俗称"小三阳"）
-	-	-	+	-	+	乙肝恢复期
-	-	-	-	-	+	感染过 HBV
-	-	+	-	-	-	接种过乙肝疫苗或感染过 HBV 并已恢复

第三节　其他肝炎病毒

除甲型肝炎病毒和乙型肝炎病毒外，在肝炎病人体内分离出的病毒还包括 HCV、HDV 和 HEV 等。

一、丙型肝炎病毒

1974 年 Golafield 首先报告输血后形成非甲非乙型肝炎（parenterally transmitted non A, non B hepatitis, PT – NANB）。1989 年 Choo 等应用分子克隆技术获得本病毒部分基因克隆，并命名本病及其病毒为丙型肝炎（Hepatitis C）和丙型肝炎病毒（HCV）。1991 年 ICTV 将 HCV 归为黄病毒科（Flaviviridae）丙型肝炎病毒属（Hepacivirus）。

【生物学性状】

1. 形态与结构　呈球形，直径 40 ~ 60nm，为单正链 RNA 病毒，仅含一个 ORF，编码一个大分子多聚蛋白前体，经切割后形成结构蛋白和非结构蛋白。病毒表面有包膜和刺突。结构蛋白包括核心蛋白 C 和包膜蛋白 E1 和 E2，由于包膜蛋白的编码基因具有高度变异性，易使 HCV 发生免疫逃逸。根据 HCV 基因组序列的差异，可将 HCV 分为 6 个基因型、11 个亚型，我国大陆以 1b、2a 和 2b 亚型多见。

2. 培养特性　HCV 体外培养尚未找到敏感有效的细胞培养系统，但黑猩猩很敏感，是常用的动物模型。

3. 抵抗力　HCV 对理化因素的抵抗力较弱，对氯仿、乙醚等有机溶剂敏感，100℃加热 5 分钟可致死，紫外线、甲醛、次氯酸等可灭活。巴氏消毒法可使含 HCV 的血液及制品传染性消失。

【致病性与免疫性】

1. 致病性　人是 HCV 的天然宿主，输血或血制品是主要传播途径。急、慢性丙型肝炎患者和 HCV 携带者是主要传染源。此外，HCV 还可通过母婴、密切接触和性接触传播等。输入含 HCV 或其 RNA 的血浆或血液制品，除部分人无症状外，一般经 6 ~ 7 周潜伏期后发病，患者出现一般消化系统症状、黄疸，伴谷丙转氨酶升高，抗 HCV 抗体阳性。约半数病人为自限性，可自动康复；但约近 50% 的患者可发展为慢性肝炎，甚至部分病人最终出现肝硬化及肝细胞癌。丙型肝炎发病机理尚不十分清楚，目前认为主要与 HCV 对肝脏的直接损害作用、免疫病理损伤和细胞凋亡有关。

2. 免疫性　由于包膜蛋白的高度变异性，使 HCV 易发生免疫逃逸，不能诱导机体产生有效的免疫保护作用。

【检测与防治】

1. 病原学检查

（1）检测血清中抗 HCV　以重组酵母表达的病毒为抗原，通过 ELISA 或 Western blot 检查患者血清中 HCV 特异性抗体，可用于丙型肝炎的诊断、筛查献血员和流行病学调查。

（2）测定肝或血清中病毒 RNA　通过 RT – PCR、实时荧光定量 PCR 或套式 PCR 检测患者肝或血清中 HCV RNA 是判断 HCV 感染及其传染性的可靠指标，可用于早期诊断及疗效评估。

2. 防治原则　丙型肝炎的预防方法与乙型肝炎基本相同。我国规定，必须对献血员进行抗 – HCV 检查，以防止医源性传播。临床尚无特效治疗药物，感染者多以 IFN 和利巴韦林合用治疗。

二、戊型肝炎病毒

戊型肝炎（hepatitis E）的病原体，是一种经粪－口传播的急性传染病，病原体是戊型肝炎病毒（HEV）。分类学上暂归属于肝炎病毒科戊型肝炎病毒属。1989 年 Reyes 成功克隆了 HEV 基因并命名。

病毒核衣壳呈二十面体对称，直径 27～34nm，无包膜。内含单正链 RNA，长约 7.5kb，有 3 个 ORF，分别编码 RNA 依赖的 RNA 聚合酶、衣壳蛋白及型特异性抗原等。目前尚无法在体外细胞培养，但黑猩猩、食蟹猴、恒河猴、非洲绿猴、须狨猴对 HEV 敏感，可用于分离病毒。HEV 在碱性环境中稳定，有镁、锰离子存在时可保持完整性，对高热、高盐敏感，煮沸可灭活。

潜伏期和急性期的患者排毒量最大，是主要传染源。主要致病因素是 HEV 对肝细胞的损伤作用和免疫病理损伤。HEV 感染肝细胞后，在细胞内复制，释出进入胆汁，随病人粪便排出，通过污染食物、水源引起散发或暴发流行。潜伏期（2～11 周）后，除少部分人（尤其是儿童）无明显症状外，临床患者多为轻中型肝炎，常为自限性，不发展为慢性。HEV 主要侵犯青壮年，成人病死率高于甲型肝炎；孕妇患戊型肝炎病情严重，若妊娠的后 3 个月感染，常导致流产或死胎，病死率可达 20%。HEV 感染后可产生免疫保护作用。

【检测与防治】

ELISA 法检测抗 HEV 抗体。预防可接种疫苗，切断粪－口传播途径。

三、丁型肝炎病毒

丁型肝炎病毒（HDV）基因组为单负环状 RNA，不足 1.7kb，是动物病毒基因组中最小的；其 RNA 与少量 HDV 抗原组成核心，外被有 HBV 的 HBAg 构成的壳。HDV 是一种缺陷病毒，必须在嗜肝 DNA 病毒（在人类为 HBV）的辅助下才能复制增殖，故临床仅见于 HBV 感染者，同时感染（称共同感染）或在感染 HBV 基础上感染（称重叠感染），与慢性肝炎和重症肝炎的发生有一定关系。

检测血清中 HDV 抗体或抗原，或用 RT－PCR 检测 HDV 的 RNA 可诊断。防治同 HBV。

除上述五种肝炎病毒外，尚检测出其他类型的肝炎病毒，如庚型肝炎病毒、输血传播肝炎病毒等，其致病机制尚不十分清楚。

第五章　黄病毒与出血热病毒

黄病毒科包括一大群有包膜的单正链 RNA 病毒，其中最早被明确的种类是黄热病病毒。黄病毒能在节肢动物体内增殖，对节肢动物不致病，但可以通过昆虫叮咬传染给脊椎动物或人，引起自然疫源性疾病，过去曾归类为虫媒病毒（arbovirus）（知识链接11）。根据黄病毒的基因组结构、复制方式及结构蛋白合成方式等方面的特点，1986 年被国际病毒命名委员会独立命名为黄病毒科；目前包括 3 个病毒属，即黄病毒属（flavivirus）、瘟病毒属（pestivirus）和丙型肝炎病毒属。

出血热病毒是由啮齿动物或节肢动物等传播，以引起发热、出血和休克为主要临床特征的一类病毒。出血热病毒分属于不同的病毒科，除属于黄病毒属的黄热病病毒、登革病毒外，还有汉坦病毒、新疆出血热病毒和埃博拉病毒等。出血热病毒中的某些种类也归属于传统的虫媒病毒，这里将与黄病毒合为一章介绍。

知识链接 11

虫媒病毒

虫媒病毒是指一些通过吸血的节肢动物叮咬敏感的脊椎动物而引起的自然疫源性疾病及人畜共患病的一大群病毒。虫媒病毒均需在吸血节肢动物体内繁殖，通常经过一段外潜伏期，再通过叮咬吸血将病毒传给新的宿主。多种节肢动物可以作为虫媒病毒的传播媒介，其中蚊虫和蜱是最重要的传播媒介；自然界虫媒病毒的脊椎动物宿主种类较多，主要集中在鸟类、蝙蝠、灵长类和家畜群体中。

目前已发现的虫媒病毒种类繁多，涉及 10 多个科的 500 多种病毒，其中超过 130 种可引起人类患病，主要表现为发热、皮疹、关节痛、出血热和脑炎等。重要的医学虫媒病毒主要集中在披膜病毒科的甲病毒属、黄病毒科的黄病毒属、呼肠孤病毒科和布尼亚病毒科；对人类的危害最大的是黄病毒科的有关病毒。

虫媒病毒及其导致的虫媒病毒病有地域性流行的特点，在我国早已明确存在与流行的重要虫媒病毒主要有 4 种：流行性乙型脑炎病毒、森林脑炎病毒、新疆出血热病毒和登革病毒。近年在我国又发现一些新的虫媒病毒，如辛德毕斯病毒、基孔肯雅病毒、巴泰病毒、盖塔病毒、Tahyna 病毒、Kadipiro 病毒、东方马脑炎病毒、西方马脑炎病毒等。

目前虫媒病毒仍然在世界一些地区造成严重的传染病流行，有的甚至导致感染者死亡以及巨大的经济损失。

<h1 style="text-align:center">第一节　黄　病　毒</h1>

在我国流行的黄病毒主要有流行性乙型脑炎病毒、登革病毒和森林脑炎病毒等，这里仅介绍前两者。

一、流行性乙型脑炎病毒

流行性乙型脑炎病毒（epidemic type B encephalitis virus）简称乙脑病毒，是流行性乙型脑炎（简称乙脑）的病原体。本病毒首先（1953 年）从日本患者脑组织中分离获得，因此亦称日本脑炎病毒（Japanese encephalitis virus，JEV）。乙脑是我国夏秋季流行的主要传染病之一，年发病人数 2.5 万，病死率 10%，大约 15% 的患者留有不同程度的后遗症。

【生物学性状】

1. 形态与结构　病毒呈球形，直径 30～40nm。核酸为单正链 RNA，全长 11kb，只有一个开放读码框（ORF），自 5′至 3′端依次编码病毒的衣壳蛋白 C、膜蛋白 M、包膜蛋白 E 三种结构蛋白以及非结构蛋白 NS1～NS5，病毒 RNA 在细胞浆内直接起 mRNA 作用，翻译出结构蛋白和非结构蛋白，在胞浆粗面内质网装配成熟，出芽释放。衣壳为 20 面立体对称，其外有包膜，包膜表面有糖蛋白刺突。乙脑病毒只有一个血清型，抗原性单一。

2. 培养特性　乙脑病毒在多种动物的组织细胞和鸡胚内均能增殖，白纹伊蚊传代（C6/36）细胞是乙脑病毒最敏感的细胞，BHK 细胞系及鸡胚成纤维细胞也常用于乙脑病毒的分离培养。最敏感的动物是小鼠或乳鼠。脑内接种乙脑病毒后 3～4 天发病，表现为典型的神经系统症状，如兴奋性增高，肢体痉挛和尾强直等，一周左右死亡。脑组织内含大量感染性病毒，是分离病毒、大量制备病毒抗原的可靠方法。

3. 抵抗力　抵抗力弱，对酸，乙醚和三氯甲烷等脂溶剂敏感，对热敏感，56℃ 30 分钟，100℃ 2 分钟均可使之失去活性，在低温中能较长时间保存，碘酊、苯酚等消毒剂可灭活病毒。

【致病性与免疫性】

1. 致病性

（1）**传染源与传播媒介**　乙脑病毒的主要传染源是带病毒的猪、马、牛、羊等家畜或禽类。在我国，幼猪是最重要的传染源和中间宿主。乙脑病毒的主要传播媒介是三带喙库蚊。蚊子可携带病毒越冬和经卵传代，因此，蚊子还可能是乙脑病毒的长期储存宿主。乙脑在各地流行高峰的时间与当地蚊子密度的高峰时间一致。当病毒在蚊子唾液腺和肠道细胞内增殖至一定数量后，带病毒的蚊子叮咬猪、马、牛、羊等家畜时引起感染，但不出现明显症状，只有短暂的病毒血症。人被带病毒的蚊叮咬后而感染，多数人表现为隐性感染和顿挫感染。

（2）致病机制　病毒进入机体后，先在毛细血管内皮细胞及局部淋巴结等处的细胞中增殖，随后有少量病毒进入血流成为短暂的第一次病毒血症，此时病毒随血循环散布到肝、脾等处的细胞中继续增殖，一般不出现明显症状或只发生轻微的前驱流感样症状而痊愈。部分人经 4~7 日潜伏期后，病毒可随血循环散布到肝、脾等处的细胞中继续增殖，并再侵入血流成为第二次病毒血症，引起发热、寒战及全身不适等症状，若不再继续发展者，一般数日后可自愈。但少数患者（0.1%）体内的病毒可通过血脑屏障进入脑内增殖，引起脑膜及脑组织发炎，造成神经元细胞变性坏死、毛细血管栓塞、淋巴细胞浸润，甚至出现局灶性坏死和脑组织软化，出现中枢神经系统症状。临床上表现为高热、意识障碍、抽搐、颅内压升高以及脑膜刺激征。重症者可高烧、抽痉不止、脑水肿、呼吸或循环衰竭而死亡，部分患者病后遗留失语、强直性痉挛、精神失常等后遗症。

2. 免疫性　人感染乙脑病毒后，大多数为隐性感染或仅有较轻临床症状而获得持久免疫力，流行区成人大多数都有一定免疫力。10 岁以下儿童及非流行区成人缺乏免疫力，感染后容易发病。干扰素在本病早期即可发挥作用；中和抗体约在病后 1 周出现，于 5 年内维持高水平，甚至维持终生。

【检测与防治】

1. 病原学检测　临床诊断需进行血清学、病毒抗原或核酸的检测以及病毒分离等。乙脑早期快速诊断，可做 RT – PCR 检测标本中的病毒核酸片段，一般 6 个小时内可初步报告结果。也可采用急性期患者血清或脑脊液作特异性 IgM（病后 2~3 周达到高峰）检测，阳性率高达 90% 以上，单份血清可做出早期诊断；常规血清学试验，需取急性期和恢复期双份血清，当恢复期血清抗体滴度比急性期 ≥4 倍时，有辅助诊断意义，可用于临床回顾性诊断。

2. 防治原则　防蚊灭蚊、接种疫苗和加强动物宿主管理是预防本病的有效措施。我国目前使用灭活疫苗和减毒活疫苗两类，前者接种对象是 10 岁以下儿童和来自非疫区的居民；后者接种对象为易感人群及猪等家畜。通过提前对猪等家畜进行疫苗接种，中止病毒的自然传播循环，可有效降低人群的发病率。目前乙脑治疗主要采用对症处理及支持疗法。

二、登革病毒

登革病毒（dengue virus）是普通型登革热、登革出血热/登革休克综合征的病原体。多发生于热带和亚热带地区，我国南方地区（广东、海南及广西等）有本病的流行。

【生物学性状】

1. 形态与结构　病毒颗粒呈球形，直径约 55nm。病毒颗粒外被脂蛋白包膜，并具有包膜刺突。病毒包膜的外层含有包膜蛋白 E，内层含有膜蛋白 M。病毒核心是由病毒的 +ssRNA 和病毒衣壳蛋白 C 共同组成的 20 面体核衣壳结构。登革病毒基因组 RNA 约含有 11000 个核苷酸，只有一个开放读码框（ORF），基因组的 5′端和 3′端均有一段非编码区，中间为 ORF 编码 3 种结构蛋白和至少 7 种非结构蛋白。三种结构蛋白分别是蛋白 E、膜蛋白 M、衣壳蛋白 C。C 蛋白为一种非糖基化蛋白，具有特异的抗原表位，但一般不诱导机体产生中和抗体；M 蛋白由 M 蛋白前体经蛋白酶裂解而来，是一种非糖基化膜蛋白；E 蛋白是病毒的主要包膜糖蛋白，在病毒的致病和免疫过程中起十分重要的作用。非结构蛋白包括 NS1、NS2a、NS2b、NS3、NS4a、NS4b、NS5，存在于病毒感染的细胞中，是登革病毒的酶或调节蛋白，与病毒的复制、蛋白加工及病毒装配密切相关。根据抗原性不同登革病毒分为四个血清型，各型间有抗原性交叉。

2. 培养特性 小白鼠乳鼠是登革病毒最敏感、最常用的实验动物。登革病毒可以在多种昆虫和哺乳动物细胞培养中增殖，并引起培养细胞发生不同程度的细胞病变。昆虫传代细胞系，如 C6/36 细胞等对登革病毒敏感，可用于病毒分离。哺乳动物细胞系，如人细胞系、乳地鼠肾细胞（BHK21）、胎猕猴肺细胞（FRhL）、原代狗肾细胞（PDK）等可用于病毒效价的滴定和疫苗的制备。

3. 抵抗力 病毒对热敏感，56℃30 分钟可以灭活。氯仿、丙酮等脂溶剂通过破坏病毒包膜而灭活登革病毒。病毒经去垢剂处理后释放出的病毒核酸可以被核酸酶迅速降解。病毒对胃酸、胆汁和蛋白酶均敏感，对紫外线、γ 射线敏感。75% 酒精、1% 碘酒、2% 戊二醛等消毒剂可以灭活病毒。

【致病性与免疫性】

1. 致病性 登革病毒感染的自然宿主包括人、低等灵长类和蚊子，媒介昆虫是伊蚊。在登革热疫区的主要传播媒介是埃及伊蚊和白纹伊蚊。这些伊蚊在全世界大多数地区散布存在，当叮咬感染了登革病毒的人或动物时，可以通过改换叮咬对象而直接传播病毒。感染病毒的蚊子可以终生保持传播登革病毒的能力，并可经卵遗传给后代。患者和隐性感染者是主要传染源，当人被携带登革病毒的蚊子叮咬时，可以通过形成蚊 - 人 - 蚊循环进行传播和引起疾病流行。

病毒随蚊叮咬进入人体，在局部毛细血管内皮细胞和单核细胞中增殖，并释放入血形成病毒血症，然后进一步感染血液和组织中的单核巨噬细胞而引起登革热。根据其临床表现不同分为普通型登革热（DF）和登革出血热以及登革休克综合征（DHF/DSS）。普通型登革热为自限性疾病，病情较轻，以全身毛细血管内皮细胞的广泛性肿胀、渗透性增强、皮肤轻微出血的病理变化为主。与病毒感染的直接作用和免疫病理损伤作用密切相关。主要表现为发热、肌肉痛和关节酸痛，伴有皮疹或轻微的皮肤出血点，血小板轻度减少，少数患者疼痛剧烈，因此，登革热也被称为"断骨热"。登革出血热、登革休克综合征多发生于再次感染异型登革病毒的患者或母亲抗登革病毒抗体阳性的婴儿，病死率高。登革出血热的病情较重，伴有明显的皮肤和黏膜出血症状，血小板减少和血液浓缩显著，表现为皮肤大片紫癜及瘀斑、鼻出血、消化道及泌尿生殖道出血等。登革休克综合征除上述症状外，主要表现为循环衰竭、血压降低和休克等。DHF/DSS 的主要病理改变是全身血管通透性增高，血浆渗透而导致广泛的出血和休克。其致病机制尚未完全清楚，目前普遍认为与病理性免疫反应有关。

2. 免疫性 登革病毒感染形成的机体免疫主要以体液免疫为主。登革病毒感染后产生的同型病毒特异性抗体可以保持终身，但同时获得的对其他血清型的免疫能力（异型免疫）仅持续 6～9 个月。若再次感染其他三型病毒，有可能引起登革出血热及登革休克综合征。

【检测与防治】

1. 病原学检测 病毒分离、血清学诊断及病毒核酸检查作为确诊方法。一般采集患者发病初期血清接种白纹伊蚊 C6/36 株细胞分离病毒。病毒分离后，可以使用登革病毒血清特异性单克隆抗体，在 2 周内通过间接凝集实验进行病毒的鉴定。临床诊断多采用 ELISA 法、斑点免疫测定法等检测患者急性期和恢复期双份血清抗体效价，增高 4 倍或 4 倍以上有诊断意义。检测患者血清中特异性 IgM 有助于早期诊断，应用 RT－PCR 可快速检测病人血中登革病毒核酸，用以检测病毒的双重或多重感染。

2. 防治原则　控制传播媒介、防止蚊虫叮咬是防治登革病毒感染的重要措施。主要通过清除蚊虫孳生场所、开展宣传教育、改善环境卫生条件等方式控制蚊虫的数量。目前尚无安全有效的登革病毒疫苗。

第二节　出血热病毒

出血热病毒的种类很多，在我国已发现的出血热病毒主要有黄病毒科和布尼亚病毒科的有关病毒，如汉坦病毒、新疆出血热病毒等。此外还有砂粒病毒科的，如拉撒热病毒、阿根廷出血热病毒、玻利维亚出血热病毒和委内瑞拉出血热病毒等以及丝状病毒科的埃博拉病毒和马堡病毒。这里仅介绍汉坦病毒与埃博拉病毒。

一、汉坦病毒

汉坦病毒属于布尼亚病毒科，汉坦病毒属（hantavirus）。在多种动物（主要是啮齿动物）体内可持续感染，引起两种类型的传染病，即汉坦病毒肾综合征出血热（hantavirus fever with renal syndrome，HFRS）和汉坦病毒肺综合征（hantavirus pulmonary syndrome，HPS）。前者主要流行于欧亚大陆，在我国流行地域较广，主要集中在东北、长江中下游和黄河下游地区，以发热、出血、急性肾功能损伤和免疫功能紊乱为主要特征；后者以肺浸润及肺间质水肿，迅速发展为呼吸衰竭为主要特征，主要流行于美国，在南美洲以及欧洲一些国家也有病例报告。

【生物学性状】

1. 形态与结构　病毒具有多形性，多数呈球形或椭圆形，平均直径约120nm。核酸为单负链 RNA，有 L、M、S 三个片段，分别编码 RNA 聚合酶（L）、核壳蛋白（NP）和包膜糖蛋白（G1、G2）。核衣壳为螺旋对称。病毒颗粒表面有双层脂质包膜，包膜表面有由 G1 和 G2 糖蛋白构成的刺突。汉坦病毒的 NP 具有很强的免疫原性，可刺激机体产生体液免疫和细胞免疫应答。G1 和 G2 糖蛋白上均有中和抗原位点和血凝活性位点。病毒在 pH 6.0～6.4 能凝集鹅红细胞。根据基因组和抗原性差别，汉坦病毒可区分为 10 余种型别。在我国分布的有引起严重 HFRS 的汉滩病毒（hantaan virus）和引起 HFRS 的汉城病毒（Seoul virus）两型，两型病毒的抗原性有交叉。

2. 培养特性　多种传代、原代及二倍体细胞均对该病毒敏感，常用非洲绿猴肾传代细胞（Vero－E6）、人肺癌传代细胞（A549）等进行分离培养，但一般不引起明显的细胞病变。汉坦病毒在培养的细胞中生长较为缓慢。黑线姬鼠等多种动物对汉坦病毒敏感。

3. 抵抗力　该病毒对理化因素抵抗力不强。60℃ 1 小时病毒可被灭活，脂溶剂、碘酊、乙醇、紫外线照射等均可将其灭活。

【致病性与免疫性】

1. 致病性　在自然界汉坦病毒主要在鼠类间传播，黑线姬鼠、褐家鼠、田鼠等多种鼠类可携带该病毒。HFRS 和 HPS 出血热的流行有明显的地区性和季节性，与鼠类的分布、活动及其与人的接触时间有关。其可能的传播途径有三种：动物源性传播（通过呼吸道、消化道和伤口进入人体）、虫媒（螨类）传播和垂直传播。其中动物源性传播是主要的传播途径，即携带病毒的动物通过唾液、尿、粪排出病毒污染环境，人或动物通过呼吸道、消化道摄入或直接接触感染动物受到传染。

汉坦病毒感染人体后，经 1～3 周潜伏期出现临床症状。HFRS 以肾组织的急性出血、坏死为主，主要临床表现是发热、出血及肾脏损害。典型病例的临床经过可分为发热期、低血压期、少尿期、多尿期和恢复期。HPS 以肺组织的急性出血、坏死为主，病理变化为肺水肿、胸膜渗出液增多等，主要临床表现为高热、肌痛、缺氧和急性进行性呼吸衰竭。汉坦病毒对血管内皮细胞和免疫细胞有较强的嗜性和侵袭力，其致病机制与病毒对血管的直接损伤及免疫损伤有关。

2. 免疫性　人感染 HFRS 病毒后，多数呈隐性感染状态（特别是汉城病毒感染），仅部分人发病。感染后抗体出现早，发热 1～2 天即可检测出 IgM 抗体，第 7～10 天达高峰；第 2～3 天可检测出 IgG 抗体，第 14～20 天达高峰，IgG 抗体在体内可持续存在若干年。对机体起免疫保护作用的主要是由 G1 和 G2 糖蛋白刺激产生的中和抗体和血凝抑制抗体。HFRS 病后可获持久免疫力，一般不发生再次感染，但隐性感染产生的免疫力多不能持久。

【检测与防治】

1. 病原学检测　病人急性期血液、尸检组织接种非洲绿猴肾（Vero－E6）细胞分离病毒，也可取检材接种小白鼠乳鼠等。实验时应采取严格的隔离及防护措施，以防止发生实验室感染。

血清学方法检测特异性 IgM 抗体或 IgG 抗体。IgM 抗体在发病后第 1～2 天即可检出，具有早期诊断价值；IgG 抗体检测双份血清（间隔至少 1 周），第二份血清抗体滴度升高 4 倍以上可确诊。也可检测病毒抗原或核酸。

2. 防治原则　预防应采取有效措施防鼠、灭鼠，加强实验动物的管理，流行地区有关人员还应做好个人防护。目前我国对易感者采用灭活病毒疫苗接种预防。HFRS 治疗应注意"三早一就"（早发现、早休息、早治疗、就地治疗）。目前尚无特效疗法，临床多采取以"液体疗法"为基础的综合治疗措施，其中干扰素、利巴韦林具有一定疗效。

二、埃博拉病毒

埃博拉病毒（Ebola virus）又译作伊波拉病毒，是一种能引起人类和灵长类动物产生埃博拉出血热的病原体，1976 年首次在非洲刚果民主共和国（旧称扎伊尔）境内的埃博拉河流域发生爆发流行而命名，之后在非洲地区又多次发生爆发流行。2014 年在几内亚、利比里亚等西非国家再现埃博拉病毒流行，成为全球关注公共卫生事件。

【生物学性状】

1. 形态与结构　埃博拉病毒属于丝状病毒科，具有多形性，呈管状、丝状或索状，病毒颗粒直径大约 80nm，长度约 800 nm 至数千纳米。核酸为单负链 RNA，分别由独立的 mRNA 编码核蛋白（NP）及 VP35、VP40、VP30、VP24、糖蛋白（GP）和 RNA 聚合酶等 7 种结构蛋白。病毒衣壳呈螺旋对称结构，外有包膜，表面有约 7nm 长的刺突。根据抗原不同埃博拉病毒分 4 个亚型，即埃博拉 – 扎伊尔型（Ebola – Zaire）、埃博拉 – 苏丹型（Ebola – Sudan）、埃博拉 – 莱斯顿型（Ebola – Reston）和埃博拉 – 科特迪瓦型（Ebola – Cotexd）。

2. 培养特性　绿猴肾细胞（Vero）、地鼠肾细胞（BHK）、人胚肺纤维母细胞等均可用来培养埃博拉病毒。豚鼠、仓鼠、乳鼠较为敏感，腹腔、静脉、皮内或鼻内途径接种均可引起感染。

3. 抵抗力　该病毒对理化因素抵抗力不强，60℃ 30 分钟可灭活病毒，乙醚、去氧胆酸、福尔马林、次氯酸钠等消毒剂可使病毒灭活，–70℃条件可长期保存。

【致病性与免疫性】

1. 致病性　埃博拉病毒感染者是主要的传染源。该病毒主要通过体液接触感染，如患者呕吐物、排泄物、汗液、唾液或血液等，也可通过使用被埃博拉病毒污染的医疗器具发生医源性感染。埃博拉出血热目前为止主要呈现地方性流行，局限在中非热带雨林和东南非洲热带大草原等区域。

埃博拉病毒的四种亚型具有不同的毒力，扎伊尔亚型毒力最强，引起人类感染且病死率最高；苏丹亚型次之；莱斯顿亚型仅在灵长类动物中引起发病和死亡；科特迪瓦亚型对人类有明显的致病性，但病人基本可以恢复。病毒可感染全身的组织细胞，但主要在肝细胞、上皮细胞和单核 – 巨噬细胞内增殖，导致严重的病毒血症以及血管内皮细胞损伤，肝细胞损伤，大量炎性细胞因子释放，伴组织细胞溶解，器官坏死。患者因严重的皮肤、内脏出血以及失血性休克等而死亡。其致病主要机制与病毒蛋白（GP）引起细胞连接破坏，血管损伤、中性粒细胞功能抑制以及组织细胞大量死亡和出凝血障碍有关。埃博拉出血热的潜伏期为 2 ~ 21 天，临床特点是经过 3 ~ 7 天的潜伏期后，突然发病。早期出现流感样非特异症状（如发热、肌肉疼痛等），发病后 5 ~ 7 天出现严重的出血（黏膜出血、呕血、黑便等），伴有剧烈腹泻、呕吐和皮肤淤斑，进而迅速衰竭，于发病后 7 ~ 16 天死亡，死亡率高达 50% ~ 80%。

2. 免疫性　埃博拉病毒感染后，机体免疫反应的差异可影响病毒的复制过程及患者的临床表现和预后。

【检测与防治】

1. 病原学检测　埃博拉病毒是高度危险的病原体，必须在专门的实验设施内（生物安全四级）进行病毒的分离与鉴定。在非洲疫区主要通过检测埃博拉病毒的特异性 IgM 和 IgG 抗体以及检查病毒抗原或核酸等进行诊断。

2. 防治原则　尚无有效的预防疫苗。对埃博拉病毒的预防主要是隔离患者，对患者的分泌物、排泄物和使用过的物品要彻底消毒，医务人员需严格执行防护措施。在受到埃博拉病毒攻击后 48 小时内，使用高效价的埃博拉病毒特异性抗体有较高的保护作用，可用于发生意外感染人员的紧急预防。目前对埃博拉病毒病尚无特效治疗方法，主要是支持和对症治疗，包括注意水、电解质平衡，控制出血，肾衰竭时进行透析治疗等。

第六章　疱疹病毒

疱疹病毒（herpes viruses）是一群中等大小的双股 DNA 包膜病毒，有 100 余种成员，根据增殖和感染靶细胞特点等生物学性状分为 α、β、γ 三个亚科。α 疱疹病毒亚科增殖速度快，可导致细胞病变；β 疱疹病毒亚科生长周期长，可感染细胞形成巨细胞；γ 疱疹病毒亚科，感染的靶细胞局限于淋巴样细胞，可引起淋巴增生。疱疹病毒感染的宿主范围广泛，可感染人类和其他脊椎动物，感染人类的称人类疱疹病毒（human herpes virus，HHV），见表 6-1。疱疹病毒引起的疾病多种多样，有增殖性感染与潜伏性感染，十分顽固，并有整合于宿主细胞 DNA 中的趋向，具致癌潜能，对人类健康有严重威胁。

表 6-1　感染人类的疱疹病毒

病毒名（所属亚科）	常用名	所致疾病
HHV-1（α 亚科）	单纯疱疹病毒 1 型	热性疱疹，唇、眼、脑感染
HHV-2（α 亚科）	单纯疱疹病毒 2 型	生殖器疱疹
HHV-3（α 亚科）	水痘-带状疱疹病毒	水痘、带状疱疹
HHV-4（γ 亚科）	EB 病毒	传染性单核细胞增多症，与 Burkitt 淋巴瘤、鼻咽癌有关
HHV-5（β 亚科）	人巨细胞病毒	单核细胞增多症，眼、肾、脑和先天感染
HHV-6（β 亚科）	玫瑰疹病毒	婴儿急疹
HHV-7（β 亚科）		婴儿急疹（?）
HHV-8（γ 亚科）		与 Kaposi 瘤有关

第一节　单纯疱疹病毒

单纯疱疹病毒（herpes simplex virus，HSV）是引起人类口唇疱疹和生殖器疱疹最常见的病原体。

【生物学性状】

1. 形态与结构　单纯疱疹病毒呈球形，完整病毒由核心、衣壳和包膜组成，在衣壳与包膜之间还有厚薄不匀无定型的含病毒编码及宿主细胞蛋白成分的皮层（tegument）。核心为双股 DNA，缠绕成纤丝卷轴。衣壳呈二十面体对称，由 162 个壳微粒组成，直径为 100nm 。含包膜的病毒颗粒直径为 150～200nm。包膜及被膜所含病毒蛋白多样，功能复杂，除参与复制（吸附 - 释放）周期外，与形成潜伏感染有关。HSV 有两个血清型，即 HSV - 1 和 HSV - 2，两型病毒核苷酸序列有 50% 同源性。

2. 培养特性 HSV 可在多种细胞中生长，常用的细胞系有 BHK 细胞、Vero 细胞、Hep - 2 细胞等，可迅速引起细胞病变，出现肿胀、变圆及嗜酸性核内包涵体。

【致病性与免疫性】

1. 致病性 病人和健康病毒携带者是传染源，HSV 经口腔、呼吸道、生殖道黏膜和破损皮肤等多种途径侵入机体，主要通过直接密切接触和性接触传播。人感染非常普遍，HSV 感染 80%～90% 为隐性感染，显性感染只占少数。主要侵犯皮肤、黏膜和神经组织，常见的临床症状是黏膜或皮肤局部集聚的疱疹，偶尔也可发生严重的全身性病症。

（1）**原发感染** HSV - 1 原发感染常发生于 1～15 岁，6 个月以内婴儿多从母体通过胎盘获得抗体，初次感染约 90% 无临床症状，多为隐性感染。显性感染常见的有龈口炎，系在口颊黏膜和齿龈处发生成群疱疹，破裂后，多盖一层坏死组织。此外可引起唇疱疹、湿疹样疱疹、疱疹性角膜炎、疱疹性脑炎等。生殖器疱疹多由 HSV - 2 引起，多见于成人，可有局部剧痛，伴有发热、全身不适及淋巴结炎等，隐性感染也多见。

（2）**潜伏感染和复发** HSV 原发感染产生免疫力后，将大部分病毒清除，但部分病毒可沿神经髓鞘到达三叉神经节（HSV - 1）和脊神经节（HSV - 2）细胞或周围星形神经胶质细胞内，以非复制潜伏状态持续存在，与机体处于相对平衡，不引起临床症状。当机体经历发热、受寒、日晒、月经、情绪紧张，使用垂体或肾上腺皮质激素，遭受某些细菌病毒感染等时，潜伏的病毒激活增殖，沿神经纤维索下行至感觉神经末梢，感染附近表皮细胞而继续增殖，引起复发性局部疱疹。其特点是每次复发病变往往发生于同一部位。最常见的是在唇鼻间皮肤与黏膜交界处出现成群的小疱疹。疱疹性角膜炎、疱疹性宫颈炎等亦可反复发作。

（3）**先天性感染** HSV 通过胎盘感染，影响胚胎细胞有丝分裂，易发生流产、造成胎儿畸形、智力低下等先天性疾病。HSV - 2 感染孕产妇，40%～60% 的新生儿可经产道感染，出现高热、呼吸困难和中枢神经系统病变，其中 60%～70% 受染新生儿可因此而死亡，幸存者中后遗症出现率可达 95%。

2. 免疫性 HSV 原发感染后 1 周左右血清中可出现中和抗体，3～4 周达高峰，细胞免疫也有重要作用，可持续多年。免疫效应在限制病程及预防再次感染中有一定作用。机体抗 HSV - 1 免疫不能阻止 HSV - 2 的新感染，但通常可使症状有所减轻。

【检测与防治】

1. 病原学检测 采取病人感染部位的标本，如脊髓液及口腔、宫颈、阴道分泌液，或角膜结膜刮取物等，接种易感细胞培养 2～3 天，出现细胞肿胀、变圆、相互融合等病变，可做初步诊断。用 IFA、ELISA 等方法直接检测细胞内或分泌液中抗原，可快速诊断 HSV 感染。因人群 HSV 感染率高，广泛存在潜伏感染，抗体检测主要用于脊髓液检查，对神经系统 HSV 感染有重要意义。此外用 DNA 分子杂交法和 PCR 法检测 HSV 的 DNA，已显示出较大优越性。

2. 防治原则 预防方法主要为避免与患者接触。对感染 HSV - 2 的孕妇，应考虑剖宫产或分娩后给新生儿注射丙种球蛋白做紧急预防。病毒聚合酶抑制剂对治疗疱疹病毒感染有效，如无环鸟苷（ACV）治疗生殖器疱疹感染；一些 HSV 单克隆抗体制剂及疱疹净（IDU）也用于治疗疱疹性角膜炎；也可选用干扰素、阿糖腺苷（Ara - A）试用于耐 ACV 毒株（TK - 株）感染的治疗。

第二节 水痘 - 带状疱疹病毒

水痘 - 带状疱疹病毒（varicella - zoster virus，VZV）可由同一种病毒引起两种不同的病症。儿童初次感染时引起水痘，潜伏在体内的病毒受到某些因素刺激后复发可引起起带状疱疹，多见于成年人和老年人。

【生物学性状】

本病毒基本性状与 HSV 相似。只有一个血清型，一般动物和鸡胚对 VZV 不敏感，在人或猴纤维母细胞中增殖，并缓慢产生细胞病变，形成多核巨细胞，受感染细胞核内，可见嗜酸性包涵体。

【致病性与免疫性】

1. 致病性 患者是主要传染源。病毒经呼吸道、口、咽、结膜、皮肤等处侵入人体，先在局部淋巴结增殖，进入血液散布到各个内脏继续大量增殖。经 2～3 周潜伏期后，全身皮肤广泛发生丘疹、水疱疹和脓疱疹，皮疹分布主要为向心性，以躯干部较多。皮疹内含大量病毒，感染的棘细胞（prickle cell）内生成嗜酸性核内包涵体和多核巨细胞。水痘消失后不遗留疤痕，病情一般较轻，但偶有并发间质性肺炎和感染后脑炎。细胞免疫缺陷、白血病、肾脏病或使用皮质激素、抗代谢药物的儿童，病情较严重。儿童时期患过水痘愈合后，病毒潜伏在脊髓后根神经节或脑感觉神经节中，当机体受到某些刺激，如发热、受冷、机械压迫，使用免疫抑制剂、X 线照射，白血病及肿瘤等细胞免疫功能损害或低下时，导致潜伏病毒激活，病毒沿感觉神经轴索下行到达该神经所支配的皮肤细胞内增殖，在皮肤上沿着感觉神经通路发生串联的水疱疹，形似带状，故称带状疱疹。多发生于腰腹和面部。1～4 周内局部痛觉非常敏感，有剧痛。

2. 免疫性 患水痘后机体产生特异性体液免疫和细胞免疫，终身不再感染。但对长期潜伏于神经节中病毒不能被清除，故不能阻止病毒激活而发生带状疱疹。

【检测与防治】

1. 病原学检测 水痘 - 带状疱疹的临床症状典型，一般不需作微生物学诊断。必要时可刮取疱疹基底部细胞涂片染色检查嗜酸性核内包涵体和多核巨细胞，亦可用免疫学方法或 DNA 分子杂交法和 PCR 法检查细胞内病毒抗原或 DNA。

2. 防治原则 水痘 - 带状疱疹病毒减毒活疫苗对预防水痘感染和传播有良好效果，经免疫的幼儿产生体液免疫和细胞免疫可维持几年。应用含特异抗体的人免疫球蛋白，也有预防效果。无环鸟苷、阿糖腺苷和高剂量干扰素可限制水痘和带状疱疹患者病情发展及缓解局部症状。

第三节　其他常见人疱疹病毒

其他人类常见疱疹病毒主要有巨细胞病毒，EB 病毒，人类疱疹病毒 6、7、8 型。

一、巨细胞病毒

【生物学性状】

巨细胞病毒（Cytomegalovirus CMV）亦称细胞包涵体病毒，由于感染的细胞肿大，并具有巨大的核内嗜酸性包涵体，故名。与疱疹病毒结构相似，包膜含有多种糖蛋白。

CMV 为属 β 亚科的疱疹病毒，对宿主或培养细胞有高度的种特异性，人巨细胞病毒（HCMV）只能感染人，在人纤维细胞中增殖。在细胞培养中病毒增殖缓慢，复制周期长，初次分离培养需 14～42 天才出现细胞病变。

【致病性与免疫性】

1. 致病性　CMV 通常经口腔、生殖道、胎盘、输血或器官移植等多途径传播，在人群中感染非常广泛，我国成人感染率达 95% 以上，多呈隐性感染。但在一定条件下侵袭多个器官和系统可产生严重疾病。病毒可侵入肺、肝、肾、唾液腺、乳腺及其他腺体，以及多核白细胞和淋巴细胞，可长期或间隙地自唾液、乳汁、血液、尿液、精液、子宫分泌物多处排出病毒。

妊娠母体 CMV 感染可通过胎盘侵袭胎儿引起先天性感染，少数造成早产、流产、死产或生后死亡；新生儿可发生黄疸，肝脾肿大，血小板减少性紫癜及溶血性贫血，存活儿童常遗留智力低下、耳聋和脉络视网膜炎等。正常人群感染通常为亚临床型，但可由于一些因素，如妊娠、应用免疫抑制剂、器官移植、肿瘤等可使潜伏在单核细胞、淋巴细胞中病毒激活，引发单核细胞增多症、肝炎、间质性肺炎、视网膜炎、脑炎等。一些调查研究资料显示，CMV 可能与某些肿瘤，如宫颈癌、结肠癌、前列腺癌、Kaposis 肉瘤等发生有一定关系。

2. 免疫性　机体的细胞免疫功能对 CMV 感染的发生和发展起重要作用，细胞免疫缺陷者，可导致严重和长期 CMV 感染。机体原发感染 CMV 后能产生特异性免疫有限制 CMV 复制能力，对相同毒株再感染有一定抵抗力，但不能抵抗内源性潜伏病毒的活化，以及 CMV 其他不同毒株的外源性感染。

【检测与防治】

1. 病原学检测　检查感染部位巨大细胞及核内和浆内嗜酸性包涵体，可作初步诊断。近年应用免疫印迹法和分子杂交技术直接从尿液，各种分泌物中检测 CMV 抗原和 DNA 是既迅速又敏感、准确的方法。

2. 防治原则　CMV 病毒活疫苗正在研制试验中。丙氧鸟苷（ganciclovir DHPG）有防止 CMV 扩散作用。若与高滴度抗 CMV 免疫球蛋白合用，可降低骨髓移植的 CMV 肺炎并发症死亡率。

二、EB 病毒

【生物学性状】

EB 病毒（Epstein – Barr virus，EBV）是 Epstein 和 Barr 于 1964 年首次成功地将

Burkitt 非洲儿童淋巴瘤细胞通过体外悬浮培养而建株，并在建株细胞涂片中用电镜观察到疱疹病毒颗粒，故名。

EB 病毒属 γ 疱疹病毒亚科，基本性状与 HSV 相似。其表面有病毒基因编码的膜糖蛋白，具识别淋巴细胞上的 EBV 受体及与细胞融合等功能，主要感染 B 细胞和有 EBV 受体的某些黏膜上皮细胞。

【致病性与免疫性】

1. 致病性　EB 病毒主要通过唾液传播，先在口咽部上皮细胞内增殖，然后感染 B 淋巴细胞。EBV 感染 B 细胞可引起 B 细胞大量增殖，复制形成子代病毒并破坏被感染 B 细胞。但多数情况是潜伏性感染，并可使受染 B 细胞发生永生性改变，体外可长期传代。EBV 在人群中广泛感染。主要引起：①传染性单核细胞增多症，多见于青春期初次感染 EBV 后发病。临床表现为发热、咽炎、颈淋巴结肿大、脾肿大、肝功能紊乱和非典型淋巴细胞明显增多。②非洲儿童恶性淋巴瘤（Burkitt lymphoma），多见于 6 岁左右儿童，在中非、新几内亚和南美洲等温热带地区流行。好发部位为颜面、腭部。③诱发鼻咽癌，EBV 感染与鼻咽癌发生相关，我国南方、台湾及东南亚等地区是鼻咽癌高发区，多发生于 40 岁以上中老年人。④霍奇金病，是一种恶性淋巴瘤，EBV 与 50% 的霍奇金病有关。

2. 免疫性　人体感染 EBV 后诱生抗体与细胞免疫，能抑制病毒增殖、阻止外源性再感染，但不能清除病毒的潜伏感染。EB 病毒感染通常维持终生。

【检测与防治】

1. 病原学检测　EBV 分离培养困难，一般用血清学方法辅助诊断或用核酸杂交和 PCR 等方法检测细胞内 EBV 基因组及其表达产物。用免疫酶联技术或免疫荧光技术检出血清中 EBVIgG 抗体，可诊断 EBV 近期感染。鼻咽癌患者血清 VCA – IgG 抗体检测对鼻咽癌诊断及预后判断有参考价值。

2. 防治原则　目前已有疫苗应用，重点使用在鼻咽癌高发区，其降低传染性单核细胞增多症发病率的效果尚在观察。无环鸟苷（AC）和丙氧鸟苷（DHPG）可抑 EBV 复制，均有一定疗效。

三、人类疱疹病毒 6 型、7 型、8 型

1. 人类疱疹病毒 6 型（Human Herpes virus type 6，HHV – 6）　是 1986 年从淋巴增殖异常患者及艾滋病病人外周血单个核细胞首先分离到的一种具有疱疹病毒形态和嗜淋巴细胞的新病毒，它与疱疹病毒科其他 5 个型病毒的抗原性和酶切图谱不同，故名 HHV – 6。人类感染 HHV – 6 十分普遍，但多为隐性感染。免疫荧光检测可在 60% ~ 80% 儿童及成人血清中查到 HHV – 6 抗体。HHV – 6 是婴儿急疹（玫瑰疹）的病原体，并证实与淋巴增殖性疾病、自身免疫病和免疫缺陷病人感染等有关。随着器官移植的发展和艾滋病病人的增多，HHV – 6 感染变得日益重要。常用治疗药物是膦乙酸和膦甲酸，两者均可抑制病毒聚合酶的活性，阻断 DNA 复制。

2. 人类疱疹病毒 7 型（Human Herpes Virus Typs 7，HHV – 7）　是继 HHV – 6 之后于 1990 年从正常人外周血单核细胞分离的新型人类疱疹病毒，在体外对 CD4$^+$T 细胞具有亲和性，可以在 PHA 刺激的人脐带血淋巴细胞中增殖。HHV – 7 广泛存在，

75% 健康人唾液中可检出。从婴儿急疹，慢性疲劳综合征和肾移植患者的外周血单核细胞中都能分离出 HHV－7。其细胞病变特点、分离培养条件与 HHV－6 相似，可通过对单克隆抗体反应性、特异性 PCR、DNA 分析等试验来区别。已明确 CD4 分子是 HHV－7 的受体，抗 CD4 单克隆抗体可抑 HHV－7 在 CD4$^+$T 细胞中增殖。

3. 人类疱疹病毒 8 型（Human Herpes Virus Typs 8，HHV－8）　是 1994 年发现的一新型人类疱疹病毒。本病毒主要存在于卡波济（Kaposi）肉瘤组织及艾滋病患者淋巴瘤组织中。在艾滋病卡波济肉瘤患者血清、血浆、外周白细胞中也可检测到 HHV－8 型 DNA。核苷酸序列分析表明，HHV－8 型病毒一些基因与 EB 病毒和松鼠猴疱疹病毒基因具有部分同源性。

第七章　逆转录病毒

逆转录病毒是一类含有逆转录酶的病毒，共有 5 个科。与人类疾病关系密切的有嗜肝病毒科（乙肝病毒）和逆转录病毒科。逆转录病毒科是一大组含逆转录酶的 RNA 病毒，按生物学特性及致病作用可分为 2 个亚科，正逆转录病毒亚科和泡沫逆转录病毒亚科。正逆转录病毒亚科包括 5 个（α、β、γ、δ、ε）逆转录病毒属和慢病毒属；泡沫逆转录病毒亚科只有一个泡沫病毒属。其中对人致病的病毒主要有，慢病毒属（Lentivirus）中的人类免疫缺陷病毒（human immunodeficiency virus，HIV）和 δ 逆转录病毒属（Deltaretrovirus）中的人类嗜 T 细胞病毒（human T lymphotropic viruses，HTLV）。

第一节　人类免疫缺陷病毒

HIV 是获得性免疫缺陷综合征（acquired immunodeficiency syndrome，AIDS）的病原体。AIDS 即艾滋病，于 1981 年在美国被首次报道；1983 年法国巴斯德研究所分离鉴定出 HIV，并确定为 AIDS 的病原体。HIV 按基因组差异可分 HIV - 1 和 HIV - 2 两型（两者间仅有 40% ~60% 同源性），前者已经在全球范围内流行，后者的流行区域主要局限于西非地区。全球已有数千万人感染 HIV，AIDS 已经是目前最严重的世界性公共卫生问题之一。中国自 1985 年发现首例 AIDS 患者以来，HIV - 1 感染人数不断攀升，成为影响社会和经济发展的严重问题。

【生物学性状】

1. 形态与结构　HIV 病毒颗粒呈球形，直径约 80 ~120nm，由核心、衣壳和包膜三部分构成，图 7 - 1。

（1）**病毒的核心**　HIV - 1 病毒体含两条完全相同的单正链 RNA，它们在 5′端通过氢键相互连接形成二聚体，全长约 9.2kb，内含 3 个结构基因（gag、pol、env）和 6 个非结构基因（调节基因 2 个：tat、rev；附属基因 4 个：nef、vif、vpr、vpu）。基因组两端均有长末端重复序列（long terminal repeat，LTR），包含启动子、增强子及其他与转录调控因子结合的序列。

三个结构基因中，gag 基因编码结构蛋白，其表达的多聚前体 p55 在病毒蛋白酶的作用下形成内膜蛋白 p17、衣壳蛋白 p24 和核衣壳蛋白 p7 等；pol 基因编码酶类，包括逆转录酶、整合酶、蛋白酶、RNA 酶 H 等；env 基因编码糖蛋白前体 gp160，gp160 随

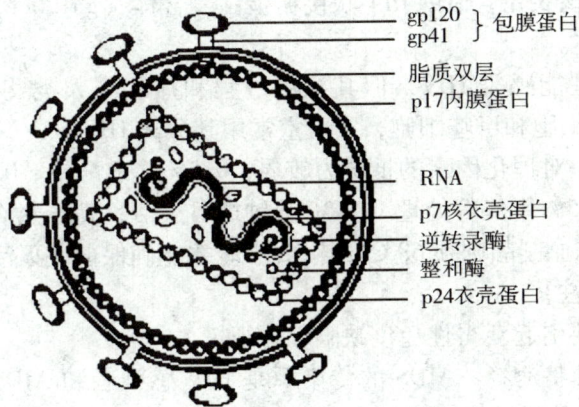

图 7 - 1　HIV 病毒颗粒结构图

后被裂解为 gpl20 和 gp41 两种包膜糖蛋白。

调节基因 tat 编码 Tat 蛋白为反式激活转录因子，能激活 HIV 基因转录合成 mRNA；rev 基因编码的 Rev 蛋白为病毒蛋白表达调节因子，能调节和促进病毒 mRNA 从细胞核进入胞质。附属基因编码的 Nef、Vif、Vpr、Vpu 蛋白除对 HIV 复制增殖有些辅助作用外，有的还可影响宿主细胞表面分子（如 CD4、MHC - Ⅰ）的表达。

HIV 变异性极大，尤其是 env 基因。以其序列的差异为基础可将 HIV - 1 分为 M（main）、O（outlier）和 N（new）三个组，其中 M 组包括 A～K 共 11 个亚型、O 组和 N 组只有一个亚型；HIV - 2 则至少包括 A～G 等 7 个亚型。HIV 所有亚型在非洲均有流行，在世界其他区域包括我国则均以 HIV - 1M 组某些亚型感染为主。

（2）衣壳和包膜　HIV 的衣壳蛋白主要是 p24，保护病毒核酸；病毒体外层为双层脂蛋白包膜，包膜与圆柱形衣壳之间有一层内膜蛋白（P17）。包膜镶嵌着 gp120 和 gp41 两种病毒特异的糖蛋白，3 个 gp120 与 3 个 gp41 以非共价键相连成为糖蛋白复合体。gp120 三聚体构成包膜表面的刺突，是 HIV 的吸附蛋白，与宿主细胞的 CD4 分子有高亲和性；gp41 为跨膜蛋白，可促进病毒包膜与宿主细胞膜的融合。

2. 病毒的增殖与培养　HIV 的主要受体为 CD4 分子，HIV 的靶细胞主要为 CD4$^+$ 细胞，包括 T 细胞、单核/巨噬细胞、神经胶质细胞等。除 CD4 分子外，HIV 进入靶细胞还需要辅助分子的帮助，包括趋化因子受体 CCR5 和 CXCR4，CCR5 缺失或基因突变的个体可不被 HIV - 1 感染或表现为疾病进展延缓。

HIV 首先通过包膜糖蛋白 gp120 与靶细胞上的 CD4 分子结合，再与 CCR5 或 CXCR4 结合，在此过程中 gp120 发生变构，暴露出 gp41 融合肽，后者介导病毒包膜与细胞膜发生融合，病毒核衣壳得以进入细胞质并脱去衣壳，释放出基因组 RNA，在逆转录酶的作用下，以病毒 RNA 为模板合成负链 DNA，形成 RNA:DNA 中间体，随后中间体 RNA 被 RNA 酶 H 水解，再以新合成的负链 DNA 为模板合成互补正链 DNA，形成双链 DNA，进入细胞核。在整合酶的作用下，病毒双链 DNA 整合到细胞染色体中，称为前病毒（provirus）；随细胞活化，病毒 DNA 在细胞 RNA 聚合酶的作用下转录成病毒 RNA，其中一部分 RNA 经剪接成为 mRNA，进而转译病毒的结构蛋白与非结构蛋白，另外一部分 RNA 经加帽加尾形成病毒子代 RNA。gag 和 pol 基因有关结构蛋白与两条病毒 RNA 共组装配成核衣壳，借助 p17 联接糖蛋白复合体（gp120 + gp41）和细胞膜，出芽形成完整的病毒体。

恒河猴和黑猩猩能感染 HIV，但其感染过程和症状与人类艾滋病不同。在体外，HIV 仅感染 CD4$^+$T 细胞和巨噬细胞，实验室常用其分离 HIV。

3. 抵抗力 HIV 对理化因素的抵抗力较弱，0.5% 次氯酸钠、0.5% 过氧乙酸、70% 乙醇、2% 戊二醛、5% 甲醛等处理 10～30 分钟即可灭活，高压蒸汽灭菌或煮沸 20 分钟亦可灭活病毒。冷冻血制品则须 68℃ 加热 72 小时才能确保彻底灭活病毒。

【致病性与免疫性】

1. 致病性 主要引起获得性免疫缺陷综合征。

（1）**传染源与传播途径** AIDS 的传染源是 HIV 感染者和 AIDS 患者。主要传播途径有三种：①性接触传播：主要通过异性或同性间的性行为进行传播，是 HIV 的主要传播方式。处于性活跃期的男性同性恋者、异性恋者、多性伴侣者属高危人群。②血液传播：通过使用被污染的注射器、针头、手术器械，或输入含 HIV 的血液或血制品、器官或骨髓移植等，均可引起 HIV 感染。静脉毒品成瘾者属高危人群。③垂直传播：包括经生殖细胞、胎盘、产道或哺乳等方式引起的传播。孕期中如不采取干预措施，HIV 母婴传播的几率为 15%～40%。

（2）**致病机制** HIV 感染早期的主要靶细胞是单核-巨噬细胞，以后逐渐转向以感染 CD4$^+$T 细胞为主，这两类细胞上分别具有辅助受体 CCR5 和 CXCR4，有助于介导 HIV 进入胞内复制和增殖。CD4$^+$T 细胞的损伤与耗竭是 HIV 引起继发感染与肿瘤发生的主要原因，其损伤机制主要有：①特异性杀伤 CD4$^+$T 细胞：自身免疫机制在 CD4$^+$T 细胞持续减少的过程发挥着重要作用。HIV 糖蛋白抗原能特异性地激活特异性细胞毒性 T 细胞（cytotoxic T lymphocyte，CTL）或诱导产生抗体。CTL 能识别和杀伤带有相应抗原的靶细胞，而靶细胞上的抗原与相应抗体结合后，通过 ADCC 作用介导 NK 细胞等发挥杀伤效应。②非特异性损伤 CD4$^+$T 细胞：HIV 感染后诱导被感染与未被感染的 CD4$^+$T 细胞发生膜融合，形成多核巨细胞，导致细胞死亡；其次，包膜蛋白与细胞膜融合会破坏细胞膜的完整性，而病毒以出芽方式释放，又增加了细胞膜的通透性，导致细胞的损伤；另外，HIV 复制过程中大量非整合的病毒 DNA 积聚，干扰了细胞的正常生物合成。③抑制 CD4$^+$T 细胞的产生：HIV 可感染胸腺细胞、骨髓中的造血干细胞和基质细胞，引起 CD4$^+$T 细胞的分化与成熟受阻。

一部分病毒可长期潜伏在单核-巨噬细胞和记忆性 T 细胞等长寿命细胞中，构成 HIV 的主要储存库，这是 AIDS 无法完全治愈的主要原因。

（3）**临床表现** HIV 感染是一种慢性过程。典型的 HIV 感染可分 4 期：①急性感染期：从 HIV 初次感染人体到产生抗体的时期。此期病毒在机体内大量复制，引起病毒血症。感染者可出现类似流感的非特异性症状，如发热、头疼、恶心、乏力、皮疹、腹泻、淋巴结肿大等急性期症状，一般持续 2～3 周自行消退。②无症状潜伏期：急性感染期后，机体出现抗病毒免疫应答，HIV 复制与免疫应答进入相对平衡时期。此期持续时间 5～10 年或更长，患者一般无临床症状，或仅出现无痛性淋巴结肿大。血中病毒 RNA 拷贝数降至较低水平，但 HIV 在体内持续复制。CD4$^+$T 细胞以平均每年 50～90 个/μL 的速度持续下降，导致机体免疫系统的进行性损伤。③AIDS 相关综合征（AIDS-related complex，ARC)：HIV 在体内大量复制和 CD4$^+$T 细胞数量持续减少的结果是免疫功能的整体下降。此期 CD4$^+$T 细胞数＜500 个/μL 或更低，感染者开始出现低热、盗汗、全身倦怠、体重减轻、慢性腹泻、全身持续性淋巴结肿大等，症状逐渐加重，最终进入 AIDS 期。④典型 AIDS 期：此时机体出现严重的免疫缺陷，CD4$^+$细胞数＜200 个/μL，临床表现为感染者出现各种严重的机会感染、恶性肿瘤和神经系统损害。

严重的机会感染是 AIDS 患者发病和死亡的首要原因，常见机会感染的病原体有：鸟型分枝杆菌、白假丝酵母菌、肺孢子菌、新型隐球菌、弓形体、隐孢子虫、巨细胞病毒、人类疱疹病毒 –8 型、EB 病毒等。恶性肿瘤的发生同样与 AIDS 患者的死亡密切相关，常见的恶性肿瘤包括卡波西肉瘤、恶性淋巴瘤、宫颈癌、肛门生殖道癌等。另外，40% ~90% 的患者会出现不同程度的中枢神经系统疾病，25% ~65% 的晚期患者可出现 AIDS 痴呆综合征。

2. 免疫性 HIV 感染后，机体可产生特异性免疫，出现抗 gp120、抗 gp41、抗 p24 抗体，有一定中和作用。CTL 在抗 HIV 感染中发挥主要作用，能杀伤 HIV 感染的靶细胞，阻止病毒扩散。机体免疫应答可限制病毒致病进程，但不能彻底清除病毒，尤其不能清除与宿主细胞染色体整合的前病毒。因此，HIV 一旦感染，将终身携带。

【检测与防治】

1. 病原学检测 临床上主要从三方面检测 HIV 感染，包括抗体的检测，病毒蛋白或核酸的检测，病毒的分离鉴定。

(1) 抗体的检测 HIV 感染后患者血清中首先能检测出抗原成分，但在抗体产生之后，抗原成分将长时间检测不到，这种现象称为血清学转换。机体感染 HIV 后一般在4 ~12 周内可检测出抗体，6 个月后所有感染者均呈抗体阳性。检测方法主要有免疫酶联吸附实验（ELISA）和免疫荧光实验（IFA），具有敏感性高的特点。但因 HIV 与其他逆转录病毒存在交叉抗原，结果可能有假阳性，阳性者必须进行确认试验。确认试验常用免疫印迹法（Western blot），检测的抗体有抗 – gp120/gp160、抗 – gp41、抗 – p24 等。

(2) 病毒蛋白或核酸的检测 用于 HIV 感染诊断的病毒蛋白有 p24、p17、gp160、gp120、gp41、RNA 酶 H、整合酶、逆转录酶等。常用 ELISA 检测 p24，作为 HIV 感染的早期辅助诊断。p24 常出现于病毒的急性感染期，一旦抗体产生，p24 通常无法检测出，随着病程的进展，p24 又将于感染后期出现，作为预后不良的重要标志。检测核酸的方法有核酸杂交法、PCR、RT – PCR 等。

(3) 病毒的分离鉴定 HIV 只能在激活的 CD4$^+$细胞中才能培养，因此实验室常分离健康人外周血单个核细胞（peripheral blood mononuclear cell，PBMC），用 PHA 刺激并培养3 ~4 天后，接种患者的单个核细胞、骨髓细胞、血浆或脑脊液等标本，共培养2 ~4 周，待细胞发生病变则表明有病毒增殖。另外还可通过检测 p24、逆转录酶活性、病毒载量等观察感染情况。

2. 防治原则 由于缺乏安全有效的药物和疫苗，完全控制 HIV 感染仍然任重道远。预防和控制艾滋病播散的重要对策包括：①加强预防艾滋病的健康教育；②提倡安全性行为，推广使用安全套，杜绝性滥交以及吸毒行为；③建立无偿献血制度，严格筛查献血员和管理血制品；④健全 HIV 感染的监测网络，加强监测网点建设，及时掌握各国家、地区疫情的发展趋势；⑤ 关爱 HIV 感染者，完善医疗体系，全面落实艾滋病的治疗措施。

治疗 HIV 感染的药物主要是针对病毒复制过程的各个环节进行设计，例如：逆转录酶、蛋白酶、整合酶、融合酶抑制剂等。为提高药物疗效，防治耐药性的产生，临床上常联合应用多种药物进行抗 HIV 感染的治疗，称为高效抗逆转录病毒治疗（highly active anti - retroviral therapy，HAART），俗称"鸡尾酒疗法"。HAART 方案一般联合应用 2 种核苷类抑制剂和 1 种蛋白酶抑制剂，能有效抑制病毒增殖，使血中病毒含量快速降至检测水平以下，对控制病情和延长患者寿命具有重要的意义。

第二节　人类嗜 T 细胞病毒

人类嗜 T 细胞病毒（human T - cell lymphotropic viruses，HTLV）为引起人类 T 淋巴细胞白血病的 RNA 病毒。与人类白血病相关的 HTLV 有两型：HTLV - 1 和 HTLV - 2。HTLV - 1 引起成人 T 淋巴细胞白血病（adult T - cell leukemia，ATL），HTLV - 2 引起毛细胞白血病（hairy - cell leukemia）。

HTLV 病毒体呈球形，直径约 100nm。核心内含 RNA 基因组、逆转录酶等，衣壳呈二十面体立体对称，外层病毒包膜的糖蛋白 gp46 能与靶细胞表面的 CD4 结合，gp21 为跨膜蛋白。病毒基因组由两条相同的单正链 RNA 构成，全长约 9032bp，有 gag、pol、env 3 个结构基因和 tax、rex 2 个调节基因，其两端均有 LTR，与 HIV 一样，复制时形成前病毒。

HTLV 感染以 HTLV - 1 为主。HTLV - 1 的传染源为感染者和患者，通过性接触、输血、共用注射器等方式传播，亦可经母婴传播途径传染给婴儿。HTLV - 1 感染后可长期潜伏于机体内，感染者多无临床症状，其中约有 5% 的人发展成 ATL。该病毒除引起 ATL 外，还能引起热带下肢痉挛性瘫痪和 B 细胞淋巴瘤。

HTLV - 1 主要感染 $CD4^+T$ 细胞，引起 ATL 的机制主要通过产生调节蛋白 Tax 发挥作用，Tax 蛋白能反式激活 IL - 2 与 IL - 2 受体基因，使 $CD4^+T$ 细胞发生异常增殖与转化。此外，前病毒的整合也能引起宿主细胞基因突变，最终转化为白血病细胞。

特异性 HTLV 抗体的检测是实验室诊断 HTLV 感染的重要依据，常用方法有 ELISA、间接免疫荧光法、Western blot 等。Western blot 常用作确认实验，核酸检测常用 PCR 法，用于检测前病毒 DNA 以及 HTLV 的分型。

目前尚无疫苗和特异性的治疗药物，临床上常用 IFN - α 和逆转录酶抑制剂进行治疗。

第八章 其他病毒

可感染人类的重要病毒除前面涉及的还有以下病毒科的某些种类（表8-1）。本章仅简介狂犬病病毒和人乳头瘤病毒。

表8-1 人类感染的其他病毒

分类	致病种类举例	所致主要病症
细小病毒科	人类细小病毒B19	传染性红斑（儿童），多发性关节炎（成人）
乳头瘤病毒科	人乳头瘤病毒	疣（皮肤、黏膜）
痘病毒科	天花病毒	天花（已被消灭）
	传染性脓疱病毒	皮损
弹状病毒科	狂犬病病毒	狂犬病（脑炎）

第一节 狂犬病病毒

狂犬病病毒（rabies virus）属于弹状病毒科（Rhabdoviridae）狂犬病病毒属（Lyssavirus），是狂犬病的病原体。狂犬病是一种人、兽共患急性传染病，在我国古代医书中就有记载，至今仍在世界大部分地区流行，我国属狂犬病流行较为严重的国家，主要在农村。狂犬病病毒是一种嗜神经性病毒，可在野生动物（狐、狼、蝙蝠等）及家养动物（犬、猫等）之间传播，人主要通过病兽或带毒动物咬伤、抓伤等而感染，一旦发病，病死率极高。

【生物学性状】

1. 形态与结构 狂犬病病毒外形呈子弹状，一端钝圆，另一端扁平，其大小约75nm×180nm。核衣壳呈螺旋对称结构，由核蛋白（N）、磷蛋白（P，又称Ns蛋白）和转录酶大蛋白（L）组成的蛋白质衣壳包裹单负链RNA而成。包膜由脂蛋白双层膜构成，膜的表面有排列整齐的糖蛋白（G）刺突，包膜内侧是基质蛋白（M）层。

狂犬病病毒基因组约含12000个核苷酸，编码5种蛋白：N、P、L、M和G。N蛋白是狂犬病病毒重要的抗原成分，能刺激机体产生细胞免疫，但不能刺激机体产生病毒中和抗体。P蛋白为一种磷酸化蛋白，参与病毒的转录和复制。L蛋白分子量最大，具有病毒转录酶的全部活性。M蛋白在病毒核衣壳和包膜之间起连接作用，与病毒成熟过程和出芽有关。G蛋白构成病毒包膜糖蛋白刺突,既是病毒的主要表面抗原,能刺激机体产生中和抗体和细胞免疫,又是病毒与宿主细胞表面受体结合的重要物质,与病毒的致病性和免疫性关系密切。

2. 培养特性   狂犬病病毒能在多种细胞(原代细胞、传代细胞和二倍体细胞等)中增殖,常用的原代细胞有地鼠肾、人胚肾及人胚肺等细胞。地鼠肾细胞是我国目前广泛用于制备疫苗的细胞。狂犬病病毒在易感动物或人的中枢神经细胞中增殖时,可在胞质内形成一个或多个直径为20~30nm的圆形或椭圆形嗜酸性包涵体,称内基小体(negribody),有诊断价值。

3. 抵抗力   狂犬病病毒对理化因素的抵抗力较低,强酸、强碱、甲醛、升汞、脂溶剂等都能将病毒灭活,紫外线、日光等可迅速降低病毒活力。加热60℃30分钟或100℃2分钟可被灭活。脑组织中的病毒在室温下7~10天仍保持活力,或4℃条件下可保持传染性1~2周。经冷冻干燥后至少可保持病毒活力数年。

【致病性与免疫性】

1. 致病性   狂犬病病毒能引起多种家畜和野生动物,如犬、猫、猪、牛、羊、狼、狐狸、鼬鼠、松鼠、蝙蝠等的自然感染。野生动物为狂犬病病毒的自然界储存宿主,家畜的狂犬病主要是通过患病动物咬伤健康动物而传播的。动物发病前5天,在唾液中可含有病毒,人对狂犬病病毒普遍易感,主要通过被患病动物咬伤、抓伤或密切接触所致,亦可因破损皮肤黏膜接触含病毒材料而致感染。

狂犬病病毒是一种嗜神经性病毒,故对神经组织以外的其他组织和细胞不敏感。感染初期病毒在靶细胞(肌细胞)中增殖4~6天后侵入局部的周围神经组织,在神经内沿神经轴索上行至中枢神经系统,病毒在中枢神经细胞内大量繁殖,引起中枢神经细胞肿胀、变性,引起痉挛、麻痹和昏迷等。然后通过传出神经向外扩散到周围神经及其支配的组织中,从而广泛引起非神经组织的感染。病毒通过中枢神经系统向外扩散常累及唾液腺、泪腺、角膜、视网膜、鼻黏膜、舌味蕾、毛囊、皮脂腺、骨骼肌、心肌、肝、肺和肾上腺等组织器官。当迷走神经核、舌咽神经核和舌下神经核受损时,可导致患者发生呼吸肌、吞咽肌痉挛,临床上会出现恐水、吞咽困难和呼吸困难等症状;当交感神经受刺激时,可出现唾液和汗腺分泌增多;当迷走神经节、交感神经节和心脏神经节受损时,可发生心血管系统功能紊乱或猝死。

病毒感染后的潜伏期一般为3~8周,也有短至1周或长达数年后才出现症状者,其长短与被咬伤部位到头部的距离、入侵病毒的数量及毒力、宿主的免疫力、伤口深浅、伤者年龄等因素有关。患者发病时神经兴奋性增高,并伴有恐水、呼吸困难、吞咽困难等症状,甚至在听到水声或其他轻微刺激均可引起痉挛发作,故又称恐水病。随后患者转入麻痹期,出现全身弛缓性瘫痪,并因呼吸、循环衰竭而死亡,病死率几乎达100%。

2. 免疫性   狂犬病病毒包膜上的G蛋白及核衣壳上的N蛋白均含有保护性抗原,机体感染病毒后能产生中和抗体和细胞免疫。中和抗体可与细胞外游离病毒结合,从而阻止病毒吸附和侵入神经细胞。CD8$^+$细胞毒性T细胞可以特异性地作用于表达病毒糖蛋白的靶细胞,引起靶细胞溶解。此外多种细胞因子(如IFN和IL-2等)参与的细胞免疫在机体抗狂犬病毒保护性免疫方面亦起着重要作用。

【检测与防治】

1. 病原学检测　正在发病的病人根据病史和症状做出临床诊断，但确诊仍需做病原学检测。对于发病早期或病史不明确、症状不典型的可疑患者，必须及时进行病原学检测，以辅助确诊。

（1）用免疫荧光、免疫酶联等方法检测可疑患者的唾液、分泌物、尿沉渣、角膜印片等标本中的病毒抗原以及血清中的相应抗体，用 RT – PCR 检测病毒 RNA，可用于狂犬病的诊断及流行病学调查。

（2）取死者脑组织或咬人动物脑组织做病理切片或压片，用姬姆萨染色及直接荧光法检查内基小体。或取可疑患者的唾液、脑脊液或死后 10% 脑组织混悬液等材料接种于 1～2 天龄乳鼠脑内，阳性鼠于 6～8 天内出现竖毛、弓背、后肢麻痹、痉挛、震颤等症状，10～15 天内因衰竭而死亡，鼠脑内可发现内基小体。

2. 防治原则　狂犬病是我国目前死亡率最高的传染病，至今尚无有效的治疗方法，所以预防狂犬病的发生尤为重要。捕杀野犬，加强家犬管理，对犬等动物进行预防接种，是预防狂犬病的主要措施。咬过人的犬等动物应设法捕获，并隔离观察 10 天，未发病可解除隔离；若发病则处死动物，取其脑组织检查病毒抗原和内基小体。人被动物咬伤后，应采取下列预防措施：

（1）清创　人不论被何种动物咬伤后均应立即用 20% 肥皂水、0.1% 苯扎溴铵或清水反复冲洗伤口，再用 70% 乙醇或碘酊涂擦，伤口不宜缝合和包扎。

（2）注射狂犬病抗血清　如被可疑动物咬伤较重或咬伤部位离头部较近者应及时在伤口周围与底部注射高效价抗狂犬病病毒血清（需要预先进行血清试敏实验），必要时需联合使用干扰素以增强保护效果，如能与狂犬病疫苗联合应用效果更佳。

（3）注射狂犬病疫苗　人被动物咬伤后应尽快注射狂犬病疫苗，可以预防发病。我国目前常用地鼠肾原代细胞或人二倍体细胞培养制备的狂犬病病毒灭活疫苗，分别于第 0、3、7、14 和 28 天进行肌肉注射。一些有接触病毒危险的人员，如疫区兽医、动物饲养员、屠宰员、检疫员和野外工作者等，亦应用疫苗预防感染。

第二节　人乳头瘤病毒

乳头瘤病毒（papilloma virus）原属于乳多空病毒科（Papovaviridae），1999 年国际病毒分类委员会（ICTV）将该科取消，分置乳头瘤病毒和多瘤病毒两科。乳头瘤病毒属于前者，它们感染动物皮肤和黏膜上皮细胞，可诱发乳头瘤或疣。乳头瘤病毒有严格的宿主选择性，对人类致病的为人乳头瘤病毒（human papilloma virus，HPV）。HPV 可通过直接接触感染者的病损部位或间接接触被病毒污染的物品传播，主要引起人类皮肤黏膜的增生性病变，其中高危性 HPV（如 16 型、18 型等）与宫颈癌、前列腺癌、肛门癌、口腔癌等恶性肿瘤的发生密切相关，低危性 HPV（如 6 型、11 型等）引起生殖器尖锐湿疣、口腔及喉的乳头状瘤等良性病变。

【生物学性状】

1. 形态与结构　HPV 呈球形，直径 52～55nm，病毒衣壳由 72 个壳粒组成，呈二十面体立体对称，无包膜。病毒核酸是超螺旋双股环状 DNA，含 7.0～8.0kp，含有 3

个基因区：①早期区（early region，ER）：一般含有 7 个不同的开放读码框（E1 - E7 ORFs），编码与病毒复制、转录调控、翻译和细胞转化有关的蛋白。②晚期区（late region，LR）：有两个主要的开放读码框（ORF），编码病毒的主要衣壳蛋白 L1 和次要衣壳蛋白 L2。③非编码区也称长控制区（long control region，LCR）：含有 HPV DNA 的复制起点和基因表达所必需的调控元件。

根据病毒核苷酸序列的不同，现已发现 HPV 有 100 多个型别，型间 DNA 的同源性 <50%，大多数的 HPV 型别已完成基因组的测序。

2. 病毒的增殖与培养 目前 HPV 尚不能体外培养，与 HPV 独特的增殖方式有关。HPV 对皮肤和黏膜上皮细胞具有高亲嗜性，其复制依赖于上皮细胞因子等，故 HPV 仅在上皮细胞内增殖。上皮细胞分化过程分为基底细胞层→棘细胞层→颗粒细胞层→角质层。HPV DNA 隐藏于基底细胞层，早期基因在棘细胞层开始表达，晚期基因表达（衣壳蛋白）被限定在上皮细胞的最上层颗粒细胞层进行。因此，病毒复制主要发生在皮肤棘细胞层和颗粒细胞层，并诱导上皮增殖，表皮增厚，伴有棘层增生和表皮角化，在颗粒层常出现嗜碱性核内包涵体。上皮的增殖形成乳头状瘤，也称为疣。分化成熟的角质层细胞很快脱落，故 HPV 抗原接触免疫系统的机会较少，这也是导致 HPV 免疫原性低，易形成持续性感染的重要因素之一。

【致病性与免疫性】

1. 致病性 根据感染部位不同可分为嗜皮肤性和嗜黏膜性两大类，两类之间有一定交叉。前者主要感染皮肤，引起疣和疣状表皮发育不良；后者主要感染呼吸道、生殖器黏膜，引起喉乳头瘤、生殖道尖锐湿疣及宫颈上皮瘤样变等。皮肤、黏膜损伤（紫外线、X 射线照射及其他理化因素）均可为 HPV 感染创造条件。HPV 主要通过直接接触感染者的病损部位或间接接触被病毒污染的物品传播。生殖道感染主要通过性接触传播，HPV 阳性率与性伙伴数量呈正相关，故 HPV 引起的生殖道感染是性传播疾病（sexually transmitted disease，STD）之一。有些 HPV 型别可在分娩时由母亲传给新生儿。

HPV 感染后的主要病理改变是引起上皮增生性病变，病毒感染是局部的，不经血流扩散，易形成持续性感染。不同型别的 HPV 可引起不同部位的乳头瘤（表 8 - 2）。已了解到高危性 HPV 产生能促使抑癌基因产物 p53、pRb 灭活，激活端粒酶的蛋白，使受染细胞永生化从而为其进一步癌变奠基。Hausen 也因揭示了此机制获得了 2008 年度诺贝尔医学和生理学奖。

表 8 - 2 HPV 型别与人类疾病的关系举例

HPV 型别	相关疾病
1、4	跖疣
2、4、7、27、29	寻常疣
3、10、28、41	扁平疣
5、8、9、12、14、15、17、19～25、36、46、47	疣状表皮增生
37	角质棘状疣
6、11	黏膜尖锐湿疣、喉乳头瘤、口腔乳头瘤
16、18、31、33、35、45、51、52、56、58	黏膜上皮内瘤；有的与宫颈癌和口腔癌等密切相关

2. 免疫性 特异性细胞免疫在控制 HPV 感染中起重要作用，细胞免疫因素能使一些疣自行消退。免疫功能抑制患者（器官移植和 HIV 感染等）HPV 感染往往严重；复发性尖锐湿疣患者常伴有细胞免疫功能低下。由于 HPV 可经生殖道感染，所以生殖道黏膜局部 SIgA 抗体的保护作用亦十分重要。

【检测与防治】

1. 病原学检测 目前 HPV 尚不能体外培养，因而无法进行病毒的分离鉴定。HPV 感染有典型临床损害时可根据临床表现迅速做出诊断，但亚临床感染或宫颈癌普查时则需进行组织细胞学、免疫学和分子生物学等实验室检测。

（1）组织细胞学检测 收集脱落细胞，进行涂片、HE 染色后镜检，观察是否具有 HPV 感染的典型病理变化，有无凹空细胞，颗粒层有无核内包涵体。

（2）免疫学检测 可采用免疫组化法检测病变组织中的 HPV 抗原，运用免疫电镜检查 HPV 病毒颗粒，或用表达的融合蛋白为抗原，用蛋白印迹法检测病人血清中的抗体。

（3）核酸检测 亚临床感染的核酸检测，可采用核酸杂交或 PCR 法对 HPV 感染进行早期诊断及型别鉴定，核酸杂交常用 Southern 印迹或原位杂交，PCR 法可用于新鲜标本或石蜡切片中 HPV DNA 的检测。

2. 防治原则 目前对 HPV 感染尚无有效的预防方法。人 HPV 引起的不同部位、不同性质的疣可用冷冻、电灼、激光及药物等方法治疗。加强宣传、提倡健康的性生活方式、取缔娼妓，对控制 HPV 感染，减少生殖器疣及宫颈癌发生有重要意义。

附：朊粒

朊粒（prion，为传染性蛋白粒子英文 proteinnaceus infection particle 中有关字母缩略而来），曾称朊病毒，是一组由正常宿主细胞基因编码的、构象异常的传染性蛋白颗粒，prion 不含核酸，对各种理化作用具有很强的抵抗力，具有自我增殖能力，传染性甚强。1982 年由美国学者 Prusiner 将其作为羊瘙痒病的病原体而提出。1997 年 Prusiner 因在 prion 研究中的杰出贡献而获得诺贝尔医学和生理学奖。朊粒是能在人和哺乳动物中引起传染性海绵状脑病（transmissible spongiform encephalopathy，TSE）的病原体。

【生物学性状】

朊粒是一种分子量为 $27 \sim 30kDa$、不含核酸和脂类的疏水性糖蛋白。人类和多种哺乳类动物的染色体中都存在编码朊蛋白（prion protein，PrP）的基因。人类 PrP 基因位于第 20 号染色体的短臂上。在正常情况下，PrP 基因编码产生细胞朊蛋白（cellular prion protein，PrP^c），PrP^c 是神经元普遍显著表达的糖蛋白，其分子构型以 α 螺旋为主，无 β 片层结构，对蛋白酶 K 敏感，与神经细胞突触功能有关，没有致病性。在某些情况下，PrP^c 构象可发生永久性改变，则形成对蛋白酶 K 有抗性的朊粒。朊粒在一级结构上与正常宿主蛋白 PrP^c 没有差异，主要区别在于其分子构型以 β 片层为主。朊粒仅存在于感染的人和动物组织中，具有致病性与传染性。

Prion 对理化因素的抵抗力很强，传统的消毒剂和消毒方法不能使之灭活，能抵抗蛋白酶 K 的消化作用。对过氧化氢、高锰酸盐、乙醇、碘、过氧乙烯、有机溶剂、去垢剂、甲醛、蛋白酶、冷冻、辐射、紫外线和常规的高压蒸汽灭菌（121.3℃，20 分钟）的抵抗力强，对乙醚、丙酮和环氧乙烷等中度敏感，在土壤中可存活 20 年。目前灭活 prion 的方法主要为高压蒸汽灭菌法（134℃，≥2 小时）。

【致病性与免疫性】

朊粒可导致一组人和动物的慢性退行性、致死性中枢神经系统疾病。这类疾病的共同特点是潜伏期长（数月至数十年），一旦发病呈慢性进行性发展，患者主要表现为丧失自主控制、痴呆、共济失调、震颤、麻痹、消瘦，最终死亡。病理表现为脑皮质神经元空泡变性、死亡、消失，星形胶质细胞增生，脑皮质海绵状变性和淀粉样斑块形成等。因 prion 抗体内酶解，缺乏免疫原性，不能诱导机体产生特异性细胞和体液免疫应答。

人类的 prion 病可分为传染性、遗传性和散发性三种类型。传染性 prion 病的致病因子可以通过消化道、破损的皮肤、黏膜及医源性等多种途径进入机体，人与人之间可通过输血、组织器官移植、污染的手术器械等途径传播。prion 进入机体在附近淋巴结增殖后，可扩散到扁桃体、脾脏和阑尾等淋巴器官，复制并侵入神经，沿轴突上行到脊髓，最后进入中枢神经系统引起神经系统的退行性病变，如库鲁病。遗传性 prion 病是因 PrP 基因突变所致，不需任何传染即可自行发生，具有家族性常染色体的显性遗传，如家族性克雅病。散发性 prion 病可能与 PrP 基因过度表达有关，其传播途径尚不明确。

目前已知人和动物的朊粒病有十多种。动物朊粒病主要有：羊瘙痒病、水貂传染性脑病、鹿慢性消瘦症、牛海绵状脑病、猫海绵状脑病。现在已明确的人朊粒病主要有以下几种。

1. 库鲁（Kuru）病　是第一个被发现的朊粒病，此病仅见于大洋洲巴布亚新几内亚高原 Fore 部落的土著人中，是一种中枢神经系统进行性退化性疾病。Kuru 病的传播与当地土著人原始愚昧的宗教习俗食尸（脑）有关，因参加食尸者主要是妇女和儿童，故患者多为妇女和儿童，成年男子很少得病。病原体通过破损的皮肤黏膜、眼结膜和胃肠道感染，本病潜伏期长（5～30 年），一旦发病，患者会出现共济失调、颤抖、痴呆、四肢瘫痪、吞咽困难，最后多继发感染，1 年内死亡。20 世纪 50 年代末，随着食尸习俗的终止，库鲁病逐渐消失。

2. 克雅病（Creutzfeld – Jakob disease，CJD）　为人类最常见的朊粒病。由 Creutzfeldt 和 Jakob 两位神经病理学家分别于 1920 年和 1921 年报道此病，故名克雅病。此病呈世界性分布，发病率约为百万分之一。患者多为中老年人，好发年龄多在 50 ~75 岁，平均 65 岁。潜伏期 1～20 年，也可长达 40 年以上。临床症状包括进行性发展的痴呆、肌阵挛、小脑共济失调、运动性失语、偏瘫、癫痫甚至昏迷，患者最终死于感染或中枢神经系统功能衰竭，绝大多数患者于 1 年内死亡。

3. 克雅病变种（variant CJD，vCJD）　vCJD 的发生与疯牛病密切相关，可能是人食物链中含有疯牛病的致病因子所致。该病多发生于 18～40 岁，潜伏期 10～30 年。主要症状为进行性小脑功能紊乱、运动失调、周期感觉障碍、痴呆、肌阵挛甚至死亡。

4. 格斯特曼综合征（Gerstmann – Straussler syndrome，GSS）　是一种罕见的朊粒病，为常染色体显性遗传性疾病，发病年龄在 24～66 岁，平均病程为 5 年。临床表现为进行性小脑共济失调和痴呆。

5. 致死性家族性失眠症（Fatal familial insomnia，FFI）　是一种遗传性传染性朊粒病，为常染色体显性遗传病。临床表现为进行性加重的失眠，不自主的多汗、心动过速和神经运动失调（共济失调、肌阵挛）、精神异常等。

【检测与防治】

1. 病原学检测　目前朊粒病的诊断主要依据流行病学、临床表现及病理学变化，病原学确诊需要通过免疫学和分子遗传学方法。

免疫组化技术是目前确诊朊粒病最可靠的诊断方法，取可疑患者的脑组织或非神经组织进行切片，用特异性单克隆抗体或多克隆抗体检测朊粒。蛋白印迹技术是诊断朊粒病最常用的检测方法。基因分析法常用于协助诊断家族性朊粒病。

2. 防治原则　迄今为止，尚无有效的疫苗和药物可控制朊粒的感染，目前主要是针对该病的可能传播途径采取预防措施。朊粒病预防的重点应放在严格处理患者的脑组织、血液和体液，彻底销毁含病原因子的动物尸体、组织块等。医护人员在诊疗过程中应注意自我保护。

禁止在畜牧业生产过程中向饲料中添加牛、羊等骨肉粉，以防止致病因子进入食物链。对从有牛海绵状脑病的国家进口的活牛或牛制品（包括化妆品），必须进行严格的检疫，防止输入性感染。

第二篇　医学细菌

　　细菌（bacterium）是原核细胞型生物的典型代表和泛称，其基本特性是：①体积微小，需借助显微镜方可观察；②无完整的细胞核结构；③绝大多数细菌能在人工培养基上生长；④以无性二分裂的方式繁殖。细菌中有许多种类与人类的关系甚密，例如与人类伴生的正常微生物群对人体有重要的生理意义，但也有些细菌可引起人类感染性疾病，构成对人类健康造成巨大危害的重要因素。通常将与人类疾病有关的原核细胞型微生物称医学细菌。了解医学细菌的生物学特性及致病性对诊断和防治细菌感染性疾病有重要作用。

第九章　细菌概述

　　细菌广泛分布于自然界，自显微镜问世，细菌被人类发现并对其进行了关注和研究，随着对细菌认识的逐步深化而改变，细菌的分类也不断发生变化，如早期根据细菌的表型和染色特征进行分类，前者如球菌、杆菌、螺形菌；后者如革兰阳性（G^+）、革兰阴性（G^-）菌、抗酸菌等。目前随着细菌有关基因研究的深入，细菌的分类逐渐回归自然系统，进展也很快，例如 1984 年第 1 版《伯杰氏系统细菌学手册》首卷仅将细菌（含古细菌）分为 4 个门，第 2 版（首卷 2001 出版至 2012 年第 5 卷出版期间，分类即有变化）则分了近 30 个门。医学细菌属真细菌（古细菌中无医学相关种类）中主要营寄生生活的种类，涉及分类系统中的数个门，与人类疾病有关的重要细菌类别见表 9 – 1。

表 9 – 1　与人类疾病有关的主要细菌类别

门级分类（Phylum）	类别	人类病原体举例	备注
厚（坚）壁菌 Firmicutes（G^+菌）	G^+球菌	葡萄球菌、链球菌等	DNA 低 G + C 含量
	梭菌	破伤风梭菌	
	芽胞杆菌	炭疽芽胞杆菌	
软壁菌 Tenericutes *	支原体	肺炎支原体	
放线菌 Actinobacteria（G^+菌）	棒状杆菌	白喉棒状杆菌	DNA 高 G + C 含量
	分枝杆菌	结核分枝杆菌	

续表

门级分类（Phylum）	类别	人类病原体举例	备注
	放线菌	衣氏放线菌等	
变形菌 Proteobacteria（G⁻菌）	G⁻球菌	奈瑟菌	
	G⁻杆菌	埃希菌、志贺菌、沙门菌等	
	弧菌	霍乱弧菌	
	螺形菌	幽门螺杆菌、空肠弯曲菌	
	立克次体	立克次体等	
衣原体 Chlamydiae	衣原体	沙眼衣原体	胞内寄生
螺旋体 Spirochaetes	螺旋体	苍白螺旋体、钩端螺旋体	菌体能动

注：本表未列及医学细菌涉及的所有门类。＊在第2版《伯杰氏系统细菌学手册》3卷（2009）以前卷内曾划归厚壁菌。

第一节　细菌的形态与结构

细菌为单细胞原核生物，体积微小，常规测量单位是微米（μm），但也发现了纳米细菌和直径达0.75mm的巨大细菌（知识链接12）。细菌在适宜的条件下可以保持相对稳定的形态和结构。但当生长环境改变时，细菌的形态和结构也会发生改变，如形成休眠体、L型等。细菌细胞的附属结构，如菌毛、鞭毛等，这些结构不仅与细菌的生存有关，也是感染宿主细胞的结构基础。

知识链接12

纳米细菌与巨型细菌

"纳米细菌"是1988年由芬兰科学家Kajander等进行哺乳动物细胞培养时发现的直径仅50~200nm的带矿化壁的微小细菌，1992年Kajander等将此种微生物命名为纳米细菌（nanobacteria），其后亦称"钙化纳米颗粒"。我国学者从胆汁培养物中也发现纳米细菌的存在。有报道称纳米菌广泛存在，能感染人体内多种细胞，导致被感染细胞发生骨骼外钙化（病理性钙化），如人类多种钙化性疾病，如肾结石、膀胱结石、胆囊结石、硬皮病、钙化性主动脉狭窄、动脉粥样硬化等，但一些学者对其独立生物地位有质疑。目前"钙化纳米颗粒"在有关结石类疾病中是致病因子还是疾病结果尚未能明确。

"纳米比亚的硫黄珍珠"（Thiomargarita namibiensis）是2004年由德国生物学家Heide Schulz在非洲西南面的纳米比亚海岸发现。此细菌呈球形，直径普遍有0.1~0.3mm，有些可大至0.75mm。它们的数量很多，生长在缺乏氧气但含有丰富养分的沉淀物中，沉淀物含有很多硫化氢，细菌利用硝酸盐将硫氧化以获得能量。因含有微小的硫黄颗粒，所以发出闪烁的白色。当它们排列成一行的时候，就好像一串闪亮的珍珠链。因此，舒尔斯和其他研究人员便把它命名为"纳米比亚的硫黄珍珠"。这种最大的细菌与人类健康无直接关系，但通过它使人们了解了地球上硫循环和氮循环之间以前未知的一种生物耦合作用方式。

一、细菌的形态

借助光学显微镜观察细菌，可见细菌的形态有很大的差别，生长条件良好的细菌可呈现其典型形态，可为球菌（coccus）、杆菌（bacillus）、螺形菌（spirillar bacterium）以及相应的其他形态，如放线菌、支原体、衣原体、立克次体等。在不良环境条件下，细菌则常出现非典型形态，如梨形、气球形、丝形、芽胞等形式。

（一）细菌的典型形态

1. 球菌　球菌呈球形或近似球形（如豆形、肾形或矛头形），多数直径 $0.8 \sim 1\mu m$，按细菌分裂的平面不同以及菌体排列方式的不同，可区分为：①双球菌，两个菌体成双排列，如脑膜炎奈瑟菌、淋病奈瑟菌等；②四联球菌，细菌沿两个垂直的平面分裂，分裂后每四个细胞在一起呈"田"字形，如四联微球菌；③八叠球菌，细菌在三个互相垂直的平面上分裂，八个菌体重叠呈立方体状，如藤黄八叠球菌、最大八叠球菌等；④链球菌，细菌沿着同一个平面分裂，所以菌体粘连成链状，如乙型溶血性链球菌；⑤葡萄球菌，细菌无规律地沿不同平面分裂，成团分布，排列呈葡萄状，如金黄色葡萄球菌、表皮葡萄球菌。

2. 杆菌　杆菌的形态呈杆状，常沿一个平面分裂，大多数菌体分散存在，排列一般无规则，偶有成对或链状排列，但其排列特征远不如球菌那样固定。各种杆菌的大小、长短、弯度、粗细差异较大。大多数杆菌长 $2 \sim 5\mu m$，宽 $0.3 \sim 1\mu m$。大的杆菌如炭疽芽胞杆菌长度可达 $3 \sim 10\mu m$，小的杆菌如布鲁杆菌长度仅 $0.6 \sim 1.5\mu m$。杆菌的菌体形态多数呈直杆状，也有的菌体稍弯。菌体两端多呈钝圆形，也有两端平齐（如炭疽芽胞杆菌）或末端膨大呈棒状（如白喉棒状杆菌）。

3. 螺形菌　菌体上有一个或多个弯曲，分为弧菌和螺菌两类：①弧菌（vibrio），菌体长 $2 \sim 3\mu m$，只有一个弯曲，整个菌体呈弧形或逗点形，如霍乱弧菌。②螺菌（spirillum），菌体较长，约 $3 \sim 6\mu m$，菌体中有多个弯曲，如空肠弯曲菌、鼠咬热螺菌等。

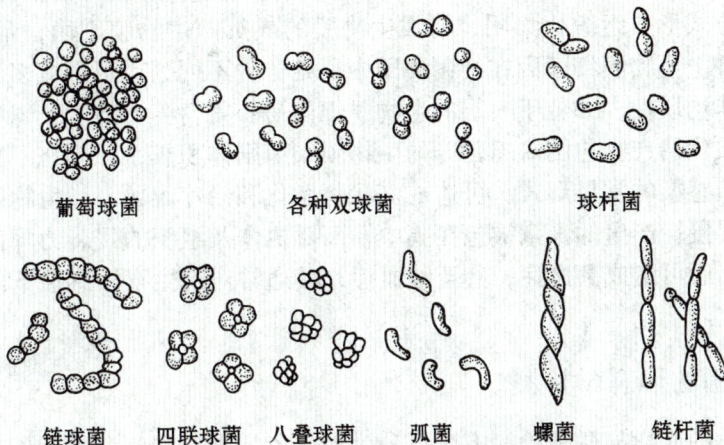

葡萄球菌　　　各种双球菌　　　球杆菌

链球菌　四联球菌　八叠球菌　弧菌　螺菌　链杆菌

图 9－1　细菌的基本形态

4. 其他形态菌   除上述形态外，尚有些细菌的形态不仅复杂，且多不固定，如：①支原体（mycoplasma），没有细胞壁，形态呈多样性，如球状、分枝状、杆状和丝状等；②衣原体（chlamydia），多呈圆形或椭圆形，可随生活周期的不同呈现不同的形态；③螺旋体（spirochaeta），菌体细长、弯曲呈螺旋状；④立克次体（rickettsia），形态具有球状、杆状和丝状等多种形态；⑤放线菌（actinomycetes），呈菌丝状生长，产生形态多样的孢子丝，呈放射状或不规则排列。

（二）细菌的非典型形态

不利于细菌生长的环境，可促使细菌发生变异，导致细菌出现非典型形态，如 L 型细菌（L formed bacteria）、休眠体芽胞（endospore）和细菌生物膜（bacterial biofilm，BBF）。

1. L 型细菌   即细胞壁缺陷型细菌，由英国的 Lister 研究所在 1935 年发现并命名。形成的原因是细胞壁的肽聚糖结构合成障碍，细胞壁不完整或缺失，致其无固定形态，呈多形性。L 型细菌在体内或体外、人工诱导或自然情况下均可形成，诱发因素很多，如溶菌酶、溶葡萄球菌素、青霉素、胆汁、抗体、补体等。多数 L 型细菌仍具有致病性，可引起尿路感染、骨髓炎和心内膜炎等。

2. 芽胞   芽胞是一些种类的细菌在某些条件下（如环境中缺乏营养或存在有害物质）形成的内生休眠体。成熟的芽胞为坚实的球体，通透性极低，普通染色不易着色，经特殊染色后才能在光学显微镜下被观察到，其大小、形状、位置等依菌种不同而异，可作为细菌鉴别的参考。芽胞核心为细菌原有的核质和少量核糖体、酶类等主要生命基质及水分，其表面包裹着一种较厚的对热、紫外线和化学剂具有高度抵抗的脱水角蛋白样外壳，具有多层结构，依次为内膜、芽胞壁、皮质、外膜、芽胞壳和芽胞外壁。芽胞对热和化学消毒剂具有极强抵抗力，有关抵抗作用可能主要是由芽胞的特有成分，以钙盐形式存在 2，6–吡啶二羧酸（dipicolinic acid，DPA）介导的。普通煮沸的方法不能杀死芽胞，因此医学上常用高压蒸汽灭菌法（121℃，20 分钟）进行灭菌，并常以芽胞是否被杀死作为判断灭菌效果的指标。

3. 生物膜细菌   细菌在寄生部位可借助其分泌物（多糖为主的含多种成分的黏质）联结为生物膜方式形成组织化集团，构成生物膜的成员即生物膜细菌，常为单一菌种，也可有多个菌种。生物膜细菌因在细菌集团中所处位置不同，也可形成多种非固定形态及变异，表现非均质性，如位于表层的生物膜细菌易获得营养，故生长繁殖较活跃，体积也较大，而被代谢产物包围缺乏营养的生物膜细菌则体积较小，形态不典型。细菌生物膜是临床细菌感染的常见形式，可造成症状复杂化和治疗难题，如生物膜细菌常由于自身代谢相对缓慢，产生的毒素被包在膜中，而对机体及组织的侵袭力降低，但当菌膜解体，裸菌逸出后可造成菌血症，甚至败血症；其通常对抗生素敏感性下降，因此使常规治疗无法收效。

（三）细菌的形态学检测

细菌形态学的光学显微镜检测方法可分为无染色标本检测法和染色标本检测法。细菌的超微结构需在电子显微镜下才能观察到。

1. 无染色标本检测法 此法主要用于活菌的直接观察，可观察细菌的动力或运动状态。常用悬滴法或压滴法，在普通显微镜或暗视野显微镜下观察。相差显微镜的效果更好，可相对清晰地看到细菌的运动，如霍乱弧菌的检测。

2. 染色标本检测法 细菌经染色后，可以清楚地观察其形态特征，并可根据细菌染色特性的不同，对细菌进行鉴别和分类，是常规的检测方法。细菌的染色方法主要有两种：单染色法和复染色法。单染色法仅用一种染料染色，可以观察细菌的形态、大小和排列方式，但不能用来鉴别细菌。复染色法用两种或两种以上的染料染色，可根据细菌的结构将细菌染成不同的颜色，不仅可以观察细菌的形态，还可对细菌进行鉴别，故又称鉴别染色法。最常用的细菌染色方法有：①革兰染色法（Gram stain），是 1884 年由丹麦细菌学家 Christian Gram 发明的，是目前鉴定细菌最基本的染色法，绝大多数的细菌用此方法染色，可按细胞壁对染料的吸附特性将细菌分成革兰阳性（G^+）菌和革兰阴性（G^-）菌；②抗酸染色法（acid - fast stain），主要用于鉴别结核分枝杆菌、麻风分枝杆菌等抗酸菌；③特殊染色法，包括针对芽胞的孔雀绿 - 番红花红染色法、针对鞭毛的镀银染色法，以及针对异染颗粒的奈瑟染色法等。

二、细菌的结构

细菌的结构是细菌生存的基础，主要由细胞壁、细胞膜、细胞质和核质构成，见图 9 - 2。

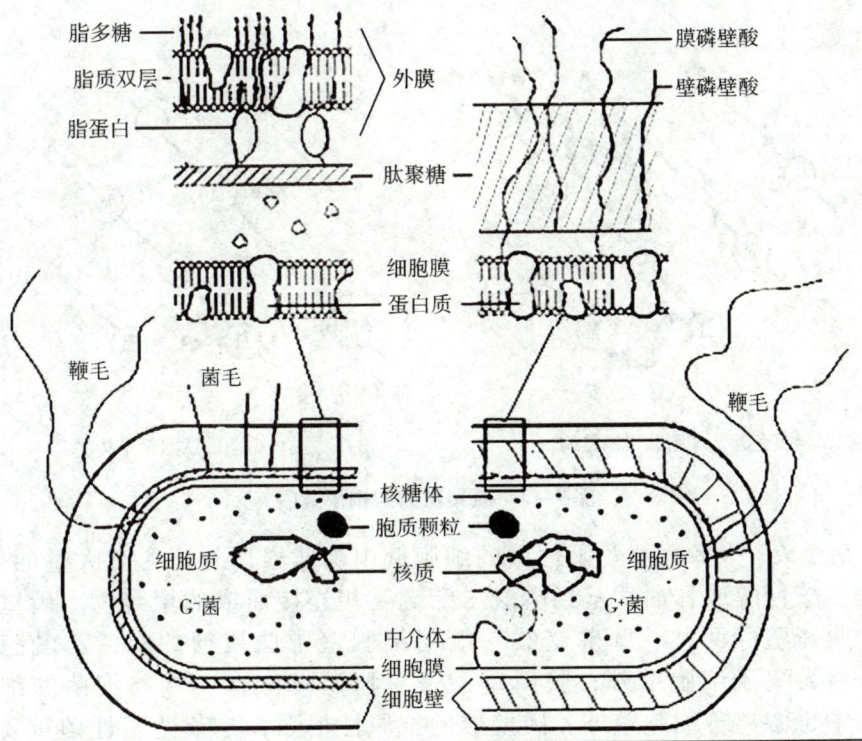

图 9 - 2　细菌的结构模式图

（一）细胞壁

细菌的细胞壁（cell wall）位于菌体的最外层，坚韧而富有弹性。具有维持细菌的固有形态、保护细菌抵抗低渗环境和与细胞膜共同参与细菌的物质交换等功能。医学细菌中绝大多数细菌可经革兰染色法划分为两大类，革兰阳性菌和革兰阴性菌，二者的细胞壁组成也有较大的差异。除此外，少数细菌如结核分枝杆菌细胞壁的结构则有其特殊性，用常规革兰染色难以着色。

1. 革兰阳性菌细胞壁结构 G^+ 菌的细胞壁主要由肽聚糖（peptidoglycan）和磷壁酸共同组成。

（1）肽聚糖 又称黏肽（mucopeptide），是细菌特有的组成成分，为细菌细胞壁的重要组分，细胞壁的机械强度有赖于肽聚糖的存在。革兰阳性菌的肽聚糖是由聚糖骨架、四肽侧链和五肽交联桥组成的。聚糖骨架是由 N - 乙酰葡萄糖胺（G）和 N - 乙酰胞壁酸（M）两种氨基糖经 β - 1，4 糖苷键连接间隔排列而成，链长一般为 30 ~ 60 对双糖。在 N - 乙酰胞壁酸分子上连接四肽侧链，金黄色葡萄球菌四肽侧链的氨基酸序列是 L - 丙氨酸、D - 异谷氨酰胺、L - 赖氨酸、D - 丙氨酸；其间再由含五个甘氨酸的肽将一个四肽侧链的 3 位赖氨酸与相邻另一四肽侧链的 4 位 D - 丙氨酸桥联起来（图 9 - 3A），由此组成了机械强度十分坚韧的三维立体网状结构。革兰阳性菌细胞壁中肽聚糖含量丰富，有 15 ~ 50 层，占细胞干重的 50% 以上。

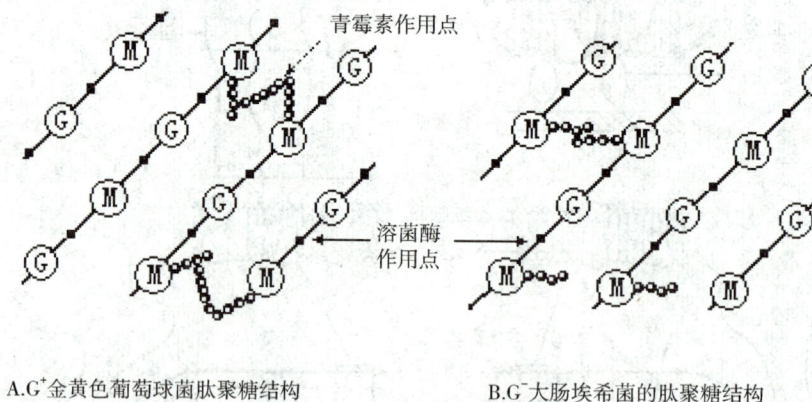

青霉素作用点

溶菌酶作用点

A. G^+ 金黄色葡萄球菌肽聚糖结构　　　　　B. G^- 大肠埃希菌的肽聚糖结构

图 9 - 3　肽聚糖的结构模式图

（2）磷壁酸 大多数革兰阳性菌的细胞壁中除肽聚糖外还含有大量的磷壁酸。磷壁酸是由核糖醇或甘油残基经磷酸二酯键互相连接而成的聚合物。磷壁酸分壁磷壁酸和膜磷壁酸两种。壁磷壁酸一端与细胞壁中肽聚糖的 N - 乙酰胞壁酸连接，另一端游离于细胞壁外；膜磷壁酸又称脂磷壁酸，一端与细菌的细胞膜连接，另一端也游离于细胞壁外。磷壁酸的抗原性很强，是革兰阳性菌重要的表面抗原。某些细菌的磷壁酸，能黏附在人类细胞表面，其作用类似于菌毛，与细菌的致病性有关。

2. 革兰阴性菌细胞壁结构　G⁻菌细胞壁由外膜、周浆间隙以及悬浮于周浆间隙中的肽聚糖组成。

（1）肽聚糖　革兰阴性菌细胞壁中也含有肽聚糖，但其结构与革兰阳性菌有很大区别。革兰阴性菌的肽聚糖中聚糖骨架与革兰阳性菌相同，但仅由四肽侧链互联组成。大肠埃希菌的四肽侧链为 L-丙氨酸、D-异谷氨酰胺、二氨基庚二酸（DAP）、D-丙氨酸，其中第三位的 DAP 以肽链直接与相邻四肽侧链中的 D-丙氨酸相连（图9-3B），交联率低，缺乏五肽交联桥，仅形成二维平面结构，所以革兰阴性菌的肽聚糖比革兰阳性菌疏松。肽聚糖在革兰阴性菌的细胞壁中的含量低，一般只有 1~2 层，占细胞干重不到 10%。

（2）外膜　是革兰阴性菌细胞壁中的特有结构，位于肽聚糖层的外侧，结构非常复杂，由脂蛋白、脂质双层和脂多糖（lipopolysaccharide，LPS）构成。脂蛋白一端以共价键连接于肽聚糖的四肽侧链上，另一端连接于外膜的磷酸上，其功能是稳定外膜并将之固定于肽聚糖层；脂质双层结构与细胞膜类似，除了转运营养物质外还有屏障作用，能阻止多种物质透过，抵抗许多化学药物的作用；脂多糖由脂质 A、核心多糖、特异多糖三个部分组成，通过疏水键连于脂质双层。脂质 A 是与宿主细胞脂多糖受体结合的主要结构，无种属特异性；核心多糖由较少种类的单糖组成，具有抗原性，有属特异性；特异多糖由若干个寡糖重复单位组成，每个重复单位由 3 ~5 个单糖组成，构成细菌菌体抗原（O 抗原），是细菌血清型的主要构成基础。在某些细菌（如淋病奈瑟菌）脂多糖中缺乏重复单位组成的特异多糖（O 抗原），也被称为脂寡糖（lipo - oligosaccharides，LOS）。

（3）周浆间隙　G⁻菌的周浆间隙含有多种酶类（如蛋白酶、核酸酶、解毒酶等）和特殊结合蛋白，对细菌获取营养，解除有害物质的毒性等方面有重要作用。周浆间隙中存在着多种联通细胞膜与外膜的通道，以构成细菌的各型分泌系统。

表9-2　革兰阳性菌与革兰阴性菌细胞壁结构的区别

结构与成分	G⁺菌	G⁻菌
强度	较坚韧	较疏松
厚度（nm）	厚（20~80）	薄（7~15）
肽聚糖层数	多，15~50层	少，1~2层
肽聚糖（细胞干重%）	主要成分（50~80）	次要成分（<10）
类脂质（细胞干重%）	一般无（<2）	含量较高（约10~20）
磷壁酸	+	-
外膜	-	+
周浆间隙	-	+

3. 分枝杆菌细胞壁的结构　分枝杆菌细胞壁含有大量的脂质，外层为外脂与分枝菌酸形成的高度疏水的分枝菌酸脂层，内层为特殊的肽聚糖层，两层间由阿拉伯半乳聚糖形成的多糖层连接。

4. 细菌细胞壁的附属结构　很多细菌可分泌一些黏液状物质，分布在细胞壁外侧形成外被，疏松附着在菌体表面、边界不明显者称为黏液层（slime layer）；紧密附着于细胞壁，边界明显的外被称为荚膜（capsule）。根据荚膜形成的厚度不同，将小于0.2μm的称为微荚膜（microcapsule）；大于0.2μm的称为荚膜，普通染色标本难以看到，采用荚膜染色或墨汁负染法，可较清晰的观察到。有荚膜的细菌在固体培养基上形成光滑型（smooth，S）菌落，失去荚膜后变为粗糙型（rough，R）菌落。荚膜不是细菌的必需结构，但其存在有重要的生理意义：①贮存水分：提高细菌对干燥的抵抗力；②黏附作用：荚膜多糖可使细菌彼此粘连，也可黏附于组织细胞表面形成生物膜，是引起感染的重要因素。③保护作用：荚膜能保护细菌抵抗宿主吞噬细胞的吞噬与消化作用，也能保护细菌免受溶菌酶、补体、抗体、抗菌药物等有害物质的损伤，从而增强细菌的侵袭力。

知识链接 13

细菌的 S 层

S层（surface layer）是在许多细菌表面由蛋白质有序地平铺包裹整个细胞表面的单层结构。S层在不同种细菌可由不同的蛋白质和糖蛋白构成，在革兰阴性细菌中，S层直接黏附在外膜上；而在革兰阳性细菌中，与肽聚糖表面结合；在无肽聚糖的古细菌中，S层则是其细胞壁的主要成分。S层可保护细菌免受有害物质以及渗透压、酶或噬菌体的影响，也有黏附作用。许多致病菌或致病菌株具有S层结构，如弯曲菌、拟杆菌、胞芽杆菌、立克次体等。但目前人们对其在致病方面的作用了解尚少，有人认为其有可能成为制备某些（如炭疽杆菌）疫苗的选项。

（二）细胞膜

细菌细胞膜（cell membrane）是包绕在细胞质外，紧贴于细胞壁内侧、具有弹性的脂质双层生物膜，主要由磷脂及蛋白质构成。细菌细胞膜中不含胆固醇（支原体除外），是与真核细胞膜的主要区别点。细胞膜的功能有：①物质转运，细胞膜有选择性通透作用，与细胞壁共同完成菌体内外的物质交换；②呼吸作用，细胞膜上有多种呼吸酶，参与细胞的呼吸过程，与能量产生、储存和利用有关；③生物合成，细胞膜上有多种合成酶，参与细胞壁各种成分的合成作用，如肽聚糖、磷壁酸、LPS等；④形成中介体，许多革兰阳性菌的细胞膜向内折叠形成囊状突出于细胞质内，称为中介体（meso-some）。中介体扩大了细胞膜的表面积，相应地增加呼吸酶的含量，可为细菌提供大量能量，其功能类似于真核细胞中的线粒体，所以又称为"拟线粒体"。

细菌细胞膜上有多种膜蛋白，有的还形成特定的结构与功能，与细菌的合成代谢、致病物质的形成与分泌以及胞内外信号转导密切相关。

1. 青霉素结合蛋白　具有转肽酶活性，是G^+菌细胞的重要膜蛋白，系合成肽聚糖中五肽交联桥的关键酶。因可结合青霉素，故称青霉素结合蛋白（penicillin - binding protein，PBP）。青霉素与此蛋白结合后可抑制肽聚糖四肽侧链与五肽交联桥或DAP之间的连接，从而破坏了细菌细胞壁的完整性，是青霉素杀菌的主要机制。

2. 蛋白分泌系统　存在于G^-菌的外膜层，其完成分泌性蛋白物质的输出需依赖某种蛋白分泌系统，目前已发现超过 6 种（Ⅰ～Ⅵ型）的细菌分泌系统，通常由多种膜蛋白与外膜蛋白、辅助蛋白（信号肽酶或伴侣蛋白等）等形成。Ⅰ型分泌系统（type Ⅰ secretion system，T1SS）在已报道的所有细菌基因组中均存在，可直接将胞内合成的分泌蛋白（缺信号肽）转运出去，包括一些毒素类物质。Ⅱ型分泌系统（T2SS）是 G⁻菌中的常规代谢途径，主要向细胞外分泌经加工、修饰的各种蛋白，包括胞外酶、蛋白酶、毒素和毒性因子，这些胞外蛋白毒性因子通常破坏寄主细胞，引起组织坏死和病害。T3SS 是许多 G⁻致病菌（如志贺菌、沙门菌、耶尔森菌、埃希菌等）最重要的分泌系统，其作用是使细菌黏附于宿主细胞表面，并将效应蛋白注入到宿主细胞内，从而影响调节宿主细胞的功能。T4SS 介导某些质粒 DNA 在细菌间的相互传递（如大肠杆菌 F 质粒的接合转移），或毒力因子从细菌向宿主细胞内的转移。T5SS 为 G⁻菌外膜通道转运蛋白系统中最大的一个家族，也最简单，又称自主转运蛋白系统：分泌蛋白首先通过信号肽依赖的分泌通路跨内膜转运，到达外周浆间隙后，又通过自身的 C 端在外膜上形成一个 β 折叠桶突实现跨外膜转运。T6SS 与 T1SS、T3SS 和 T4SS 类似，也是经跨内膜 – 周质 – 外膜进一步将效应蛋白转出的，其结构类同于噬菌体尾部，可插入宿主细胞或异类菌，最终可导致对方死亡。

3. 双组分信号转导系统 细菌具有感应外界环境信号并做出反应的能力，主要由一种双组分信号转导系统（two – component signal transduction system，TCSTS）承担。该系统广泛存在于细菌、真菌、一些原虫及植物中，其核心由感受器激酶（即组氨酸蛋白激酶，为跨膜蛋白）和效应调控蛋白（为胞内蛋白）组成。外界信号与感受器激酶的膜外配体结合，使组氨酸自身磷酸化，然后通过磷酸化的组氨酸将信号传递到 DNA 结合蛋白——效应调控蛋白，产生调控。双组分信号转导系统不仅参与细菌基本生命活动，而且与病原菌的毒力和致病性密切相关。

4. 鞭毛 鞭毛（flagellum）是附着于细胞膜并游离于细胞外的细长螺旋丝状物，长度为 5 ~20μm，直径为 12 ~30nm，经特殊染色使鞭毛增粗后在光学显微镜下可观察到。鞭毛存在于多种 G⁻菌和 G⁺菌上，是它们的运动器。按鞭毛的数量和位置不同，可将鞭毛菌分为四类（图 9－4）：①单毛菌：只有一根鞭毛，位于菌体的一端，如霍乱弧菌。②双毛菌：菌体两端各有一根鞭毛，如空肠弯曲菌。③丛毛菌：菌体的一端或两端有多根鞭毛，如铜绿假单胞菌。④周毛菌：菌体周身均匀生长多根鞭毛，如大肠埃希菌。鞭毛由鞭毛蛋白（flagellin）构成，具有抗原性，通常称为鞭毛抗原（H 抗原），对细菌的分型和鉴定具有一定意义。某些细菌的鞭毛还与细菌的致病性有关，如大肠埃希菌可借助鞭毛的运动，从尿道进入膀胱，从而引起尿路感染。

5. 菌毛 菌毛（pilus）是分布于细菌表面的毛发状物，较鞭毛短而细。菌毛可分为普通菌毛和接合菌毛（conjugative pilus）。普通菌毛也称附着菌毛（attachment pilus），多见于 G⁻菌，在某些 G⁺菌也可有以共价键结合形成的菌毛簇。普通菌毛能黏附细胞外基质使细菌定植，有的还含有凝聚素成分，可结合于细胞表面有关受体或结构上，与细菌的致病性有关，如失去菌毛的淋球菌则没有致病性。接合菌毛也称性菌毛（sex pilus），由接合质粒携带的转移基因或致育因子基因编码，仅见于一些 G⁻菌，比普通菌毛长粗而中空，数量少，仅 1 ~4 根；有性菌毛的细菌（F⁺菌）可通过性菌毛形成的交配通道向无性菌毛的细菌（F⁻菌）传递质粒等遗传物质，从而引起细菌的生物学性状

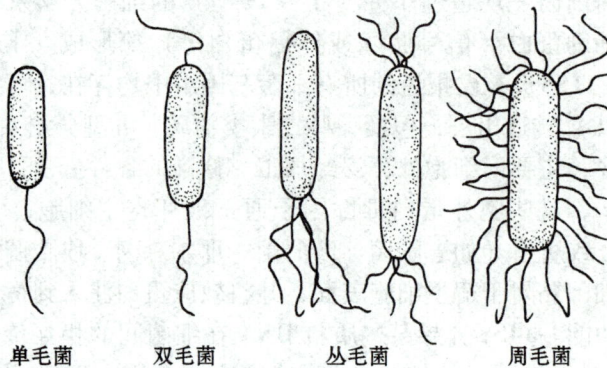

单毛菌　　　双毛菌　　　丛毛菌　　　周毛菌

图 9-4　细菌的鞭毛

变异（如抗药性等）。

（三）细胞质

细胞质（cytoplasm）是细胞膜内包裹着的一种均质透明的胶状体，其基本成分是水、蛋白质、核酸、脂类以及少量的糖类和无机盐类等，细胞质中还存在一些重要的内含物。

1. 核糖体　电镜下可见到细胞质中有大量沉降系数为 70S 的颗粒，即核糖体（ribosome）。每个细菌细胞含 5000～50000 个核糖体，部分附着在细胞膜内侧，大部分游离于细胞质中。在营养丰富的环境中，细菌生长迅速，核糖体数量也较多。细菌核糖体由大、小两个亚基组成，大亚基的沉降系数为 50S，小亚基的沉降系数为 30S。核糖体是细菌合成蛋白质的场所，通常由 mRNA 将多个核糖体串联形成多聚核糖体（polyribosome），进行蛋白质合成。某些抗生素可以与细菌核糖体结合，干扰细菌蛋白质的合成而导致细菌死亡。如链霉素能与细菌核糖体的小亚基结合，红霉素能与大亚基结合。真核细胞的核糖体沉降系数为 80S，由 60S 的大亚基和 40S 的小亚基组成，其结构与原核细胞不同，所以这些抗生素对真核细胞没有损伤，可用于人体感染性疾病的治疗。

2. 质粒　质粒（plasmid）是细菌染色体以外的遗传物质，为闭合环状双链 DNA，通常以超螺旋状态存在于细胞质中。多种质粒可以同时存在于同一个细菌中，此现象称为质粒相容性（compatibility）；但同种或亲缘关系相近的两种质粒不能同时稳定地保持在一个细胞内，被称为质粒不相容性（incompatibility）。根据质粒能否在不同细菌中转移，可将质粒分为两大类：①转移性质粒：即含转移基因或致育因子基因的接合质粒（conjugative plasmid），编码性菌毛使之具有可转移性。②非转移性质粒：不含转移基因，无法自主启动接合的非接合质粒（non-conjugative plasmid）；但有时在接合质粒的帮助下也可被转移。

根据质粒编码的生物学性状或功能的不同，可分为：①F 质粒（fertility plasmid），编码细菌性菌毛，习惯上亦称致育因子，F^+ 菌有性菌毛称为雄性菌，F^- 菌无性菌毛称为雌性菌；②R 质粒（resistance plasmid，耐药性质粒），编码对抗菌药物的耐药性；③细菌素质粒（bacteriocin plasmid），编码可杀死同种或近缘细菌的细菌素，如首先发现的 Col 因子（colicinogenic factor）编码大肠菌素；④Vi 质粒（virulence plasmid，毒力质粒），编码与致病性有关的毒力因子，如致病性大肠杆菌的肠毒素、某些金黄色葡萄球菌的剥脱性毒素等都是由 Vi 质粒编码的；⑤降解质粒（degradative plasmid），编码降解某些有机物的酶类，如使不能发酵乳糖的细菌获有关能力的乳糖发酵质粒，存在于假单胞菌的 Tol 质粒等，可降解某些特殊物质的质粒在环境保护和污染环境的治理方面有重要的应用前景。此外，还有其他多型质粒，如抗重金属质粒、固氮质粒等。

细菌染色体和质粒的 DNA 分子中存在一段可在 DNA 分子内或 DNA 分子间移动的特殊 DNA 序列，称为转座子（transposons）。转座子除携带与转位有关的基因外，还可携带耐药性基因、抗重金属基因、毒素基因和多种代谢相关性酶类基因，它的插入可引起插入基因的突变或相邻基因的表达。质粒在遗传工程中有重要应用，常被改造作为基因转移载体。

3. 胞质颗粒　胞质颗粒（cytoplasma granula）是细菌储存能量和营养的场所，在营养丰富的环境下容易形成，其成分包括多糖、脂类、多磷酸盐等。较为常见的是贮藏高能磷酸盐的异染颗粒，嗜碱性较强，亚甲蓝染色呈紫色，根据异染颗粒的形态及位置可以鉴别细菌（如白喉棒状杆菌）。

（四）核质

核质（bacterial nucleus）是细菌的遗传物质。细菌没有明显的细胞核，无核膜核仁，仅较集中地分布于细胞质的特定区域，又称拟核（nucleoid）。核质由闭合双链 DNA 反复盘绕卷曲而成，只有一个复制子，其上编码该菌生命活动必需的全部基因，基因连续编码（不含内含子），通常多个功能上相关的基因前后相连成串，由一个共同的控制区进行转录的控制（称操纵子）。用富尔根（Feulgen）染色法染色，核质在显微镜下可呈现球形、哑铃状或棒状。

知识链接 14

CRISPR/Cas 系统

随原核生物基因组研究的深入，人们又发现了一种神奇的"免疫"系统——CRISPR/Cas（clustered regularly interspaced palindromic repeats / CRISPR - associated proteins，规律间隔性短回文重复序列簇/其关联蛋白）系统。已明确 CRISPR/Cas 系统存在于古细菌和大多数细菌中，可捕获寄生核酸（如噬菌体、质粒）的片段，将其整入到自身的 CRISPR 区域，转录成含特异性的 crRNAs（CRISPR RNAs），进一步配合 Cas 蛋白复合物可靶向干扰降解侵入的 DNA 序列，最终导致噬菌体或质粒被清除。CRISPR - Cas 系统不仅具有真核生物适应性免疫系统的一些特点，如有特异性和记忆性，甚至还具有独特的可遗传性。目前已发现此系统除在原核细胞中承担免疫防御系统功能外，似乎还可发挥其他作用。如最近有报道称其部分可关闭致病细菌自身的一种基因，从而使该菌逃避其宿主利用这种基因触发的检测和破坏，维持传染性。还有人发现某些噬菌体甚至也可有自身 CRISPR/Cas 系统。

CRISPR/Cas 系统简单、高效的 DNA 定位切割特点，已被科学工作者利用开发出了基因操作新技术，一些成果已显示了其在有关研究与应用领域的巨大发展前景。

第二节   细菌的增殖与培养

与所有的生命体相同，细菌生命活动的重要特征也是新陈代谢和生长繁殖，细菌的新陈代谢由分解代谢和合成代谢构成，细菌可以在人工培养基上生长繁殖。

一、细菌的代谢

细菌的新陈代谢有两个显著的特点：①代谢活跃：细菌菌体微小，相对表面积较大，因此物质交换频繁，代谢非常活跃；②代谢类型的多样化：各种细菌的营养要求、能量来源、酶系统、代谢产物各不相同，形成多种多样的代谢类型，以适应复杂的外界环境。

（一）细菌的能量代谢

细菌代谢所需能量绝大多数是通过生物氧化作用而获得的，生物氧化是指物质在生物体内氧化分解、释放能量的过程。细菌生物氧化的方式主要是通过脱氢和失去电子来实现的。病原菌获得能量的基质（生物氧化的底物）主要是糖类，通过糖的氧化或酵解释放能量，并以高能磷酸键的形式储存能量。

细菌生物氧化的类型分为呼吸（respiration）和发酵（fermentation）。在生物氧化过程中，细菌的营养物（如糖类）经脱氢酶作用所脱下的氢，需经过一系列中间递氢体（如辅酶Ⅰ、辅酶Ⅱ、黄素蛋白等）的传递转运，最后将氢交给受氢体。不同类型的细菌在有氧或无氧条件下进行生物氧化，能利用不同类型的供氢体和受氢体。以无机物为受氢体的生物氧化过程称为呼吸，其中以分子氧为受氢体的称需氧呼吸；而以无机化合物为受氢体的称厌氧呼吸。生物氧化中以各种有机物为受氢体的称为发酵。

（二）细菌的代谢产物

1. 细菌的分解代谢产物   细菌的分解代谢受一系列酶的控制，而各种细菌又具有各自独特的酶系统，所以产生的分解代谢产物也各不相同。检测细菌对各种基质的代谢作用及代谢产物的生化实验，称为生化反应试验。生化反应试验可用于鉴别细菌，尤其对形态、革兰染色和培养特性相同或相似细菌的鉴别更为重要。常用的生化反应有：

（1）糖发酵试验   各种细菌因含有发酵不同糖类的酶，因而对各种糖的分解能力及代谢产物不同。有些能分解糖产酸，有些含有甲酸脱氢酶可进一步分解甲酸为 CO_2 和 H_2，即能产酸产气，有些不含甲酸脱氢酶则不能分解甲酸，即产酸不产气，据此可鉴别细菌。例如，大肠埃希菌能分解葡萄糖和乳糖产酸产气，伤寒沙门菌分解葡萄糖产酸不产气，不能分解乳糖，不产酸不产气。

（2）吲哚试验   某些细菌具有色氨酸酶（如大肠埃希菌），可分解色氨酸生成吲哚，吲哚本身无色，不能直接观察。加入吲哚试剂（对二甲基氨基苯甲醛），与吲哚结合后形成红色的玫瑰吲哚，称吲哚试验阳性。

（3）甲基红试验   某些细菌在糖代谢过程中，分解葡萄糖产生丙酮酸，丙酮酸可进一步分解，产生甲酸、乙酸、乳酸等，使培养基的 pH 值降至 4.5 以下，指示剂甲基红呈红色，为甲基红试验阳性。若细菌分解葡萄糖产酸量少，或产生的酸进一步转化为其他物质，则培养基的 pH 值仍在 6.2 以上，指示剂甲基红呈黄色，为甲基红试验阴性。

（4）VP 试验 某些细菌能分解葡萄糖产生丙酮酸，丙酮酸缩合，脱羧成乙酰甲基甲醇，后者在强碱环境下，被空气中的 O_2 氧化成二乙酰，二乙酰与蛋白胨中的胍基生成红色化合物，称 VP 试验阳性。

（5）枸橼酸盐利用试验 某些细菌能利用枸橼酸盐作为唯一碳源，分解枸橼酸盐生成碳酸钠，同时分解培养基的铵盐生成氨，使培养基变碱性，使指示剂溴麝香草酚蓝（BTB）由淡绿转为深蓝，为阳性结果。

（6）硫化氢试验 某些细菌等能分解培养基中的含硫氨基酸如胱氨酸、甲硫氨酸等，生成硫化氢。在有醋酸铅或硫酸亚铁存在时，则生成黑色硫化铅或硫化亚铁，可借以鉴别细菌。

临床进行细菌学诊断时，通常联合使用多种生化反应，例如吲哚试验（I）、甲基红试验（M）、VP 试验（V）和枸橼酸盐利用试验（C），常用于鉴定肠道杆菌，合称为 IM-ViC 试验。大肠埃希菌四种试验的结果是"＋＋－－"，产气杆菌则为"－－＋＋"。

2. 细菌的合成代谢产物 细菌通过新陈代谢不但能合成菌体的成分，如多糖、蛋白质、脂肪、核酸及各种辅酶等，还能合成很多在医学上具有重要意义的代谢产物，这些代谢产物与细菌的致病作用、细菌的鉴别和某些疾病的治疗相关。

（1）热原质 热原质（pyrogen）是细菌合成的一种注入人体或动物体内能引起发热反应的物质，也称为致热原，大多是革兰阴性菌的内毒素。内毒素可以耐高温，高压蒸汽灭菌法不能将其破坏，需加热到 250℃ 30 分钟才可以使其失活。药液、水等被细菌污染后，即使经高压灭菌或滤过除菌仍可有热原质存在，输注机体后可引起严重发热反应，所以在制备过程中一定要注意无菌操作，避免热原质污染。

（2）毒素和侵袭性酶 细菌产生的毒素包括内毒素（endotoxin）和外毒素（exotoxin）。某些细菌可产生具有侵袭性的酶，能促进细菌的侵袭和扩散，损伤机体组织，是细菌重要的致病因素，如血浆凝固酶、透明质酸酶、链激酶、链道酶等。

（3）色素 有些细菌能产生色素（pigment），对细菌的鉴别有一定意义。细菌的色素有两类，一类是水溶性的，能弥散至培养基或周围组织，如铜绿假单胞菌产生的绿色素能使培养基或脓液呈绿色；另外一类是脂溶性色素，不溶于水，仅能使菌落改变颜色而培养基不变色，如金黄色葡萄球菌产生的金黄色素。

（4）抗生素 某些微生物代谢过程中可产生一种能抑制或杀死其他微生物或肿瘤细胞的物质，称抗生素（antibiotic）。抗生素多由放线菌和真菌产生，细菌仅产生少数几种，如多黏菌素、杆菌肽等。

（5）维生素 有的细菌能合成某些维生素，如人体肠道中的大肠埃希菌可以合成 B 族维生素和维生素 K，能为人体提供营养。

二、细菌的营养

细菌从周围环境中吸收的作为代谢活动所必需的有机或无机化合物称为营养物质。水、碳源、氮源、无机盐是细菌增殖最基本的营养保障，营养要求较高的细菌还需要某些生长因子，如 B 族维生素、氨基酸、嘌呤、嘧啶等。

1. 水 细菌菌体 80%～90% 为水，所有的营养物质必须首先溶于水，才能被菌体吸收和利用，而且很多生化反应也需要水的参与。

2. 碳源　各种无机或有机的含碳化合物都能被细菌吸收利用，作为合成菌体所必需的原料，同时也作为细菌代谢的能量主要来源。

3. 氮源　从分子态氮到复杂的含氮化合物都可被不同的细菌利用，主要用于合成菌体细胞质及其他结构成分。

4. 无机盐　细菌需要各种无机盐以提供细菌生长的各种元素，根据需要量的不同可以分为常用元素（$10^{-3} \sim 10^{-4}$M）和微量元素（$10^{-6} \sim 10^{-8}$M）。前者如磷、硫、钾、钠、镁、钙、铁等；后者如钴、锌、锰、铜、钼等。无机盐的主要作用有：①构成有机化合物，成为菌体的成分；②作为酶的组成部分，维持酶的活性；③参与能量的储存和转运；④调节菌体内外的渗透压；⑤某些元素与细菌的生长繁殖和致病作用密切相关。

5. 生长因子　是指细菌生长所必需的、但自身又不能合成的物质，通常为有机物，如维生素、氨基酸、脂类、嘌呤、嘧啶等。例如，流感嗜血杆菌需要 X 因子和 V 因子两种生长因子：X 因子为存在于血红蛋白中的一种血红素，为该菌合成呼吸酶的辅基；V 因子为辅酶 I 或 II，在其呼吸中起递氢体作用。

三、细菌的增殖

细菌的生长和繁殖需要充足的营养物质、合适的酸碱度、气体和适宜的温度。

（一）细菌增殖的条件

1. 营养物质　如前所述，不管何种细菌，必须要有充足的营养物质才能为细菌的新陈代谢及生长繁殖提供必需的原料和足够的能量。

2. 温度　根据细菌生长对温度要求的不同，可分为嗜冷菌（最适温度 10℃ ~ 20℃）、嗜温菌（最适温度 30℃ ~ 40℃）和嗜热菌（最适温度 50℃ ~ 60℃）三类。病原菌均为嗜温菌，最适温度为人体的体温 37℃。

3. 酸碱度　在细菌的新陈代谢过程中，酶的活性在一定的 pH 范围才能发挥。多数病原菌在中性或弱碱性（pH 7.2 ~ 7.6）环境下生长良好，个别细菌喜好偏碱或偏酸的环境，如霍乱弧菌在 pH 8.4 ~ 9.2 时生长最好，结核分枝杆菌要求 pH 6.5 ~ 6.8。

4. 气体环境　主要指 O_2 和 CO_2。根据细菌对 O_2 的需要不同可以分为四类：①专性需氧菌，只有在有氧存在的环境下才能生存，一般要求氧浓度大于 20%，如结核分枝杆菌；②专性厌氧菌，不能耐受氧，要在完全无氧的环境下生长，如破伤风梭菌；③兼性厌氧菌，菌体内兼有呼吸和发酵两套酶系统，在有氧或无氧环境中均能生长，但以有氧时生长较好，大多数病原菌属此类；④微需氧菌，宜在低氧压（< 5%）下生长，如空肠弯曲菌、幽门螺杆菌等。

（二）细菌增殖方式与生长曲线

1. 细菌增殖方式　细菌一般以简单的二分裂方式进行无性繁殖，球菌可从不同平面分裂，分裂后形成不同排列方式；杆菌则沿横轴分裂。细菌分裂时，细胞体积首先增大，染色体复制，接着细胞中部的细胞膜向内凹陷，逐渐伸展，形成横隔。同时细胞壁亦向内生长，成为两个子代细胞的胞壁，最后分裂成为两个完全相同的子代细胞。细菌完成一次分裂需要的时间称为代时（generation time）。在适宜条件下，多数细菌繁殖速度极快，代时为 20~30 分钟。也有少数细菌生长缓慢，如结核分枝杆菌代时为 18~20 小时。

2. 生长曲线　将一定数量的细菌接种至适当的液体培养基中，以培养时间为横坐标，培养基中活菌数的对数为纵坐标，可得出一条生长曲线（图 9-5）。通过生长曲线可以研究细菌生长繁殖的规律，生长曲线可分为四期：

（1）迟缓期（lag phase）　是细菌接种至培养基后，对新环境有一个短暂适应过程。此期细菌繁殖极少，故曲线平坦稳定。迟缓期长短因菌种、接种菌量、菌龄以及营养物质的不同而异，一般为 1~4 小时。此期细菌体积增大，代谢活跃，为细菌的分裂增殖做准备，合成并储备充足的酶、能量和中间代谢产物。

（2）对数生长期（logarithmic phase）　是细菌以稳定的几何级数快速增长，此期生长曲线呈直线上升。可持续几小时至几天不等。对数生长期细菌形态、染色、生物活性都很典型，对外界环境因素的作用敏感，因此研究细菌的生物学性状和进行药敏试验选择该期细菌效果最佳。

（3）稳定期（stationary phase）　由于培养基中营养物质消耗、毒性产物（有机酸、H_2O_2 等）积累及 pH 值下降等不利因素的影响，细菌繁殖速度渐趋下降，而细菌死亡数开始逐渐增加，此期细菌增殖数与死亡数渐趋平衡，故曲线平坦，但细菌群体活力变化较大。细菌形态、染色、生物活性可出现改变，并产生相应的代谢产物如外毒素、内毒素、抗生素等。

（4）衰亡期（decline phase）　随着稳定期发展，细菌繁殖越来越慢，死亡菌数明显增多，活菌数与培养时间呈反比关系。此期细菌生理代谢活动趋于停滞，菌体肿胀或畸变，甚至自溶，难以辨认其形态，故陈旧培养物上难以鉴别细菌。

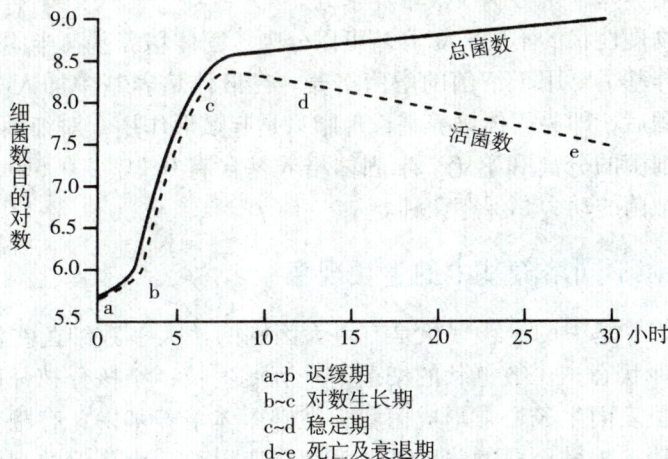

图 9-5　细菌的生长曲线

四、细菌的人工培养

为了研究细菌的生物学特性、诊断和治疗某些细菌感染性疾病、制备疫苗等生物制剂，需要对细菌进行人工培养，即人工制备营养充分的培养基并提供适宜的温度、气体、pH 值等培养条件，使细菌在体外环境中迅速生长繁殖。

（一）常用培养基

培养基（culture medium）是由人工方法配制而成的，专供微生物生长繁殖使用的混合营养物制品。常用的培养基根据功能不同可以分为：基础培养基、营养培养基、选择培养基、鉴别培养基和厌氧培养基等。进行细菌人工培养时要根据细菌种类和培养目的的不同，选择不同的培养基。

1. 基础培养基 含有大多数细菌生长繁殖时所需要的氮源、碳源、无机盐类、水分等最基本的营养成分，并可作为营养、鉴别及选择培养基的基础原料，如肉汤培养基。

2. 营养培养基 在基础培养基中添加一些其他的营养物质，如葡萄糖、血液、血清、酵母浸膏、生长因子等，可供培养营养要求较高的细菌，如血琼脂培养基、血清肉汤培养基等。

3. 鉴别培养基 利用各种细菌分解糖类和蛋白质的能力及其代谢产物的不同，在培养基中加入特定的作用底物和显色剂，观察细菌在其中生长后分解底物的作用，从而鉴定和鉴别细菌。

4. 选择培养基 在培养基中加入某种化学物质，使之抑制某一类细菌生长，而有利于另一类细菌生长，从而将后者筛选出来，常用于在含有杂菌的标本中分离某种致病菌。

5. 厌氧培养基 专供厌氧菌的分离、培养和鉴别用的培养基，通常在培养基中加入还原剂，或用物理、化学方法去除环境中的游离氧，以降低氧化还原电势，适宜厌氧菌生长，如庖肉培养基、牛心脑浸液培养基等。

根据培养基物理性状的不同，培养基可以分为：固体培养基、半固体培养基和液体培养基。液体培养基主要用于细菌的增菌培养。在液体培养基中加入 2% ~ 3% 的琼脂加热溶解冷却凝固后，即为固体培养基，琼脂只是起赋形作用，对细菌无营养价值，固体培养基可用于细菌的分离和鉴定。半固体培养基含有 0.3% ~ 0.5% 的琼脂，呈胶冻状，可用于观察细菌的动力和保存菌种。

（二）细菌在不同培养基中的生长现象

细菌在不同培养基中的生长现象是有很大区别的。大多数细菌在液体培养基中生长繁殖呈均匀混浊状态；少数链状的细菌则呈沉淀生长；结核分枝杆菌、枯草芽胞杆菌等专性需氧菌呈表面生长，常形成菌膜。在半固体培养基中，有鞭毛的细菌可克服低浓度琼脂的阻挡，扩散至穿刺线以外，穿刺线变混浊；无鞭毛的细菌只能在穿刺线上生长，穿刺线清晰。在固体培养基上，单个细菌生长繁殖后形成肉眼可见的细菌集团称为菌落。菌落的大小、颜色、表面是否光滑、边缘是否整齐等特征可有助于鉴别细菌。

第三节 细菌的遗传与变异

遗传与变异是生物界所有生物的共同特征。遗传（heredity）指生物子代与亲代间各种性状的一致性。变异（variation）指生物子代与亲代间性状的差异性。遗传可使生物保持性状的稳定，变异则可使生物产生一些新的性状。细菌与其他生物一样，也具有遗传性和变异性。

一、细菌的变异现象

医学细菌的变异性主要表现为形态与结构变异、毒力变异、耐药性变异、免疫原性和酶的变异等，这些变异可对临床诊断造成干扰，亦可利用某些变异生产疫苗以预防感染。

（一）细菌形态结构的变异

受外界条件影响，细菌的形态、大小及结构均可发生变异。如正常形态的细菌在 β-内酰胺类抗生素、溶菌酶或抗体补体的作用下，细胞壁合成受到影响，可出现细胞壁缺陷型变异（L 型变异）；一些细菌的结构，像荚膜、鞭毛等也可在一定条件下消失或重新出现。如肺炎链球菌在无血清的培养基上培养会丧失荚膜；变形杆菌在含 0.1% 石炭酸的培养基上培养可失去鞭毛，该变异称为 H - O 变异，将失去鞭毛的细菌转移至一般培养基上培养后，鞭毛又可出现。

（二）细菌毒力变异

细菌毒力变异包括毒力增强和毒力减弱。白喉棒状杆菌本身无毒力、不致病，被 β-棒状噬菌体感染变成溶原性细菌后，则获得产生白喉外毒素的能力，引起白喉。某些致病力强的细菌长期在人工培养基上传代或加入特殊影响其生长的物质，可使毒力减弱或消失。

（三）细菌耐药性变异

细菌对某种抗菌药物可由敏感变为耐药，成为耐药菌株。有的细菌可表现为对多种抗菌药物同时耐受，即多重耐药性。抗生素滥用使细菌对抗生素的耐药性不断增长，给临床治疗带来很大的困难，这已成为当今医学上的重要问题。某些细菌变异后甚至可产生对药物的依赖性，如痢疾志贺菌链霉素依赖株，需提供链霉素方可生长。细菌对抗菌药物的敏感程度，可以通过测定抗菌药物在体外对某种细菌有无抑制作用的方法，即药物敏感试验来确定。

（四）菌落变异

菌落的 S - R 变异（光滑 smooth，S 型，变异为粗糙 rough，R 型）多发生于肠道杆菌，是由于失去 LPS 的特异性寡糖重复单位，暴露了非特异的核心多糖而引起的。由 S 型转变为 R 型的细菌，其毒力、抗原性及生化反应等其他性状也会发生变化。多数致病菌的 S 型菌落菌毒力较强，也有少数 R 型菌落的毒力强。

二、细菌的变异机制

按照是否发生基因改变，可将细菌的变异机制分为表型变异和基因型变异两种类型。表型变异是指外界环境条件引起生物的某些基因（主要为诱导性基因）表达调控变化而出现的差异。基因型变异则是由基因结构的改变引起的变异，亦称遗传性变异，其机制主要有基因的突变和基因的转移与重组两类。

（一）基因突变

突变（mutation）是生物遗传物质的结构发生突然并可遗传的改变而导致的生物性状改变。突变既可自发产生，也可由理化因素（射线、诱变剂等）诱导产生。细菌自发突变率一般在 $10^{-6} \sim 10^{-9}$，如用 X 射线、紫外线、烷化剂等理化因素诱导细菌突变，可使突变发生率提高 10～1000 倍。生物的基因组上核苷酸序列的改变仅为一个或几个碱基的置换、插入或丢失，出现的突变只影响到一个或几个基因，引起较少的性状变异，称为小突变或点突变（point mutation）；若涉及大段的 DNA 发生改变，称为大突变或染色体畸变（chromosome aberration）。

突变是自发的、随机的和不定向的，如耐药性突变是随机发生的，耐药菌的逐年增加本质上是使用药物抑制了对药物敏感的个体生长所致，药物在此过程中仅起筛选作用而非诱导作用。生物 DNA 突变产生性状的变异也可再次突变，使变异的性状又恢复成原先的表型，称回复突变。

（二）基因的转移与重组

基因转移（gene transfer）指外源性遗传物质由供体菌转入受体菌细胞内的过程。被转移的基因与受体菌的 DNA 整合在一起并使受体菌获得新的性状，为基因的重组（recombination）。细菌之间基因的转移重组是发生可遗传变异的重要原因之一。

1. 转化　受体菌直接摄取外源 DNA 片段（来自供体菌或质粒），将其整合到基因组中，从而使受体菌获得新的遗传性状，这种现象称为转化（transformation）。1928 年，英国学者 F. Griffith 用肺炎链球菌进行试验，首次发现了转化现象（图 9-6）。肺炎链球菌存在着光滑型（S 型）和粗糙型（R 型）两种类型，S 型的菌株产生荚膜，有毒力，可致人体肺炎，注入小鼠体内可引起败血症死亡；R 型的菌株不产生荚膜，无毒力，对人或动物无致病性。Griffith 将加热杀死的 S 型细菌和活的 R 型细菌混合注射到小鼠体内，小鼠死亡，而单独注射加热杀死的 S 型细菌或活的 R 型细菌均不能使小鼠发病。Griffith 称此现象为转化作用，实验证明 S 型菌体内可能存在一种转化物质，它能通过某种方式进入 R 型细菌，并使 R 型细菌获得稳定的遗传性状。1944 年 O. T. Avery 等人以更精确的试验对转化的本质进行了深入的研究。他们用 S 型细菌的 DNA 代替杀死的 S 型细菌重复 Griffith 的实验，得到相同的结果。实验结果表明将 R 型细菌转化为 S 型细菌的遗传物质是 DNA。

2. 接合　供体菌与受体菌通过接合/性菌毛接触而进行的遗传物质转移，称为接合（conjugation）。接合不是细菌的一种固有功能，是接合质粒编码的功能，当接合质粒丢

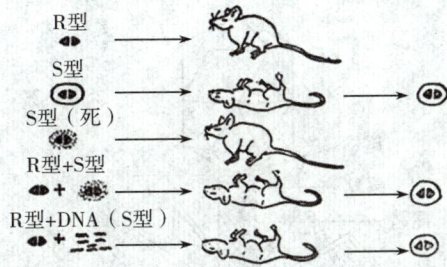

图 9 – 6　肺炎链球菌转化实验简化示意图

失后，细菌间就不能进行接合。接合质粒涉及 F 质粒、R 质粒、Col 质粒和毒力质粒等。大肠埃希菌的 F 质粒是最早发现的一种接合质粒，当有性菌毛 F^+ 菌与 F^- 菌杂交时，F^+ 菌的性菌毛末端与 F^- 菌表面受体接合，F 质粒 DNA 中的一条链断开并通过性菌毛通道进入 F^- 菌内，单股 DNA 链以滚环式进行复制，可在杂交的两菌中各自形成完整的 F 质粒；F^- 菌获得 F 质粒后长出性菌毛，也成为 F^+ 菌（图 9 – 7）。R 质粒最早在福氏志贺菌耐药菌株内发现，随后发现很多细菌的耐药性都与 R 质粒的接合转移有关。R 质粒由转移基因（医学上多称耐药传递因子）和耐药基因（耐药决定因子）组成，转移基因编码接合菌毛，耐药基因则赋予菌株耐药性。

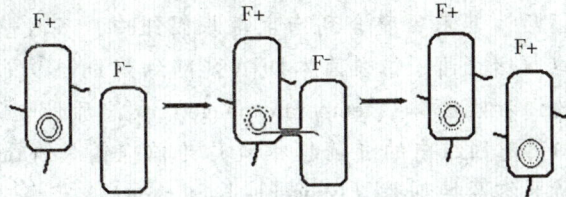

图 9 – 7　接合时 F 因子的转移与复制

3. 转导　以噬菌体为媒介，将供体菌的 DNA 片段转移至受体菌内，使受体菌获得供体菌的部分遗传性状的过程，称为转导（transduction）。根据转导基因片段的范围，可将转导分为两类：普遍性转导（转导的 DNA 可为供体菌染色体上的任意部分）和局限性转导（转导的 DNA 只限供体菌染色体上的特定基因）

知识链接 15

噬 菌 体

　　噬菌体（bacteriophage，phage）：是感染细菌、真菌、放线菌或螺旋体等细胞型微生物的病毒。电子显微镜下噬菌体有三种形态，即蝌蚪状、微球形和丝状。多数噬菌体呈蝌蚪状，由头部和尾部两部分组成（图 9 – 8）。噬菌体头部为蛋白质外壳包围的二十面体，内含核酸。尾部由中空的尾髓和外面包裹的尾鞘组成。在头、尾连接处有一尾领结构，尾部末端有尾板、尾刺和尾丝。尾丝为噬菌体的吸附器官，能识别宿主菌体表面的特殊受体，尾板内含有能裂解宿主菌细胞壁的溶菌酶，尾髓具有收缩功能，可将头部核酸注入宿主菌。

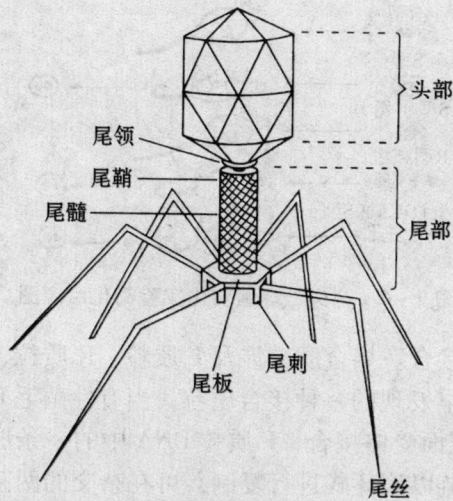

图 9-8　噬菌体的结构模式图

　　噬菌体感染宿主菌后有两种结果：一是在宿主菌体内复制增殖，产生子代噬菌体，最终裂解宿主菌，称为毒性噬菌体（virulent phage）。毒性噬菌体增殖过程包括吸附、穿入、生物合成、装配、成熟和释放几个阶段。二是噬菌体感染易感细菌后，其基因整合到宿主菌基因组中，多数情况下，不产生子代噬菌体，不裂解宿主菌，但噬菌体 DNA 能随细菌 DNA 复制，并随细菌的分裂而传代，称为温和噬菌体（temperate phage）或溶原性噬菌体（lysogenic phage）。整合在细菌基因组中的噬菌体核酸称为前噬菌体（prophage），带有前噬菌体的细菌称为溶原性细菌（lysogenic bacterium）。有些溶原性噬菌体可使宿主菌获得了噬菌体基因编码的某些遗传性状，称为溶原性转换（lysogenic conversion），典型例子如 β - 棒状噬菌体感染白喉棒状杆菌后，由于噬菌体携带编码毒素的基因，使无毒的白喉棒状杆菌获得产生白喉毒素的能力。前噬菌体偶尔可自发地或在某些理化和生物因素的诱导下脱离宿主菌染色体，产生成熟噬菌体，导致细菌裂解。温和噬菌体的这种产生成熟噬菌体颗粒和溶解宿主菌的潜在能力，称为溶原性。

　　噬菌体在增殖末期在把 DNA 和外壳蛋白进行装配组成新的噬菌体过程中，有时可能携带其整合部位的宿主菌 DNA 片段（局限性转导）或将供体菌的游离 DNA 片段或质粒装入（普遍性转导），即成为一个转导噬菌体，在其感染另一宿主菌时可将其所携带的供体菌 DNA 转入受体菌，这个过程即为转导。

三、细菌变异的医学意义

（一）干扰临床疾病的诊断和防治

　　细菌形态、结构和菌落的变异，常使细菌失去典型的形态，这给细菌的鉴定及疾病的诊断带来困难。如失去细胞壁的 L 型细菌，用常规方法分离培养呈阴性，常导致临床漏诊、误诊。当患者有明显感染症状，常规培养呈阴性时，须考虑 L 型细菌感染的可能，可用高渗含血清的培养基分离培养。故此，在进行临床检验时，需注意变异现象。多数细菌变异后，基因型改变不会太大，可用分子生物学方法检测其保守 DNA 片段以辅助诊断。

细菌耐药性的变异是临床上最值得关注的。细菌耐药性的变异，不是抗生素诱导产生的，只是由于抗生素的使用筛选出了耐药性突变菌株使其有了较好发展的环境。因此，在使用抗菌药物前应做药物敏感实验，避免抗生素的滥用，有利于防止耐药菌株的扩散。但有时也需留意，感染的生物膜细菌药物耐受性可能要比裸菌高近千倍。

（二）预防疾病和制备生物制剂的工具

细菌的某些变异也有一定的应用价值。如利用细菌毒力的变异，将强毒力的细菌多次传代变为毒力减弱但抗原性保持稳定的菌种，来制备减毒活疫苗；如卡介苗就在结核病的预防上取得了良好效果。利用基因重组原理建构工程菌，将许多不易从生物体中分离的活性物质相应基因转移到细菌载体中，使其表达，如生产胰岛素、干扰素、生长激素等生物制剂以及工业上用的酶添加剂等。或利用细菌基因重组的原理，将某一供体菌的目的 DNA 片段切割，然后与载体（质粒、噬菌体）DNA 重组，转入受体菌，筛选重组菌后可大量培养，扩增外源 DNA，用以研究其结构和功能。

（三）提供检测实验方法

如在检测致癌物质方面，细菌基因突变可由诱变剂引起，而能诱导细菌突变的物质常也可诱发人体细胞的基因突变，这些物质可能是潜在致癌物质。Ames 试验（污染物致突变性检测，由美国加利福尼亚大学的 Bruce Ames 教授于 1966 年发明）就是根据有关原理设计的检测潜在致癌物质的快速方法，已用于食品、药品等各领域的致癌物质检测。该试验采用鼠伤寒沙门菌（*Salmonella typhmurium*）组氨酸营养缺陷型菌株（his$^-$）为试验菌，用被检测的可疑化学物质为诱变剂。his$^-$ 在缺乏组氨酸培养基上不能生长，若在诱变剂作用下发生回复突变为 his^{-+}，就能在缺乏组氨酸培养基上正常生长。故此，如果某物质能显著提高 his$^-$ 的突变率，则该物质极有可能是致癌物。

第四节　细菌的感染与抗细菌免疫

细菌与宿主机体相互作用的过程称为细菌感染（bacterial infection）。机体免疫系统抵抗病原菌及其有害产物，维持生理稳定的过程，称为抗细菌免疫。

一、细菌的感染

引起人类感染的细菌按其寄居部位分为胞外菌（extracellular bacteria）与胞内菌（intracellular bacteria）。胞外菌寄生于宿主细胞外的组织间隙和血液、淋巴液、组织液中，有较强的致病力，主要引起化脓性感染和由毒素引起的多种损伤，如葡萄球菌、淋病奈瑟菌、大肠埃希菌、霍乱弧菌、破伤风梭菌等。胞内菌又可分成：①兼性胞内菌（facultative intracellular bacteria）：主要寄居于宿主细胞内，在适宜条件下也可在细胞外生存，如结核分枝杆菌、伤寒沙门菌、李斯特菌等。②专性胞内菌（obligate intracellular bacteria）：只能寄生于宿主细胞内，如立克次体、衣原体等。

（一）细菌感染的来源

引起感染的细菌来源主要有 2 个：源于宿主体外的称外源性感染（exogenous infection）；来自患者自身体内或体表的称内源性感染（endogenous infection）。

1. 外源性感染　主要来自：①患者：患者在疾病潜伏期至病后一段恢复期内都可作为传染源，可将致病菌通过接触或受污染环境传给正常人；②带菌者：包括无明显临床症状的携带者和传染病恢复期带菌者，均可长期排菌，是重要的传染源；③病畜和带菌动物：主要指引起人畜共患病的致病菌，如带有鼠疫耶尔森菌、牛型结核分枝杆菌、某些沙门菌等致病菌的动物。

2. 内源性感染　主要来自人体内寄居的正常微生物群和潜伏于体内的机会性病原菌。多在大量使用抗生素导致菌群失调或其他原因引起免疫功能低下时诱发感染；婴幼儿、老年人、晚期癌症患者、器官移植使用免疫抑制剂者、使用化疗或放疗的肿瘤患者、糖尿病患者、免疫缺陷患者等均易发生内源性感染。目前内源性感染已经成为临床感染中的多发病、常见病。

（二）细菌的传播方式与途径

1. 传播方式　细菌的传播方式主要有两种：水平传播和垂直传播。水平传播是细菌感染的主要传播方式，指病原菌在群体中不同个体之间的传播，包括从人到人和从动物到人的传播。强致病性病原菌可以在人群中快速传播而引起疾病的暴发流行，如痢疾、伤寒等。以动物为宿主的病原菌可通过不同媒介传播到人，如鼠疫等。垂直传播指母体的病原体通过胎盘或产道由亲代传播给子代的方式，如淋病奈瑟菌经产道传播给新生儿，梅毒螺旋体经胎盘传播给胎儿等。

2. 感染途径　细菌的致病性与感染途径有关，致病菌需通过特定的侵入途径才能到达特定器官和细胞而致病，这也取决于致病菌的生理特性。通常一种细菌只有一种感染途径，如志贺菌必须经消化道传播；破伤风梭菌的芽胞只有进入深部创口，在厌氧环境中才能发芽致病等。但也有一些致病菌可有多种侵入途径，如结核分枝杆菌可经呼吸道、消化道、皮肤创伤等多个部位侵入而引起感染。

（1）经呼吸道感染　通过吸入污染致病菌的飞沫或气溶胶等感染，如肺结核、白喉、百日咳、军团菌病等。

（2）经消化道感染　某些病原菌可通过粪便污染饮水、食物，通过这些媒介又传入宿主引起相应疾病，又称为粪 – 口途径（fecal – oral transmission）。如伤寒、细菌性痢疾、霍乱、食物中毒等胃肠道传染病。苍蝇等是消化道传染病传播的重要媒介。

（3）经皮肤感染　皮肤的破损，如创伤、烧伤及咬伤等，可引起各种化脓菌直接或间接侵入人体引起感染。深部创伤混有泥土异物污染，可能引起破伤风等厌氧菌感染。

（4）性接触感染　主要通过人类性行为，即性接触方式感染，如淋病奈瑟菌、梅毒螺旋体等。该传播方式所引起的疾病亦称为性传播疾病。

（5）节肢动物叮咬感染　有些感染是通过吸血昆虫传播的，如人类鼠疫由鼠蚤传播，虱可传播流行性斑疹伤寒等。

（三）细菌的致病机制

细菌引起宿主患病的能力称致病性。细菌致病的强弱程度称毒力。细菌的致病机制主要体现在：①细菌的侵袭力和细菌产生的毒性物质对机体组织细胞产生的直接损伤作用；②通过激活免疫系统引起的免疫损伤；③细菌对机体免疫防御功能的逃逸。

1. 侵袭力 致病菌能突破宿主皮肤、黏膜生理屏障，进入机体并在体内定居、繁殖和扩散的能力，称为侵袭力（invasiveness）。侵袭力包括细菌的结构性物质（黏附素和分泌系统）和分泌性物质（荚膜和酶）。

（1）黏附素 具有黏附作用的细菌结构，称为黏附素或黏附因子。例如菌毛和细菌表面的一些化学组分（多糖、磷壁酸、糖脂、蛋白质等）。黏附是细菌感染早期不可缺少的与宿主间相互作用的细胞微生物现象。细菌间通过菌体表面的黏附结构形成微菌落或生物膜，此类结构的形成使细菌获得合适的微生态环境而抵抗宿主免疫系统的攻击与药物的作用。此外，细菌与宿主通过菌体表面黏附结构与宿主细胞、组织上的特定受体形成选择性结合，这种选择性结合决定了细菌的组织趋向性（表9-4），故也称为定植。

表9-4 细菌的选择性结合与组织趋向性举例

细菌	黏附结构（配体）	受体	靶组织（细胞）
大肠埃希菌	CFA-I	神经节苷脂（GM）	泌尿道上皮细胞
脑膜炎奈瑟菌	Opa	硫酸乙酰肝素	呼吸道上皮细胞
金黄色葡萄球菌	LTA	纤维连接蛋白	皮肤、呼吸道组织
结核分枝杆菌	菌体	CR3（补体受体）	巨噬细胞
痢疾志贺菌	Ipa	整合素	组织细胞
梅毒螺旋体	P1、P2、P3蛋白	纤维连接蛋白	生殖道组织
肺炎衣原体	P1蛋白	唾液酸	呼吸道上皮细胞

（2）荚膜 有荚膜的细菌能抵抗白细胞的吸附及吞噬作用，使致病菌能在宿主体内大量繁殖，产生病变。例如有荚膜的肺炎链球菌不易被吞噬细胞吞噬、杀灭；有些细菌表面有类似荚膜的物质，如大肠埃希菌的K抗原及伤寒杆菌的Vi抗原，除具有抗吞噬作用外，还有抵抗抗体和补体的作用。

（3）侵袭性酶 由某些细菌产生的胞外酶，具有溶解细胞、破坏组织等作用，在感染过程中可以协助致病菌向四周扩散。如A群链球菌产生的透明质酸酶、链激酶有助于细菌在组织中扩散。

（4）蛋白分泌系统 许多革兰阴性菌可通过蛋白分泌系统发挥致病作用，如志贺菌可通过T3SS完成对宿主细胞（结肠、直肠部位的肠黏膜上皮细胞）的黏附，并将致病的效应蛋白注入并导致侵入。目前研究较多的致病效应蛋白已有20余种，主要集中在耶尔森菌、沙门菌和志贺菌。

2. 毒性作用 指细菌对组织器官和细胞引起的直接损害作用，其作用形式是毒素（toxin）。根据其特性与产生的形式分为外毒素和内毒素。

（1）**外毒素** 外毒素的化学成分为蛋白质，不耐热，一般加热至58℃~60℃后1~2小时可被破坏。外毒素具有良好的免疫原性，可经0.3%~0.4%甲醛液脱毒，成为具有免疫原性而无毒性的类毒素（toxoid），类毒素注入机体后可刺激机体产生具有中和外毒素作用的抗毒素。外毒素主要由G⁺菌和部分G⁻菌产生。大多数是在细菌细胞内合成后分泌至细胞外；也有部分外毒素存在于菌体内，待细菌死亡裂解后方可释放，如痢疾志贺菌外毒素。多数典型外毒素的分子结构由A和B两种亚单位组成。A亚单位是外毒素的活性部分，决定其毒性效应；B亚单位无毒，能与宿主易感细胞表面的特殊受体结合，介导A亚单位进入细胞，使A亚单位发挥其毒性作用。

外毒素毒性作用强，如肉毒梭菌外毒素毒性强于氰化钾1万倍，是目前已知毒性最强的毒素，1mg可杀死2亿只小鼠。不同细菌产生的外毒素对机体的组织器官具有选择作用，常根据其对宿主细胞的亲和性及作用靶点等，将其分成神经毒素、细胞毒素和肠毒素三大类，可引起特殊的临床症状。例如破伤风梭菌产生的外毒素作用于神经细胞引起肌肉痉挛、肉毒梭菌产生的肉毒毒素能阻断胆碱能神经末梢释放乙酰胆碱，使眼肌和咽肌等麻痹；白喉毒素可致细胞死亡；霍乱弧菌产生的肠毒素可引起剧烈呕吐和腹泻等。

（2）**内毒素** 是G⁻菌及个别G⁺菌产生的非分泌性的毒性物质，成分比较复杂，为含磷酸、多糖与蛋白质等的复合物，通常仅当致病菌裂解后才能释放出毒性因子。内毒素经甲醛液处理不形成类毒素，其毒性因子对有关组织细胞有直接损伤作用，如志贺菌的特殊致病性就与此有关。

3. 免疫损伤作用 细菌侵入机体后产生的分泌性或非分泌性致病物质，可通过激活机体的免疫反应而引起间接损伤作用。例如，①金黄色葡萄球菌毒性休克综合征毒素：系极少数金黄色葡萄球菌分泌的蛋白质，可与人体T细胞的抗原受体非特异结合，产生超抗原作用，激活庞大的T细胞克隆，引起由众多细胞因子介导的毒性休克综合征。②LPS：由G⁻菌裂解后释放，一般LPS并不直接引起宿主组织细胞的损伤，而主要激活炎症细胞和补体系统形成效应，其通过脂质A与血液中的LPS结合蛋白结合再与吞噬细胞表面的相应受体作用后激活吞噬细胞，被激活的炎症细胞释放大量的细胞因子（如IL-1、TNF-α、IL-1、IL-6、趋化因子等）、生物活性介质、急性期蛋白等，引起机体出现发热反应（LPS的外源性致热原作用）、白细胞反应（趋化因子作用、中性粒细胞释放因子）、中毒性休克（补体系统和凝血系统过度活化）、弥漫性血管内凝血（激活血凝因子Ⅻ）等多重病理生理改变。不同革兰阴性细菌的脂质A结构基本相似，因此它们引起的感染可有大致相同的LPS致病效应。

知识链接 16

细菌毒力的形成与演化

由致病菌引起的疾病在影响人类健康方面有着举足轻重的作用，其中大多数与人体的正常菌群有亲缘关系，它们是如何成为具有毒力的病原菌呢？近年来的有关研究揭示了其中关键的机制。

在泌尿道致病性大肠埃希菌的有关研究中，人们发现其致病性基于两个相对分子质量很大的、编码许多毒力相关基因的、不稳定的染色体DNA片段，从而提出毒力岛（virulence island）的概念。进一步研究发现致病菌基因组中多有毒力岛，且组成毒力岛的核苷酸链与结构较独特，其 G + C 百分比与宿主菌的有明显差异，通常两侧还有重复序列和插入元件。毒力岛编码产物可为分泌性蛋白和细胞表面蛋白，如溶血素、菌毛和血红蛋白结合因子，有的也编码与 G⁻ 菌致病密切相关的细菌分泌系统（如 T3SS、T6SS）等。这不仅对传统上认为细菌毒力是某一个毒力因子发挥关键因素的认识是一个挑战，揭示了有关细菌的致病新机制，而且提示毒力岛 DNA 可能有外源性背景。很早就有研究表明，一些细菌的毒力与其含有的带毒性基因的噬菌体/质粒有关，很多学者认为有关 DNA 也属于细菌毒力岛范畴。

最近有学者对 20 世纪 80 年代显现的高传染性 A 组 β - 溶血性链球菌（GAS）的基因变化事件进行了分析追踪，通过分析超过 3600 种的链球菌基因数据，明确是外来 DNA（借助噬菌体）通过水平基因转移进入到原来无害的链球菌中，使其产生致病性。利用统计模型，他们能准确确定 GAS 细菌中基因变化的时间，追溯出其演化的历史，所推算的时间与资料中记载的链球菌流行病暴发相互高度吻合。

这些研究表明，在病原菌的进化历史中，其前身相当大一部分是非致病性的，一些毒性基因的水平转移使其有了致病性，有的毒性基因还会进一步变异，让其变得毒性更强。这不仅使我们更深刻地理解了在一些菌群中为何有毒力差异巨大的种株，一些"新现"传染病为何会不断显现，而且也有助于了解病原菌演化规律并将某些未来的流行病扼杀在萌芽状态。

4. 细菌的免疫逃逸　通常病原体感染机体诱导的免疫应答多能导致感染消除。但在某些情况下，感染却可以持续存在，或者说病原体逃避了免疫系统的有效攻击，其逃避方式有多种：①解剖学隔离：胞内菌例如肺炎军团菌等可通过特殊受体以安全方式进入宿主细胞，免受因呼吸爆发产生的反应性氧中间体（ROI）等强氧化物质的杀伤；结核分枝杆菌、伤寒沙门菌等阻止吞噬体与溶酶体的融合，逸入无杀伤物质存在的吞噬细胞胞质内等。②抗原变异：淋病奈瑟菌的菌毛不断发生突变，使原有抗菌毛抗体作用无效。③分泌免疫抑制物/干扰物：某些病原生物可分泌某些酶类，造成免疫分子破坏。如铜绿假单胞菌分泌弹性蛋白酶灭活 C3a、C5a；EB 病毒产生的 EBNA 蛋白可干扰蛋白酶体对其蛋白的水解作用使抗原肽不能产生，从而逃避免疫的攻击。

（四）细菌感染的类型

感染的发生发展和结局是宿主与病原菌相互作用的结果。细菌感染的类型与多种因素有关，且有明显的个体差异。根据不同临床表现，可将其分为隐性感染、显性感染和带菌状态三种情况。

1. 隐性感染　指宿主抗感染免疫力较强，或侵入的病原菌数量较少、毒力较弱，感染后对机体损害较轻，不出现或出现不明显的临床症状。在多数传染病流行中，隐性感染者一般约占人群的 90% 或更多。机体常可获得特异性免疫力，亦可携带病原体作为重要的传染源。

2. 显性感染 指宿主抗感染的免疫力较弱，或侵入的致病菌数量较多、毒力较强，导致机体的组织细胞受到不同程度的损害，发生病理改变，出现明显的临床表现。显性感染的分类方法较多，临床上按病情缓急不同，可分为急性感染和慢性感染。①急性感染：发病急，病程短，通常为数日至数周，病愈后病原菌从体内消失，如脑膜炎奈瑟菌、霍乱弧菌引起的感染。②慢性感染：发病较缓慢，病程迁延，通常持续数月至数年，症状明显，愈后较差，如结核分枝杆菌引起的感染等。

按感染的部位不同，分为局部感染和全身感染。①局部感染：指细菌侵入机体后，感染仅局限于一定部位，如化脓性球菌引起的疖、痈等。②全身感染：指感染发生后致病菌或其毒性代谢产物向全身播散而引起全身性症状的一种感染类型。

临床上常见的全身感染有下列几种情况：①毒血症（toxemia）：病菌侵入宿主后，只在机体局部生长繁殖，病原菌不进入血液循环，产生的外毒素入血，经血液循环到达易感的组织和细胞，引起特殊的毒性症状，如白喉、破伤风等。②菌血症（bacteremia）：致病菌由局部侵入血流，但未在血流中生长繁殖，只是短暂、一过性通过血液循环到达体内适宜部位后再进行繁殖而致病，如伤寒早期出现的菌血症。③败血症（septicemia）：致病菌侵入血流后，在血中大量繁殖并产生毒性产物，引起严重的全身性中毒症状，如高热、皮肤和黏膜瘀斑、肝脾肿大等。如鼠疫耶尔森菌、大肠埃希菌等均可引起败血症。④脓毒血症（pyemia）：指化脓性病菌侵入血流后，在血液中大量繁殖，并通过血流扩散至宿主其他组织或器官，产生新的化脓性病灶。例如金黄色葡萄球菌引起的脓毒血症，常导致多发性肝脓肿、皮下脓肿和肾脓肿等。

3. 带菌状态 有时宿主在显性或隐性感染后，致病菌并未立即消失，而在体内继续存留一定时间，与机体免疫力处于相对平衡状态，形成带菌状态，该宿主称为带菌者（carrier）。如伤寒、白喉等患者病后常可出现带菌状态。带菌者共有特征是无明显的临床症状，但持续或间歇排出致病菌，是重要的传染源之一。

二、抗细菌免疫

机体的抗细菌免疫是指机体对入侵致病菌的防御能力。机体对胞内菌和胞外菌感染的免疫效应机制有所不同。

（一）抗胞外菌感染的免疫

人类细菌感染多数由胞外菌所致，常见的如葡萄球菌、链球菌、脑膜炎奈瑟菌、志贺菌、霍乱弧菌、破伤风梭菌等。许多胞外菌能产生外毒素、内毒素等引起病变。抗胞外菌感染的免疫机制主要如下。

1. 固有免疫 在胞外菌感染中，固有免疫主要形成阻挡侵袭的屏障作用、清除细菌的细胞吞噬、杀灭作用、补体活化的溶菌作用、各类体液因子的抑菌作用等。其作用范围较为广泛，先天具备，应答迅速，是人体对抗病原生物入侵的第一道防线。

2. 适应性免疫 适应性免疫主要形成阻挡侵袭的抗体阻断作用、毒素的抗体中和作用、补体经典途径的激活作用等。受胞外菌激活 Th2 细胞可辅助 B 细胞活化，产生抗体，而受细菌超抗原激活的 T 细胞可造成较严重的免疫损伤。适应性免疫特异性强，具有免疫记忆性。

（二）抗胞内菌感染的免疫

常见的胞内菌主要有结核分枝杆菌、麻风分枝杆菌、伤寒沙门菌、立克次体、衣原体等。胞内菌感染有胞内寄生、低细胞毒性的特点，大多数呈慢性感染过程，病变主要由病理性免疫损伤引起。

1. 固有免疫　在胞内感染中，NK 细胞早期有着重要的抗胞内菌的作用，可有效杀伤和控制胞内菌感染。由活化 NK 细胞产生的 IFN－γ，可解除胞内菌对巨噬细胞吞噬、杀灭的抑制作用。

2. 适应性免疫　在胞内感染中，CD4$^+$T 细胞介导的细胞免疫/迟发型超敏反应性炎症机制是最主要的免疫防御机制，但该机制也是形成严重免疫损伤的主要原因，如结核分枝杆菌感染中结核空洞的形成，肠热症中肠穿孔并发症的出现等。

在抗感染过程中，机体的免疫防御机制是复杂的，在整体、细胞和分子水平的多层次、多方面存在交叉网络性相互作用、相互协调和制约，固有免疫与适应性免疫相互密切配合，共同发挥作用。多数情况下抗细菌免疫可阻止、抑制和杀灭病原体，终止感染；但少数情况下也可导致超敏反应，对机体造成病理损伤。

第十章　致病球菌

　　球菌（coccus）是对表形呈球形或近球形细菌的习惯统称。其涉及的种类很多，广泛分布于自然界，其中对人有致病性者称为致病球菌。主要的致病球菌常引起化脓性感染，如葡萄球菌属、链球菌属、奈瑟菌属等菌属中的一些细菌，故又称化脓性球菌（pyogenic coccus）。

第一节　葡萄球菌属

　　葡萄球菌属（Staphylococcus）因常呈葡萄串样堆集而得名，最早由郭霍（R. Koch，1878）、巴斯德（L. Pasteur，1880）、奥格斯顿（A. Ogston，1881）分别从脓液中发现。葡萄球菌属为芽胞杆菌纲、芽胞杆菌目、葡萄球菌科的厚壁菌，广泛分布于自然界以及人和动物的皮肤及与外界相通的腔道中。葡萄球菌属家族成员较多，含50余种/亚种，与人类关系最密切的有金黄色葡萄球菌（Staphylococcus aureus）、表皮（白色）葡萄球菌（Staphylococcus albus）和腐生（柠檬色）葡萄球菌（Staphylococcus citreus）。三种葡萄球菌主要生物学性状有所不同，致病性也不同，见表10-1。

表 10-1　三种葡萄球菌的主要性状

性状	金黄色葡萄球菌	表皮葡萄球菌	腐生葡萄球菌
菌落颜色	金黄色	白色	白色或柠檬色
血浆凝固酶	+	-	-
分解葡萄糖	+	+	-
发酵甘露醇	+	-	-
产生溶血素	+	-	-
耐热核酸酶	+	-	-
A 蛋白	+	-	-
致病性	强	弱	无

【生物学性状】

　　1. 形态与结构　菌体呈球形或椭圆形，直径约1μm，常呈葡萄串状排列，有时亦可出现散在、成双或短链状排列。无鞭毛，无芽胞，在宿主体内可形成荚膜。革兰染色阳性，当衰老、死亡、被吞噬细胞吞噬或在青霉素等药物影响下，菌体可转为革兰阴性。葡萄球菌细胞壁的一些结构或抗原与其致病有关。

（1）荚膜　细胞壁外多糖层、荚膜能抑制吞噬细胞的趋化、增殖和吞噬作用。

（2）葡萄球菌 A 蛋白　葡萄球菌 A 蛋白（staphylococcal，SPA）是一种与细胞壁肽聚糖共价连接的一种单链多肽；属细菌细胞壁的表面抗原，有属特异性。主要介导的生物作用：①可与人 IgG1、IgG2 和 IgG4 的 Fc 段发生非特异性结合（形成细菌免疫逃逸的重要结构基础）；②通过与吞噬细胞 Fc 受体竞争结合抗体 Fc 段，从而降低抗体介导的调理吞噬作用；③SPA 与 IgG 结合形成的复合物具有促细胞分裂、引起超敏反应、损伤血小板等多种生物学活性；④协同凝集试验的载体，以含 SPA 的葡萄球菌为载体，结合特异性抗体后，可开展协同凝集试验（coagglutination assay），广泛应用于微生物抗原的检出。

（3）磷壁酸　能与宿主细胞表面的纤连蛋白结合，介导葡萄球菌的黏附。有抗原性，在金黄色葡萄球菌为多糖 A（N－乙酰葡糖胺核糖醇磷壁酸）；在表皮葡萄球菌为多糖 B（N－乙酰葡萄糖甘油型磷壁酸）。

（4）肽聚糖　是吞噬细胞 Toll 样受体的配体，可趋化、结合吞噬细胞，诱导产生炎性细胞因子 IL－1、TNF 等，引起发热、炎症等。

2. 培养特性　营养要求不高，在普通培养基上生长良好。需氧或兼性厌氧。在 18℃～40℃均可生长。在普通琼脂培养基上形成表面光滑、湿润、不透明的圆形菌落。菌落因菌种不同而呈现金黄色、白色或柠檬色。在血琼脂平板上，某些葡萄球菌菌落周围可形成完全溶血环。葡萄球菌耐盐性强，在含有 10% NaCl 培养基中能生长，故可用高盐培养基分离菌种。

3. 抵抗力　葡萄球菌对外界因素的抵抗力强于其他无芽胞菌。在干燥脓汁、痰液中可存活 2～3 月。加热 60℃ 1 小时或 80℃ 30 分钟才被杀死。2% 石炭酸中 15 分钟或 1% 升汞水中 10 分钟死亡。近年来由于广泛应用抗生素，耐药菌株迅速增多，尤其是耐甲氧西林金黄色葡萄球菌（methicillin－resistant S. aureus，MRSA）已成为医院内感染的重要病原菌之一。

【致病性】

根据葡萄球菌属细菌是否能产生凝固酶（coagulase）分为凝固酶阳性葡萄球菌和凝固酶阴性葡萄球菌 2 种类型，两类葡萄球菌的致病性有所不同。

1. 凝固酶阳性葡萄球菌的致病性　金黄色葡萄球菌是目前研究发现唯一能产生血浆凝固酶的细菌，其多数菌株还能产生类胡萝卜素的金黄色葡萄球菌黄素（staphyloxanthin），具抗氧化作用，对中性粒细胞的吞噬、杀伤有抵抗力。金黄色葡萄球菌可含毒力岛基因，并有编码毒性物质及耐药性的质粒或前噬菌体，是主要致病种。

（1）致病物质　金黄色葡萄球菌可产生多种毒力因子，如：①凝固酶：金黄色葡萄球菌产生的凝固酶可分为游离凝固酶（free coagulase）和结合凝固酶（bound coagulase）2 种。游离凝固酶分泌至菌体外，被血浆中凝固酶反应因子激活，形成葡萄球菌凝血酶，使纤维蛋白原变为纤维蛋白，引起血浆凝固。结合凝固酶在菌体表面，能与纤维蛋白原结合，使纤维蛋白原变为纤维蛋白引起细菌凝聚。凝固酶使纤维蛋白包被在菌体表面，妨碍吞噬细胞的吞噬或胞内消化作用，还能保护细菌免受血清杀菌物质的损伤作用。同时病灶周围有纤维蛋白的凝固和沉积，限制了细菌的扩散，使感染局限化。②葡萄球菌溶素（staphylolysin）：分为 α、β、γ 和 δ 四种，具有抗原性。对人类有致病作用的主要是 α 溶素。α 溶素由质粒或染色体编码，除对多种哺乳动物红细胞有溶血作用外，对白细胞、血小板、肝细胞、纤维细胞、巨噬细胞和血管平滑肌细胞等都有损伤破坏作用。③杀白细胞素（leukocidin）：又称 Panton – Valentine（PV）杀白细胞素，由前噬菌体编码；由 F 和 S 两种蛋白质组成，可分别作用于细胞膜上卵磷脂受体和神经节苷脂 GM1 受体，改变细胞膜的结构，增加细胞通透性，从而造成中性粒细胞和巨噬细胞的损伤。④肠毒素：染色体致病岛编码，30% ~50% 的金黄色葡萄球菌可产生肠毒素（enterotoxin）。已确定的肠毒素有 A、B、C1、C2、C3、D、E、G 和 H 等 9 个血清型，是一组热稳定的可溶性蛋白质，100℃加热 30 分钟不被破坏，能够抵抗胃肠液中蛋白酶的水解作用。食用含有肠毒素的食物，可引起以呕吐为主要症状的食物中毒。葡萄球菌肠毒素具有超抗原作用，能非特异性激活 T 细胞增殖并释放过量的细胞因子（如 TNF，IL – 1，IFN – γ）致病。⑤表皮剥脱毒素（exfoliatin）：约 5% 金黄色葡萄球菌菌株可产生，有 A 和 B 两种血清型，分别由前噬菌体和质粒编码。毒素作用于皮肤上 GM4 样糖脂受体后，发挥丝氨酸蛋白酶功能，裂解细胞间桥小体，破坏细胞间连接，引起烫伤样皮肤综合征（staphylococcal scalded skin syndrome，SSSS）。⑥毒性休克综合征毒素 1（toxic shock syndrome toxin – 1，TSST – 1）：是某些金黄色葡萄球菌在生长繁殖过程中产生的一种分泌蛋白，为染色体致病岛编码，TSST – 1 是一种超抗原，能触发大量 T 细胞激活，导致大量细胞因子的释放，引起毒性休克综合征（toxic shock syndrome）。

（2）所致疾病　金黄色葡萄球菌可通过多种途径侵入人体，通过上述致病因素（子）引起侵袭性感染和毒素性疾病。前者主要有局部感染如疖、痈、毛囊炎、甲沟炎、麦粒肿、蜂窝组织炎、伤口化脓、脓痤疮等，内脏器官感染如肺炎、脓胸、中耳炎、脑膜炎、心包炎、心内膜炎、骨髓炎等，细菌由局部侵入血液可引起全身感染如败血症、脓毒血症等。细菌产生的毒素引起的疾病主要有：①食物中毒：由肠毒素引起，患者可出现头晕、恶心、呕吐、腹泻等急性胃肠炎症状；②烫伤样皮肤综合征，由表皮剥脱毒素引起，多见于新生儿及免疫力低下者，患者皮肤呈弥漫性红斑，起皱，继而形成水疱，造成皮肤脱落；③毒性休克综合征：由 TSST – 1 引起，患者主要表现为高热、低血压、猩红热样皮疹、腹泻、呕吐，严重时出现休克。

2. 凝固酶阴性葡萄球菌　凝固酶阴性葡萄球菌（coagulase – negative staphylococci，CNS）常为寄生在人和动物体表及与外界相通腔道中的正常菌群。近年来临床和实验室检测结果证实 CNS 已经成为医源性感染的重要病原菌，当机体免疫功能低下或细菌进入非正常寄居部位时，可引起多种感染。从感染样本中分离最多的 CNS 是表皮葡萄球菌和腐生葡萄球菌。

CNS 产生的毒素很少，也不产生凝固酶。其致病力除与细胞壁的有关结构有关外，可能还涉及其产生的细胞外黏质（extracellular slime substance，ESS）。葡萄球菌黏质由中性糖类化合物、糖醛酸和氨基酸组成，可使细菌黏附在寄生部位形成生物膜，能保护细菌免受中性粒细胞的吞噬，并阻碍杀菌因子及抗生素向病灶渗透。CNS 常引起的感染主要有：①泌尿系统感染：CNS 是引起青年妇女急性膀胱炎的主要致病菌，引起尿路感染仅次于大肠埃希菌。常见的有表皮葡萄球菌、人葡萄球菌和溶血葡萄球菌，而腐生葡萄球菌则是引起青年人原发性泌尿道感染的常见菌。②菌血症或败血症：CNS 是血液中常见的病原菌之一，仅次于大肠埃希菌和金黄色葡萄球菌。常见的有溶血葡萄球菌和人葡萄球菌，也可为表皮葡萄球菌。③术后及植入医疗器械引起的感染：如心瓣膜修复术、持续性腹膜透析、脑脊液分流术后的感染多为 CNS 引起，其中以表皮葡萄球菌最多见。动脉导管和心脏起搏器等植入性医疗器械所致的细菌性感染常由 CNS 引起，细菌牢固黏附于导管等植入性医疗器械表面，形成生物膜，从而阻断抗生素和炎性细胞的渗入和杀伤作用。

【检测与防治】

1. 病原学检测　根据疾病部位分别采集脓汁、分泌液、脑脊液、穿刺液、胸腹水、血液等标本，涂片染色后镜检，可根据细菌形态、排列方式和染色性做初步诊断。将标本接种于血平板，或经肉汤培养基增菌后再接种血平板，根据菌落特点（色素、溶血），以及凝固酶试验、甘露醇发酵试验等区别金黄色葡萄球菌和 CNS。其中，CNS 鉴定须进一步做常规生化试验、质粒图谱、耐药谱等联合分析。分离培养后做药物敏感试验有助于临床治疗方案的确定。

肠毒素检测可取食物中毒患者的标本（食用的可疑食物、呕吐物等）用 ELISA 检测，方法简便敏感。

分子生物学技术如 PCR、核糖体分型法和脉冲场电泳法等检测和分析细菌质粒和基因组 DNA，用于疾病的诊断和流行病学检查。

2. 防治原则　注意个人卫生，及时处理皮肤黏膜损伤；医院内做好消毒隔离，防止医源性感染；加强对饮食服务业的监管；皮肤有化脓性感染者，未治愈前不宜从事食品制作或饮食服务行业；治疗应根据药物敏感试验结果，防止耐药菌株扩散；对慢性反复感染者，可试用自身菌苗疗法。

第二节　链球菌属

链球菌属（Streptococcus）细菌是一类以链状排列为特征的革兰阳性球菌。链球菌属在细菌分类学中归于厚壁菌门、芽胞杆菌纲、乳杆菌目、链球菌科。该属现有 90 个种/亚种，其中，与人类关系密切的有化脓性链球菌（Streptococcus pyogenes）、肺炎链球菌（pneumococcus）、草绿色链球菌（Viridans Streptococcus）、无乳链球菌（Streptococcus agalactiae）、马链球菌（Streptococcus equi）、牛链球菌（Streptococcus bovis）等。

一、化脓性链球菌

化脓性链球菌（Streptococcus pyogenes）是最常见的病原菌。1919 年，美国微生物学家 Brown 发现，链球菌属成员在血平板上可以形成不同的溶血现象。早期根据溶血现象将链球菌分为三类：① α 型（甲型）溶血性链球菌（α–hemolytic streptococcus）：菌落周围形成较窄的草绿色溶血环，称 α 溶血或不完全溶血现象。这类细菌多为机会致病菌。② β 型（乙型）溶血性链球菌（β–hemolytic streptococcus）：菌落周围形成较宽的完全透明的溶血环，称 β 溶血或完全溶血现象。这类细菌致病力强，可引起多种疾病。③ γ 型（丙型）链球菌（γ–Streptococcus）：菌落周围不形成溶血环，称 γ 溶血或非溶血现象。这类细菌亦称非溶血性链球菌（Streptococcus non‐hemolytics），一般不致病。

【生物学性状】

1. 形态与结构　菌体呈球形或椭圆形，直径 $0.6 \sim 1.0 \mu m$，常呈链状排列。无鞭毛，不形成芽胞。在培养早期（ $2 \sim 4$ 小时）形成由透明质酸酶组成的荚膜，随着培养时间延长，透明质酸酶溶解，荚膜消失。细胞壁外有菌毛样结构，含 M 蛋白，有型特异性。革兰染色阳性，老龄菌或被中性粒细胞吞噬后可呈革兰阴性。

链球菌含有多种抗原成分，如：①多糖抗原：或称 C 抗原，是细胞壁的多糖成分，具有群特异性，是链球菌分群的依据，据此可将链球菌分为 A ~ V 共 20 群。其中，A、B、C 群多为乙型溶血性链球菌，D 群则为甲型溶血性链球菌或非溶血性链球菌，对人致病的多为 A 群。②蛋白质抗原：或称表面抗原，位于细胞壁 C 抗原外层，具有型特异性。A 群链球菌的蛋白质抗原有 M、T、R 和 S 四种，其中 M 抗原与致病性有关。M 抗原与人心肌有交叉反应，是风湿热的重要致病因子。③核蛋白抗原：又称 P 抗原，无特异性，各种链球菌都相同，为菌体的主要成分，并与葡萄球菌有交叉。

2. 培养特性　链球菌对营养要求较高，在含血液、血清、葡萄糖培养基上生长良好。在血清肉汤培养基中，链球菌易形成长链，呈沉淀生长；在血琼脂平板上，链球菌形成灰白色、透明或半透明、表面光滑、边缘整齐、直径为 $0.5 \sim 0.75mm$ 的细小菌落，多数 A 群链球菌菌落周围形成较宽的透明溶血环。

3. 抵抗力　链球菌抵抗力不强，不耐热，60℃，30 分钟就可被杀死，对常用消毒剂和青霉素等抗生素敏感。

【致病性与免疫性】

1. 致病性　化脓性链球菌主要是 A 群链球菌（与乙型溶血性链球菌有一定对应关系），通过飞沫、直接接触或污染物传播。

（1）致病物质　化脓性链球菌的主要致病物质有：①黏附素、脂磷壁酸与 M 蛋白（M protein）共同组成类菌毛样结构，介导细菌对宿主细胞的黏附。②侵袭性酶：化脓性链球菌可以产生多种具有侵袭作用的酶，以不同的方式促进链球菌向周围组织或经淋巴、血流扩散，如透明质酸酶（hyaluronidase）可分解细胞间质的透明质酸，易于细菌扩散；链激酶（streptokinase, SK）能使血液中纤维蛋白酶原变为纤维蛋白酶，可溶解血块或阻止血浆凝固，有利于细菌蔓延；链道酶（streptodornase, SD）能分解脓液中具有高度黏稠性的 DNA，使脓汁稀薄易于扩散。③链球菌溶素（streptolysin）：包括链球菌溶血素 O（streptolysin O, SLO）和链球菌溶血素 S（streptolysin S, SLS），SLO 为含有 –SH 基的蛋白质，对氧敏感，遇氧时，–SH 被氧化成 –SS –基失去溶血活性。此毒素能溶解红细胞、破坏白细胞、血小板，对心肌有急性毒性作用。SLO 抗原性强，85% ~90% 链球菌感染所致的咽喉炎和风湿热患者，于感染后 2 ~3 周至病愈后数月到 1 年内，可检出抗 "O" 抗体（antistreptolysin O, ASO），尤其是活动性风湿热患者，升高更显著。SLS 是一种小分子的糖肽，对氧稳定，无抗原性；血平板上菌落周围的溶血环即为 SLS 所致，对白细胞和多种组织细胞有破坏作用。④致热外毒素（pyrogenic exotoxin）：又称红疹毒素或猩红热毒素，是引起人类猩红热的主要毒性物质。由温和噬菌体基因编码，化学组成是蛋白质，有 A、B、C 3 个血清型，抗原性强，具有超抗原生物学活性。

（2）**所致疾病**　化脓性链球菌主要引起人类三类疾病：①化脓性感染：经呼吸道侵入引起扁桃体炎、咽炎、咽峡炎、中耳炎、气管炎、肺炎等；经皮肤创口侵入引起淋巴管炎、丹毒、蜂窝织炎、坏死性筋膜炎、脓疱疮等皮肤及皮下组织感染。②毒素性疾病：主要是猩红热，是常见于儿童的一种急性传染病。传染源为患者和带菌者，经呼吸道传播，潜伏期平均为 3 天。临床表现为发热、咽峡炎、全身弥漫性皮疹和疹退后皮肤脱屑。③超敏反应性疾病：如风湿热和急性肾小球肾炎等。目前认为其发病机制为 II、III 型超敏反应。上呼吸道感染的链球菌可引起风湿热，主要表现为多发性关节炎、心肌炎、心内膜炎、心包炎等。发病机制可能是免疫复合物沉积在心瓣膜或关节滑膜上引起；亦可能是 A 群链球菌的抗原与上述组织间存在共同抗原，由交叉反应造成病理损伤。皮肤感染的链球菌不引起风湿热。上呼吸道感染和皮肤感染的链球菌均可引起急性肾小球肾炎，临床表现为浮肿、尿少、血尿、蛋白尿、高血压等，病程 1 个月左右，多能自愈，预后良好。发病机制可能与免疫复合物在肾小球基底膜的沉积，及与肾小球基底膜有共同抗原所致。

2. 免疫性　链球菌感染后，机体可获得一定的免疫力，但链球菌型别多，各型之间无交叉免疫力，故常可反复感染。

【检测与防治】

1. 病原学检测　根据不同的疾病类型采集相应标本。创伤感染取脓汁，咽喉、鼻腔病灶用棉拭子取样，败血症取血液等。直接涂片与镜检，发现链状排列革兰阳性球菌可做初步诊断。也可将脓汁或棉拭子样品进行分离培养与鉴定，如有 β 溶血的菌落应与葡萄球菌鉴别；有 α 溶血菌落应与肺炎链球菌鉴别。抗链球菌溶血素"O"抗体（ASO）测定，简称抗"O"试验，可作为链球菌新近感染、急性肾小球肾炎和风湿热及其活动性的辅助诊断。血清中 ASO 超过 400 单位即有诊断意义。

2. 防治原则　通过控制和治疗传染源、切断传播途径等措施予以预防。对猩红热患者，应进行隔离治疗。对急性上呼吸道感染和扁桃体炎患者，应及时治疗，以防超敏反应性疾病的发生。

二、肺炎链球菌

肺炎链球菌（Steptococcus pneumoniae）常寄居在正常人的鼻咽腔。多数菌株不致病或致病力弱，仅少数菌株对人致病，是细菌性肺炎的主要病原菌。

【生物学性状】

1. 形态与结构　革兰阳性球菌，菌体呈矛头状，宽端相对，尖端向外，多成双排列。在痰液、脓汁中可呈单个或短链状排列。无鞭毛，无芽胞。在体内或含血清培养基中能形成荚膜。

2. 培养特性　兼性厌氧。对营养要求高，在含有血液或血清的培养基上才能生长。在血平板上，肺炎链球菌可形成细小、圆形、突起、表面光滑、湿润的菌落，菌落周围有草绿色 α 溶血环。若孵育时间大于 48 小时，则菌体溶解，在血平板上菌落中央下陷呈脐状。在血清肉汤中开始呈混浊生长，培养时间稍长培养基又变澄清。这与该菌能产生自溶酶（amidase）有关。

3. 抵抗力　对多种理化因素的抵抗力弱。对一般消毒剂敏感。但有荚膜的菌株对干燥的抵抗力强,在干燥的痰中可存活 1~2 个月。

【致病性与免疫性】

1. 致病性

(1) 致病物质   肺炎链球菌的致病物质有:①脂磷壁酸、神经氨酸酶:介导细菌对宿主细胞的黏附。②荚膜:是主要的毒力因子,有抗吞噬作用,并且可避免或减少溶酶体、补体、抗菌药物对细菌的损伤,利于细菌在体内生存和繁殖;有荚膜的光滑 (S) 型细菌失去荚膜成为粗糙 (R) 型时,其毒力减低或消失。③肺炎链球菌溶素 O (pneumolysin O):能与细胞膜上胆固醇结合,导致红细胞膜出现小孔,细胞溶解。

(2) 所致疾病   正常机体对肺炎球菌有较强的自然抵抗力,当机体免疫功能降低时,尤其是呼吸道病毒感染后、婴幼儿、老年体弱、营养不良者易发。肺炎链球菌由上呼吸道侵入,经支气管到达肺组织,在肺泡内大量繁殖,引起中性粒细胞浸润、红细胞和纤维素渗出,从而引起大叶性肺炎 (lobar pneumonia)。还可继发胸膜炎、脓胸,也可引起支气管炎、中耳炎、儿童化脓性脑膜炎等。

2. 免疫性   感染后体液中出现抗肺炎球菌荚膜多糖特异性抗体,可获得型特异性免疫,同型再感染者少见。

【检测与防治】

根据病变部位,采取痰液、脓液、血液或脑脊液等,直接涂片染色镜检,如发现典型的革兰阳性具有荚膜的双球菌,可初步诊断。肺炎链球菌多价荚膜多糖疫苗是预防肺炎链球菌感染的主要措施。肺炎链球菌感染可用青霉素治疗,应在治疗前做常规药物敏感试验。

三、其他致病链球菌

除上述两种链球菌外,对人类致病的尚有:

1. 甲型溶血性链球菌   又称草绿色链球菌 (viridans streptococcus),为上呼吸道、口腔、消化道正常菌群。较常见的有变异链球菌、唾液链球菌、咽峡炎链球菌等。变异链球菌与龋齿关系密切,可导致牙釉质、牙质脱钙,造成龋损。咽峡炎链球菌在拔牙或扁桃体手术时,可进入血流,一般情况下,少量菌很快被肝、脾、淋巴结和骨髓中的吞噬细胞清除,但心瓣膜有病损或人工瓣膜者,细菌可停留繁殖,引起亚急性细菌性心内膜炎。

2. B 群链球菌   又称无乳链球菌,能引起牛乳腺炎,危害畜牧业。现发现该菌也能感染人类,尤其是新生儿,可引起败血症、脑膜炎、肺炎等,死亡率较高。存活者可有痴呆、脑积水等后遗症。正常妇女阴道和直肠带菌率达 30% 左右,是新生儿感染的主要来源。

3. D 群链球菌   正常寄居在皮肤、上呼吸道、消化道和泌尿生殖道。作为条件致病菌可引起尿路感染、化脓性腹部感染、败血症等。老年人、青年女性、衰弱、肿瘤患者易感。

第四节   奈瑟菌属

奈瑟菌属 (Neisseria) 是 β 变形菌纲、奈瑟菌目、奈瑟菌科中的一群革兰阴性球菌，常成双排列。奈瑟菌属包括脑膜炎奈瑟菌、淋病奈瑟菌、干燥奈瑟菌、黏膜奈瑟菌等 23 个种/亚种。其中在人体可见 11 种，但对人致病的仅脑膜炎奈瑟菌和淋病奈瑟菌两种，其他均为正常菌群。除淋病奈瑟菌主要寄生在泌尿生殖道外，其他奈瑟菌多寄生在人鼻、咽喉和口腔黏膜上。

一、淋病奈瑟菌

淋病奈瑟菌（*Neisseria gonorrhoeae*）是引起人类泌尿生殖系统黏膜化脓性感染（淋病）的病原菌，俗称淋球菌。淋病是我国目前发病率最高的性传播疾病之一。

【生物学性状】

1. 形态与结构　革兰阴性球菌，直径 $0.6 \sim 0.8\mu m$。常成双排列，两菌接触面平坦，似一对咖啡豆。无鞭毛，无芽胞，有荚膜和菌毛。脓汁标本中，多数淋病奈瑟菌常位于中性粒细胞内。但慢性淋病病人的淋病奈瑟菌多分布在细胞外。

2. 培养特性　专性需氧，初次分离培养时须给 5% CO_2。营养要求高，巧克力（色）血琼脂平板是适宜培养基。最适生长温度为 $35℃ \sim 36℃$，低于 $30℃$ 或高于 $38.5℃$ 生长停止；最适 pH 值为 7.5。孵育 48 小时后，形成凸起、圆形、灰白色、直径 $0.5 \sim 1.0mm$ 的光滑菌落。根据菌落大小、色泽等分为 T1 ～ T5 五种类型。新分离菌为 T1、T2 型，菌落小、有菌毛。人工培养基转种后可转变为 T3、T4、T5 型，无菌毛。淋病奈瑟菌菌体易自溶，不易保存。

3. 抵抗力　淋病奈瑟菌对外界抵抗力弱。不耐干燥和寒冷，$55℃$ 加热 5 分钟即死亡。对一般化学消毒剂敏感，用 1% 苯酚处理 1 ～ 3 分钟或 1:4000 硝酸银处理 2 分钟可将其杀死。本菌易自溶。对青霉素、磺胺、大观霉素、环丙沙星等药物敏感，但近年报告耐药菌株增多。

【致病性与免疫性】

1. 致病性

（1）**致病物质**　淋病奈瑟菌致病涉及其多种结构与抗原，其菌毛有运动能力，可使细菌移动并黏附于泌尿生殖道和眼结膜上皮细胞表面，借助表面的 Opa 蛋白和脂寡糖（LOS）紧密结合宿主细胞表面受体；菌体有 3 种外膜蛋白（PI、PII 和 PIII），其中 PI（孔蛋白，为主要外膜蛋白）有破坏其细胞膜结构的完整性作用，其与菌毛配合导致细菌内化。PII（热修饰蛋白）有吸附于宿主细胞及促使形成微菌落的作用；淋病奈瑟菌还可产生 SIgA 酶，该酶能破坏黏膜表面 SIgA，有利于细菌黏附。淋病奈瑟菌有独特的全面免疫逃逸能力：Opa 蛋白结合免疫细胞受体可阻止其活化，不产生免疫记忆，细菌可在吞噬细胞中寄生、增殖；其与菌毛还可产生抗原变异，干扰免疫系统对菌体的识别。PIII（还原反应可修饰蛋白）可阻抑抗体的杀菌活性等。

（2）**所致疾病**　人类是淋病奈瑟菌的唯一宿主，主要通过性接触传播，其引起的淋病（gonorrhea）是人类重要的性传播疾病之一。母体患有淋菌性阴道炎或为带菌者时，婴儿可在通过产道时被感染；共用毛巾、污染的衣裤及寝具等也可有传播意义。

成人感染后可从无症状到出现急性或慢性化脓性炎症。无症状感染在女性多见（可达受染者 80%）。急性化脓性炎症在男性多累及前尿道及前列腺，女性则为尿道和子宫颈，主要表现为：尿频、尿痛、尿道口红肿发痒、尿道和宫颈可见脓性分泌物等。进一步可扩散为生殖系统慢性感染，如男性发生精囊精索炎和附睾炎，并可致不育；女性出现前庭大腺炎和盆腔炎等。胎儿通过产道可被感染，引起新生儿淋菌性结膜炎，患儿眼部有大量脓性分泌物排出，俗称"脓漏眼"。

2. 免疫性　人类对淋病奈瑟菌普遍易感。尽管淋病奈瑟菌感染出现抗体，但作用有限且不持久，慢性感染和再感染常见。

【检测与防治】

1. 病原学检测　用无菌棉拭子取泌尿、生殖道和子宫颈口分泌物，涂片镜检。如观察到中性粒细胞内有成双排列的革兰阴性菌时，具有诊断价值。涂片镜检阴性者，可进行标本的分离培养，淋病奈瑟菌抵抗力弱，为提高检出率，标本采集后应注意保湿、保温，并尽快送检。将标本接种于巧克力（色）血琼脂平板或 Thayer – Martin（T – M）培养基上，加入多黏菌素和万古霉素等抑制杂菌生长。在 35℃ ~36℃、5% CO_2 环境中培养 24 ~48 小时，挑选可疑菌落涂片、染色后镜检，同时做生化反应鉴定。另外，临床应用固相酶免疫试验（EIA）、直接免疫荧光法、PCR 技术可直接检测标本中淋病奈瑟菌的抗原和核酸，适用于快速诊断和流行病学调查。

2. 防治原则　开展防治性病的知识教育是重要措施。目前尚无有效的疫苗。女性无症状感染者较多，婴儿出生时，应常规用 1% 硝酸银或其他银盐溶液滴入两眼，以预防新生儿淋菌性结膜炎的发生。治疗采用青霉素类或头孢菌素类，并应注意配偶的诊治。

二、脑膜炎奈瑟菌

脑膜炎奈瑟菌（*Neisseria meningitidis*）又称脑膜炎球菌（meningococcus），是流行性脑脊髓膜炎（流脑）的病原菌。

【生物学性状】

1. 形态与结构　肾形或豆形革兰阴性双球菌，两菌接触面平坦或略向内陷，直径 0.6 ~0.8 μm。无鞭毛和芽胞。新分离的菌株大多有荚膜和菌毛。

2. 培养特性　营养要求较高，常用经过加温 80℃ 以上的巧克力（色）培养基培养，专性需氧，在 5% CO_2、50% 湿度的环境中生长更好。最适生长温度为 37℃，低于 30℃ 不生长。37℃ 孵育 24 小时后，形成直径 1.0 ~1.5mm 的无色、圆形、光滑、透明、似露滴状的菌落。在血平板上不溶血。在血清肉汤中呈混浊生长。能产生自溶酶，易自溶。

3. 抵抗力　对理化因素抵抗力弱。对寒冷、热、干燥、紫外线等均敏感，室温 3 小时即死亡，55℃ 加热 5 分钟即可被破坏。对常用消毒剂敏感，1% 苯酚、75% 乙醇、0.1% 苯扎溴铵均可使细菌迅速死亡。对磺胺、青霉素、链霉素等药物敏感。

【致病性与免疫性】

1. 致病性

（1）**致病物质**　①菌毛：有黏附于黏膜上皮细胞的作用，利于细菌定植；②荚膜：多糖荚膜有抗吞噬作用，能增强细菌的侵袭力；③脂寡糖（LOS）：细菌外膜上的 LOS 是脑膜炎奈瑟菌主要的致病物质，随菌自溶或死亡而释放，其作用同于脂多糖。

（2）**所致疾病**　人类是脑膜炎奈瑟菌唯一易感宿主，在人群中通常 5% ~15% 个体鼻咽部正常菌群中有其存在，流脑流行期间，正常人群带菌率可达 70% 以上。易感者可经飞沫或接触被污染的物品而感染，病菌在鼻咽腔繁殖，通常仅有轻微上呼吸道症状或无症状；如受染者免疫力低下或细菌毒力强，则细菌大量增殖后入血，释出 LOS 引起发热、皮肤出血瘀斑。极少数受染者细菌到达脑脊髓膜，引起化脓性炎症；患者多为 5 岁以下儿童，6 个月至 2 岁未接种流脑疫苗的儿童最多见，有剧烈头痛、喷射性呕吐、颈项强直等脑膜刺激症状，并因菌血症和败血症，有突发寒战高热，可因感染性休克而死亡。

2. 免疫性 机体对脑膜炎奈瑟菌的免疫性主要以体液免疫为主。显性、隐性感染和疫苗接种后可形成较强的免疫力。2 个月以内幼儿因自母体获有关抗体，基本不发病。

【检测与防治】

1. 病原学检测 取患者脑脊液、血液、皮肤瘀斑渗出液，直接涂片镜检，如在中性粒细胞内、外发现革兰阴性双球菌，具有诊断意义。接种培养检查，并做生化反应和玻片凝集试验鉴定可确诊。脑膜炎奈瑟菌易自溶，也可用对流免疫电泳、SPA 协同凝集试验和 ELISA 等方法快速诊断血液和脑脊液中的可溶性抗原，或 PCR 技术检测患者血液或脑脊液中存在的脑膜炎奈瑟菌 DNA。

2. 防治原则 针对易感人群注射流脑荚膜多糖疫苗进行特异性预防，常用多价疫苗，保护率可达90%，免疫力可维持 3 年以上。一旦发现流脑患者，要尽早采取隔离治疗，治疗首选青霉素和红霉素。

第四节 其他常见致病球菌

在人体内寄生的球菌还有许多，涉及细菌的多个门类，大多数是正常菌群的成员，少数作为机会致病菌引起人类感染，常见的如需氧的肠球菌属和厌氧的韦荣球菌属、消化链球菌属的一些成员。

一、肠球菌属

肠球菌属（Enterococcus）为厚壁菌门、芽胞杆菌纲、乳杆菌目、肠球菌科（Enterococcaceae）的革兰阳性球菌，成双或短链状排列，无芽胞，无明显荚膜，部分肠球菌有稀疏鞭毛。营养要求高，需氧及兼性厌氧，与链球菌的区别在于肠球菌能耐受温度范围大（10℃～45℃）、生长 pH 范围广泛（pH 4.5～10.0）、高盐（6.5% NaCl）环境，在40%胆汁培养基上可生长，并对许多抗菌药物（如复方增效磺胺、头孢菌素、克林霉素和中、低浓度的氨基糖苷类等）表现为固有耐药。

肠球菌属约有 20 个种/亚种，是肠道的正常栖居菌，可作为条件致病菌致病，在人体最常见的是粪肠球菌（*Enterococcus faecalis*）和屎肠球菌（*Enterococcus faecium*）。可引起化脓性感染。最常见的为尿路感染，其次为腹腔和盆腔等部位创伤和术后感染。肠球菌是目前革兰阳性菌中仅次于葡萄球菌属的重要医院感染病原菌。

检测取感染者的尿液、脓汁、胆汁、分泌物等，直接涂片染色镜检，可见呈短链排列的卵圆形革兰阳性球菌。分离培养后，挑取可疑菌落，进行触酶试验（通常阴性）、胆汁七叶苷试验（肠球菌分解七叶苷形成黑色菌落）和 6.5% NaCl 耐受试验，可初步鉴定到属；要鉴定到种还需要进行必要的生化试验。对具有临床意义的肠球菌应进行体外药敏试验。

二、韦荣球菌属

韦荣球菌属（Veillonella）为厚壁菌门、阴性壁纲（Negativicutes）、月单胞菌目（Selenomonadales）、韦荣球菌科（Veillonellaceae）。阴性壁纲的厚壁菌门细胞壁成分特殊，革兰染色不是阳性而是阴性。韦荣球菌属有 10 多个种，与人类健康密切相关的主要是小韦荣球菌（*Veillonella parvula*）、非典型韦荣球菌（*Veillonella atypic*）和殊异韦荣球菌（*Veillonella dispar*）。小韦荣球菌是该菌属的代表菌种，其直径 $0.3 \sim 0.6 \mu m$，常成双或成短链状排列，也是临床上最常见的厌氧革兰阴性球菌。

韦荣球菌属细菌为专性厌氧菌，营养要求高，培养时需加入乳酸、苹果酸、富马酸、草酰乙酸等营养成分，在含有万古霉素的乳酸盐厌氧血琼脂平板上形成较小、光滑、不透明、浅灰色、不溶血的菌落。韦荣球菌最为人知的能力为发酵有机酸（主要为乳酸）获取能量，其可将其他细菌产生的酸性产物转变成酸性更弱的产物，如乙酸、丙酸、二氧化碳，在避免口腔、肠道环境过酸有一定意义。小韦荣球菌不发酵葡萄糖、乳糖、麦芽糖和蔗糖等，硝酸盐还原试验阳性，触酶试验阳性。

韦荣球菌目前其致病机制尚不明，已较为明确的致病物质为其内毒素。常与牙龈炎、牙周炎和龋齿、组织炎、小儿腹泻或败血症等病症有关；并常与放线菌、类杆菌、链球菌等共同引起混合感染。

小韦荣球菌为人口腔中常见的厌氧菌之一，可从牙周袋、唾液、牙菌斑等标本中检出，也是人肠道正常菌群的成员。治疗多采用甲硝唑。

三、消化链球菌属

消化链球菌属（Peptostreptococcus）为厚壁菌门、梭菌纲、梭菌目、梭菌科（Clostridiaceae）中一个革兰阳性专性厌氧球菌属。消化链球菌属也是临床常见的革兰阳性厌氧球菌，已发现该菌属有 13 个种，其代表菌种为厌氧消化链球菌（*P. anaerobius*），存在于人体口腔、肠道、尿道、女性阴道及皮肤。

厌氧消化链球菌菌体呈球形或卵圆形，直径 $0.6 \sim 0.8 \mu m$，成对、短链或长链排列，无鞭毛，无芽胞；专性厌氧，营养要求高，必须在含血或血清的培养基上才能生长。生长较慢，厌氧环境中孵育 $48 \sim 72$ 小时，形成光滑、凸起、灰白色、不透明、不溶血的小菌落，培养物常有恶臭味。能发酵葡萄糖，不发酵乳糖、麦芽糖、蔗糖，对多聚茴香磺酸钠（SPS）特别敏感，5% SPS 滤纸片周围出现较大的抑菌环。

厌氧消化链球菌为机会性致病菌，在免疫功能低下或创伤时，寄生于口腔、肠道和女性生殖道的厌氧消化链球菌可通过多种途径引起机体各部位或各种组织的感染，如肺和胸腔、胸膜感染，腹腔和腹腔脏器感染，脑脓肿和脑膜炎，以及口腔、软组织和骨关节感染，可引起败血症；有时也见于厌氧菌的混合感染。厌氧消化链球菌对 β-内酰胺类抗生素敏感。

第十一章　致病杆菌

习惯上称表形为杆状的细菌为杆菌。对人类有致病性的杆菌种类很多，主要涉及生物分类中的变形菌门、厚壁菌门和放线菌门（见第十四章）等门中的若干菌属，其中临床常见重要种类主要集中在变形菌门的埃希菌属、沙门菌属、志贺菌属，厚壁菌门的梭菌属和芽胞杆菌属，本章将予以着重介绍。

第一节　埃希菌属

埃希菌属（Escherichia）在细菌分类学中的位置为变形菌门、γ‑变形菌纲（Gammaproteobacteria）、肠杆菌目（Enterobacteriales）、肠杆菌科（Enterobacteriaceae）。现已知有 7 个种，大肠埃希菌（*Escherichia coli*）为埃希菌属的典型菌种，俗称大肠杆菌。

【生物学特性】

1. 形态与结构　大肠埃希菌为 G^- 杆菌，大小为长 $1 \sim 3\mu m$，宽 $0.4 \sim 0.7\mu m$。多数有周身鞭毛，有菌毛，无芽胞，有微荚膜，一些病原菌株有酸多糖厚荚膜。大肠埃希菌有菌体抗原（O，脂多糖中的特异性多糖）、鞭毛抗原（H）和荚膜/表面抗原（K）三种基本抗原，它们是大肠埃希菌血清学分型的依据，标准血清型按 O∶K∶H 排列顺序表示。目前已明确的 O 抗原有 170 多种（因历史原因序号并不完全连续，下同），H 抗原有 50 多种，K 抗原有 60 多种；其中 K 抗原代表的成分较复杂，有时甚至与 O 抗原有重叠。临床上一般多用 O∶H 明确大肠埃希菌有关型别。

2. 培养特性　大肠埃希菌营养要求不高，在普通培养基上形成直径 $2 \sim 3mm$ 的圆形、微突起、灰白色的光滑型菌落。在肠道选择鉴别培养基上大多形成有色菌落。有些菌株在血培养基上形成 β 溶血。绝大多数大肠埃希菌能发酵乳糖，产酸并产气。典型大肠埃希菌的 IMViC 试验：吲哚试验（I），甲基红试验（M），VP 试验（Vi），枸橼酸盐利用试验（C），四项结果为 + + - -。

3. 抵抗力　大肠埃希菌抵抗力较强，56℃ 60 分钟、60℃ 15 分钟有些菌仍能存活。在自然界的水中可生存数周甚至数月，在低温的粪便中存活更久。

【致病性与免疫性】

大肠埃希菌是机体正常菌群成员，可为宿主提供一些营养成分，主要存在于肠道下段；其可条件致病，引起肠道外感染。一些菌株（血清型）因由质粒或噬菌体获得了致病性，通过粪－口传播，引起肠道感染，表现为严重食物中毒或腹泻。

1. 致病物质

（1）菌体结构与成分 大肠埃希菌的菌毛为定植因子，可使大肠埃希菌紧密黏附在泌尿道或肠黏膜细胞表面，避免因尿液的冲刷或肠道的蠕动而清除。K 抗原、T3SS 等也与黏附有关。从人类肠外感染中分离出的大肠埃希菌多能产生溶血素，其中溶血素 A 与泌尿系感染致病有关。此外，LPS、载铁体（细菌的酶组分）在致病中也有重要作用。

（2）外毒素 某些血清型大肠埃希菌能产生一些外毒素，如肠毒素、志贺样毒素等。如肠产毒型大肠埃希菌产生的肠毒素，可分为耐热肠毒素（heat stable enterotoxin，ST）和不耐热肠毒素（heat labile enterotoxin，LT）两种，均由质粒编码。LT 与霍乱弧菌产生的肠毒素相似，作用于肠黏膜细胞内腺苷环化酶，使胞内 ATP 转化为 cAMP，导致肠黏膜细胞内水、电解质等过度分泌至肠腔，引起严重腹泻。ST 通过聚集肠黏膜细胞上的鸟苷环化酶，使胞内水、电解质分泌量增多而导致腹泻。

2. 所致疾病

（1）肠外感染 大肠埃希菌寄居部位改变，可引起肠道外感染，例如泌尿系统化脓性炎症、手术后伤口感染、腹膜炎、阑尾炎、败血症、新生儿大肠埃希菌脑膜炎等。其中泌尿系统化脓性炎症最常见。引起泌尿系统感染的大肠埃希菌常来源于病人肠道，由于不良生活习惯，细菌可逆行引起尿道炎、膀胱炎、肾盂肾炎等。由于女性尿道较短，距肛门较近，故女性泌尿道感染率高于男性。插管及膀胱镜检查也可以带进细菌造成感染。常见引起尿路感染的主要有 O1、O2、O4、O6、O7、O16、O18、O75 等型，这些血清型的大肠杆菌称为尿路致病性大肠埃希菌（uropathogenic *E. coli*，UPEC）。

（2）肠道感染 主要表现为腹泻，已明确有 5 种类型致病性大肠埃希菌：肠产毒型大肠埃希菌（enterotoxigenic *E. coli*，ETEC）、肠侵袭型大肠埃希菌（enteroinvasive *E. coli*，EIEC）、肠致病型大肠埃希菌（enteropathogenic *E. coli*，EPEC）、肠出血型大肠埃希菌（enterohemorrhagic *E. coli*，EHEC）和肠集聚型大肠埃希菌（enteroaggregative *E. coli*，EAEC），其所致疾病及机制见表 11 –1。

表 11 –1 引起胃肠炎的大肠埃希菌和主要致病机制

菌株	部位	主要致病机制	所致疾病及症状
肠产毒型大肠埃希菌 ETEC	小肠	质粒介导耐热肠毒素（ST）和不耐热肠毒素（LT），致使细胞内液和电解质大量分泌。	婴幼儿及旅游者腹泻。有水样便、恶心、呕吐、低热等。
肠侵袭型大肠埃希菌 EIEC	大肠	质粒携带侵袭性基因，编码外膜蛋白插入细胞膜，侵袭结肠黏膜上皮细胞，导致大量水泻与发热	成人和儿童腹泻，发热。可引起暴发性流行
肠致病型大肠埃希菌 EPEC	小肠	质粒编码的紧密黏附素（intimin）介导细菌和细胞的紧密结合，可侵入细胞，导致炎症反应；产生肠毒素引发严重腹泻。	婴幼儿腹泻，水样便、无血便。恶心、呕吐、发热
肠出血型大肠埃希菌 EHEC	大肠	溶原性噬菌体编码志贺样毒素（Vero 毒素），中断蛋白质合成，引起血性腹泻和炎症反应。最常见的血清型是 O157：H7。	出血性结肠炎和溶血尿毒综合征。剧烈腹痛、血便，可并发血小板减少

续表

菌株	部位	主要致病机制	所致疾病及症状
肠集聚型大肠埃希菌 EAEC	小肠	质粒编码的束状菌毛（bundle forming pili，Bfp）及集落定居素使细菌在细胞表面聚集；产生肠耐热毒素等导致大量液体分泌	婴幼儿、旅行者持续性腹泻，脱水、低热，偶有血便

【检测与防治】

1. 病原学检测　大肠埃希菌引起的肠外感染和肠内感染，其检测方法有所不同：

（1）肠外感染　根据不同疾病分别采取中段尿、血液、脓汁、分泌物、脑脊液等不同标本。脓汁、分泌物等可直接涂片，液体标本则低速离心取沉淀物涂片，革兰染色镜检。标本接种在肠道鉴别培养基中，挑选可疑菌落，通过生化反应进行鉴定。尿路感染除检测大肠埃希菌外，还应检测尿液中的细菌总数，当尿液含菌量每毫升 ≥10 万个时，具有诊断价值。

（2）肠道感染　采集粪便，接种于鉴别培养基，37℃孵育 18～24 小时后，挑取可疑菌落，涂片染色镜检，并通过生化反应和血清学试验鉴定。再分别用 PCR、ELISA、核酸杂交等检测方法，明确引起胃肠炎的大肠埃希菌类型。

2. 大肠埃希菌在卫生细菌学检查中的应用　大肠埃希菌随粪便排出，易污染环境、水源和食品。故饮水、食品、药品等的卫生学检查常以细菌总数和大肠菌群数作为指标。样品检测到大肠菌群，表明样品被粪便污染，也间接表明可能有肠道致病菌污染。

（1）细菌总数　检测每毫升或每克样品中所含细菌的总数。我国卫生标准规定，每毫升饮用水、瓶装水、果汁中细菌总数不得超过 100 个。

（2）大肠菌群数　每升样品中的大肠菌群数。我国卫生标准规定：每 1000mL 饮用水中大肠菌群数不得超过 3 个；每 100mL 瓶装水、果汁中大肠菌群数不得超过 5 个。国家药典规定，口服药物（如中药的丸剂、糖浆、汤药等）不得检出大肠埃希菌。

3. 防治原则　加强饮食卫生监督检查，避免食用不洁的食物或污染的水源。

UPEC 多发生在医院内感染，因此，要实施严格的消毒措施，尿道插管、膀胱镜检查等应严格无菌操作。治疗可选用黄连素、链霉素、卡那霉素、诺氟沙星等，但极易产生耐药性，应根据药敏试验选药用药。

第二节　沙门菌属

沙门菌属（Salmonella）属于肠杆菌科的一群形态结构、生化反应和抗原构造近似的革兰阴性杆菌，广泛分布在自然界，宿主范围广泛，软体动物、环形动物、节肢动物、冷血动物、家禽家畜及野生脊椎动物均可带菌。最初以临床所致疾病予以命名，例如伤寒、副伤寒、肠炎沙门菌、鼠伤寒沙门菌、猪霍乱沙门菌等。后来研究发现，此命名尚有许多缺陷，目前根据基因和生物学差异进行分类命名，沙门菌属被分为肠道沙门菌（*Salmonella enterica*）和邦戈沙门菌（*Salmonella bongori*）两个种，肠道沙门菌又分为 6 个亚种，从人和温血动物分离出的血清型归在肠道沙门菌肠道亚种（*S. enterica subspecies enterica*），含有许多血清型，其中仅少数对人致病，且多为人兽共患。只寄生于人体的是伤寒沙门菌（*Salmonella typhi*）和甲型副伤寒沙门菌（*Salmonella paratyphi A*），主要引起人类伤寒、副伤寒，食物中毒和败血症等。

【生物学特性】

1. 形态与结构　沙门菌属为 G⁻ 杆菌，0.6~1.0μm×2.0~4.0μm，有菌毛、无芽胞，多有鞭毛。沙门菌属细菌有菌体（O）抗原和鞭毛（H）抗原，它们是血清学分型的依据。沙门菌属至少有 65 种 O 抗原，以阿拉伯数字顺序排列，每个沙门菌血清型含一种或多种 O 抗原。其 H 抗原有两相，第 I 相又称特异相，可用于沙门菌属特异性分型，用 a、b、c 等表示；第 II 相特异性低，又称非特异相，为多种沙门菌共有，用 1、2、3 等表示；有些沙门菌还可只有 I 相 H 抗原（称单相菌），一个血清型的两相 H 抗原可有多种，使沙门菌的血清型甚多；人体常见沙门菌抗原组成见表 11－2。少数菌具有与大肠埃希菌 K 抗原类似的表面抗原，与细菌毒力相关，故称为 Vi（virulence）抗原，有抗吞噬作用，可抑制 O 抗原与相应抗体的凝集。

表 11－2　人体常见沙门菌的抗原组成

沙门菌血清型（株）名	O 抗原/ Vi	H 抗原 I 相	H 抗原 II 相
伤寒沙门菌	9, 12, Vi	d	—
甲型副伤寒沙门菌	1, 2, 12	a	—
肖氏沙门菌（乙型副伤寒沙门菌）	1, 4, 5, 12	b	1, 2
希氏沙门菌（丙型副伤寒沙门菌）	6, 7, Vi	c	1, 5
鼠伤寒沙门菌	1, 4, 5, 12	i	1, 2
猪霍乱沙门菌	6, 7	c	1, 5
肠炎沙门菌	1, 9, 12	g, m	

2. 培养特性　沙门菌属为兼性厌氧菌，营养要求不高，在普通培养基上即可生长，在 SS 选择培养基上形成中等大小、圆形、无色半透明的菌落。不分解乳糖，能发酵葡萄糖、麦芽糖和甘露醇。生化反应对沙门菌属的鉴定有重要意义。

3. 抵抗力　沙门菌在水中能存活 2~3 周，粪便中存活 2~3 个月，在冰冻土壤中可过冬，60℃ 15 分钟可被杀死。对常用消毒剂敏感，在 5% 石炭酸中 5 分钟死亡。但对胆盐、煌绿等的耐受性较其他肠道菌强，故用作沙门菌选择培养基的成分。

【致病性与免疫性】

1. 致病性

（1）致病物质　沙门菌的致病物质主要有：①侵袭力：沙门菌的侵袭力包括 Vi 抗原和分泌系统（T3SS）。Vi 抗原能抵抗吞噬细胞的吞噬，也能阻挡补体的溶菌作用。T3SS 是沙门菌重要的毒力因子，有分别为 SPI（Salmonella pathogenicity island）I 和 II 编码的两套 T3SS，可介导细菌对肠黏膜的侵入及随后的全身性疾病。当沙门菌由消化道摄入后，被小肠黏膜表面派氏节 M 细胞摄取，进入上皮下淋巴组织，由巨噬细胞吞噬，菌体内过氧化氢酶和超氧化物歧化酶能保护细菌免受胞内杀菌机制的杀伤，诱导巨噬细胞凋亡。沙门菌释放出后与上皮细胞接触，激活 T3SS，通过激活信息传导系统引发细胞骨架重排，细菌以胞饮的方式内化并在细胞内增殖，导致宿主细胞死亡。细菌进一步扩散并进入毗邻淋巴组织。②LPS：细菌崩解后释放的 LPS 可引起体温升高，白细胞减少，刺激肠黏膜炎症反应等。LPS 激活补体，产生大量的 C3a、C5a 及诱导免疫细胞产生大量 TNF - α、IL - 1、IFN - γ 等细胞因子，严重者可导致感染性休克。③肠毒素：个别沙门菌如鼠伤寒沙门菌可产生肠毒素，其性质类似产毒性大肠埃希菌的肠毒素，使肠黏膜细胞分泌大量体液及电解质。

（2）**所致疾病**　传染源为病人和带菌者，经粪 - 口途径传播，人类沙门菌感染有如下 3 种类型：

肠热证：肠热证（enteric fever, typhoid fever）包括伤寒沙门菌引起的伤寒和副伤寒沙门菌等引起的副伤寒。病原菌经口进入人体到发病的时间与感染菌量有关，短则 3 天、长可达 50 天左右，一般潜伏期 2 周左右。致病菌经口侵入机体，进入小肠后，黏附和穿过黏膜上皮细胞，到达肠壁固有层淋巴组织，在巨噬细胞内增值后，部分细菌经淋巴液到达肠系膜淋巴结大量繁殖，经胸导管进入血流，出现第一次菌血症。细菌随血流进入肝、脾、肾、骨髓、胆囊等器官，病人出现发热，不适，全身疼痛等症状（相当于病程第 1 周）。细菌在这些器官繁殖后再次入血，形成第二次菌血症，病人症状逐渐加重，持续高热（39℃ ~40℃），胸腹部等处皮肤有玫瑰疹，相对缓脉，肝脾肿大，外周血白细胞明显减少。肾脏中的细菌随尿排出，此时尿中细菌检出率较高；胆囊中细菌可随胆汁进入肠道，一部分随粪便排出（此时粪便中细菌检出率也较高）；有部分细菌再次侵入肠壁淋巴组织，使已致敏的组织发生迟发型超敏反应，导致溃疡和坏死，严重者发生肠出血、肠穿孔等并发症（相当于病程的 2 ~3 周）。如果没有并发症，随着特异性免疫功能的建立，病人逐渐恢复。典型病例病程 3 ~4 周。目前所见的肠热症临床表现以轻型和不典型为主。

伤寒与副伤寒症状消失后 1 年或更长时间内，部分病人胆囊或尿道仍可存留病原菌，其粪便或尿中能检出相应沙门菌，成为无症状带菌者，是重要的传染源。

胃肠炎（食物中毒）：是最常见的沙门菌感染，主要因摄入大量被鼠伤寒沙门菌、肠炎沙门菌、猪霍乱沙门菌等污染的食物（禽、畜肉类食品、蛋类、奶及奶制品等）引起。病人出现发热、恶心、呕吐、腹痛、水样便，偶有黏液或脓性腹泻。一般沙门菌胃肠炎多在 2 ~3 天自愈，并很少成为带菌者。但严重婴幼儿及体弱者可出现脱水、休克，肾功能衰竭甚至死亡。

败血症：可由猪霍乱沙门菌、鼠伤寒沙门菌、肠炎沙门菌、希氏沙门菌等引起，患者多为儿童和免疫力低下的成人。细菌从肠道入血，引起败血症，细菌随血流可导致脑膜炎、骨髓炎、胆囊炎、心内膜炎等。肠道症状不明显，粪便培养阴性，血培养阳性。

2. 免疫性　沙门菌是胞内寄生菌，细胞免疫是主要的防御机制。对致病过程中存在于血流和细胞外的沙门菌，特异性抗体有辅助杀菌作用。肠道局部产生的 SIgA 在沙门菌胃肠炎的恢复上起重要作用。肠热症后可获得牢固的免疫力，一般不再感染。其他类型感染，感染后免疫力不持久。

【检测与防治】

1. 病原学检测

（1）**标本采集**　急性胃肠炎取可疑食物、粪便、呕吐物，败血症取血液，肠热症可根据病程不同采集不同标本，如第 1 周取外周血、第 2 周采集粪便、第 3 周采集尿液、第 1～3 周均可取骨髓，骨髓培养阳性率较高而且持久。

（2）分离培养与鉴定　胆汁或胆盐有利于沙门菌的生长，常用于血液或骨髓标本的增菌肉汤培养基中。粪便和尿的离心沉淀物可直接接种于"SS"等肠道选择培养基或其他肠道鉴别培养基中。37℃培养 24 小时后，挑取无色半透明的乳糖不发酵菌落接种至双糖或三糖铁培养基，进一步做生化反应和沙门菌多价抗血清的玻片凝集试验予以确定。

（3）肥达试验　肥达试验（Widal test）是用已知的伤寒沙门菌 O 抗原和 H 抗原以及甲型副伤寒沙门菌、肖氏沙门菌和希氏沙门菌 H 抗原与病人血清做定量凝集试验，检测病人血清中的相应抗体及其效价。肥达试验结果必须结合临床症状、病程及当地的流行病学等情况进行判断分析。①正常值：因预防接种、隐性感染，或其他菌的交叉感染，正常人体内有少量相应抗体。一般伤寒沙门菌 O 抗体效价≥1:80，H 抗体效价≥1:160，引起副伤寒的沙门菌 H 抗体效价≥1:80 时才有诊断价值，此效价随地区不同也有差异。②动态观察：发病初期及 2 周后分别重复检测，如抗体效价依次递增，或后者效价≥前者效价的 4 倍，有诊断意义。③ O 抗体和 H 抗体的特点：O 抗体为 IgM，出现早，消退快，持续时间为 6 个月左右，消退后不易受其他病原体非特异性刺激而重现；H 抗体为 IgG，出现晚，持续时间长，消退后容易受非特异性病原刺激再次短暂出现。如果 O 抗体和 H 抗体效价均超过正常值，则患伤寒与副伤寒可能性大，若两者均低则可能性小；若 O 不高而 H 高，可能是曾经感染或预防接种或非特异性回忆反应；若 O 高而 H 不高，可能是感染早期或其他沙门菌的交叉感染。有少数患者，由于早期使用大量或多种抗生素，或免疫功能低下等原因，整个病程中，肥达试验结果始终在正常范围内。

（4）伤寒带菌者检查　一般用血清学方法检测可疑人员血清中 Vi 抗体进行筛查，若效价≥1:10 时，再反复取其粪便、尿液等进行病原菌分离培养，以确定是否为伤寒带菌者。

（5）快速诊断　可采用 ELISA 法快速诊断粪便、尿液、血清中的沙门菌可溶性抗原，亦可采用 PCR 等分子生物学技术进行快速诊断。

2. 防治原则　加强饮水、食品等的卫生监督管理，防止沙门菌感染的人和动物的粪便污染水和食品，切断消化道感染的传播途径。预防食物中毒，主要是加强禽畜产品的检疫和食品卫生管理，肉类和蛋类等制品要彻底烹饪。伤寒、副伤寒特异预防可采用伤寒沙门菌 Ty21a 减毒口服活疫苗或伤寒 Vi 荚膜多糖疫苗。

治疗伤寒、副伤寒曾选用氯霉素，由于氯霉素对骨髓的毒性作用及耐药菌株的广泛出现，目前使用有效药物主要是环丙沙星等抗生素。

第三节　志贺菌属

志贺菌属（Shigella）属肠杆菌科，包含痢疾志贺菌（*Shigella dysenteriae*）、福氏志贺菌（*Shigella flexneri*）、鲍氏志贺菌（*Shigella boydi*）和宋内志贺菌（*Shigella sonnei*）4 种。

【生物学特性】

1. 形态与结构　志贺菌属细菌为革兰阴性短小杆菌，长 2.0～3.0μm，宽 0.5～

0.7μm，有菌毛。志贺菌属细菌有 O 抗原、K 抗原。O 抗原有群、型特异性，可借此将志贺菌分为 A、B、C、D 4 个群（见表 11 - 3）及 50 多个血清型（包括亚型）。在现代分类中，志贺菌虽按标准应归为 1 个种，且其与埃希菌属亲缘关系很近，应合并处理，但为照顾医学习惯仍保留本属 4 种（对应 4 个血清群），我国细菌性痢疾常见的病原菌为福氏志贺菌和宋内志贺菌。

表 11 - 3　志贺菌属的分类

菌种	群	血清型	发酵甘露醇	鸟氨酸脱羧酶
痢疾志贺菌	A	15 个血清型/亚型	-	-
福氏志贺菌	B	16 个血清型/亚型	+	-
鲍氏志贺菌	C	C 1 ~ 18	+	-
宋内志贺菌	D	D 1	+	+

2. 培养特性　营养要求不高，在普通琼脂平板上生长良好，形成中等大小、半透明的 S 型菌落（志贺菌属中的宋内菌常出现扁平 R 型菌落）。在 SS 等选择培养基上形成无色半透明菌落；可分解葡萄糖，产酸不产气，IMViC 试验结果为 - + - -。

3. 抵抗力　志贺菌抵抗力比其他肠道杆菌弱，加热 60℃ 15 分钟、阳光直接照射 30 分钟均可灭活。对酸及许多消毒剂敏感，如 1% 石炭酸或新洁尔灭均可将其灭活。志贺菌在污染食品及瓜果、蔬菜上可生存 10 天左右，在冰块中可存活 96 天。在粪便中由于其他肠道菌产酸或噬菌体的作用，可使本菌在数小时死亡，因此粪便标本应迅速送检。

【致病性与免疫性】

1. 致病性

（1）**致病物质**　涉及侵袭力、内毒素和外毒素。①侵袭力：志贺菌只有进入肠黏膜后才能致病，其靶细胞为回肠末端和结肠黏膜的上皮细胞。志贺菌通过激活 T3SS 诱导肠黏膜上皮细胞膜内陷，形成吞噬小泡，细菌在细胞内繁殖，并进入毗邻细胞，在细胞间传播，使肠壁的完整性遭到破坏进而到达较深层组织，加速细菌的扩散。编码与志贺菌黏附、侵袭及细胞间扩散等活性的基因存在于 140MD 的质粒上，若此质粒丢失，则有毒株即成为无毒株。②内毒素：志贺菌所有菌株都有毒性极强的内毒素，直接作用于肠黏膜，破坏肠黏膜上皮细胞，形成溃疡、出血，出现脓血黏液便；刺激肠壁自主神经，导致肠功能紊乱，肠蠕动失调和痉挛，出现腹痛、里急后重等症状。③LPS：引起炎症、发热、甚至中毒性休克等症状。④外毒素：某些志贺菌产生志贺毒素（Shiga toxin，ST），该毒素能引起 Vero 细胞病变，故又称为 Vero 毒素（Vero toxin，VT）。ST 由 1 个 A 亚单位和 5 个 B 亚单位组成，分别由位于染色体上的 stxA 和 stxB 基因编码。B 亚单位与宿主细胞糖脂结合，把 A 亚单位导入细胞内，可作用于核糖体阻断宿主细胞蛋白质的合成，引起肝细胞和肠黏膜细胞损伤等；ST 还可表现出神经毒性及肠毒性，可引起昏迷、假性脑脊髓膜炎、麻痹及水样泻等。

（2）**所致疾病**　志贺菌引起细菌性痢疾（简称菌痢），是最常见的肠道传染病。传染源为病人或带菌者，无动物宿主。传播途径为粪 - 口途径。痢疾志贺菌所致病情较严重，宋内菌引起的症状较轻，福氏菌介于二者之间，但排菌时间长，易转为慢性。我国常见的为后两者。菌痢有急性、慢性和中毒性三种类型。①急性菌痢：发病前常有1～3天潜伏期，起病急，有发热，腹痛，里急后重，脓血黏液便等典型症状。②慢性菌痢：多因急性菌痢治疗不彻底，或机体抵抗力低、营养不良或伴有其他慢性疾病时转化而成，病程多在2个月以上，迁延不愈或时愈时发。部分患者可成为带菌者。③中毒性菌痢：多见于儿童，常无明显的消化道症状而表现为高热、休克、意识障碍等全身中毒症状，可因呼吸和循环衰竭导致病人死亡。

2. 免疫性 志贺菌感染后大多数人体内可产生抗体，但是志贺菌几乎只限于肠道，一般不入血，抗感染免疫主要为消化道黏膜 SIgA 产生的局部免疫，但病后免疫力不牢固，又由于志贺菌血清型的型别多，不能阻止再感染。

【检测与防治】

1. 病原学检测 可疑菌痢患者应于抗生素应用前，采取粪便的脓血或黏液部分立即送检。如不能及时送检，则保存于30%甘油缓冲保存液或运送培养基中。中毒性菌痢或慢性患者可取肛拭子。标本接种于肠道鉴别或选择培养基上，37℃培养24小时，挑取无色半透明的可疑菌落，行生化反应和血清学检查，确定其菌种（群）和菌型。也可用免疫荧光菌球法或协同凝集试验进行快速诊断。该方法简便，快速，特异性高。

2. 防治原则 预防措施可采用控制传染源、切断传播途径等措施，如：加强饮食和饮水卫生，早期治疗隔离病人和带菌者。志贺菌耐药强，易产生多重耐药，抗菌治疗时应该注意（同一菌株可产生对5～6种或更多种药物的耐药，对链霉素、氯霉素、磺胺的耐药率较高）。可选用黄连素、吡哌酸、诺氟沙星、氧氟沙星等药物进行治疗。

第四节 厌氧芽胞梭菌属

厌氧芽胞梭菌属（Clostridium）是一群 G^+ 杆菌，能产生芽胞，对外界抵抗力强，分类归为厚壁菌门、梭菌纲（Clostridia）、梭菌目、梭菌科（Clostridiaceae）。因芽胞直径大于菌体宽度，使菌体膨大呈梭形，传统上称梭状芽胞杆菌。其广泛分布于自然界中，常存在于土壤、人和动物肠道中。多数为非致病菌，少数为致病菌。常见致病厌氧芽胞梭菌主要有破伤风梭菌（*Clostridium tetani*）、产气荚膜梭菌（*Clostridium perfringens*）、肉毒梭菌（*Clostridium botulinum*）和艰难梭菌（*Clostridium difficile*）等。

一、破伤风梭菌

【生物学特性】

1. 形态与结构 破伤风梭菌菌体细长，长0.5～1.7μm，宽2.1～18.1μm。周身鞭毛，无荚膜。芽胞正圆形，位于菌体顶端，芽胞直径大于菌体横径，所以破伤风梭菌呈鼓槌形。

2. 培养特性 破伤风梭菌严格厌氧，血平板培养有微透明溶血环，菌落中心紧密，四周疏松，边缘呈羊齿状。庖肉培养基上肉渣微黑，有气体，有腐臭味。生化反应不活泼，不发酵糖类，不分解蛋白质。

3. 抵抗力 芽胞抵抗力强，100℃ 1 小时可被破坏，在土壤中可存活几十年，繁殖体对青霉素敏感。

【致病性与免疫性】

1. 致病性 破伤风梭菌由伤口侵入人体，感染的重要条件是局部伤口形成厌氧微环境，如伤口窄而深（如刺伤、枪伤、扎伤等）、坏死组织较多（如大面积烧伤等）、伴有其他需氧菌共同感染、伤口沾有泥土或异物等。

（1）致病物质 破伤风梭菌的侵袭力不强，其致病物质主要是在伤口局部繁殖后产生的破伤风溶素（tetanolysin）和破伤风痉挛毒素（tetanospasmin）：①破伤风溶素：对氧敏感可溶解红细胞、粒细胞、巨噬细胞、血小板等，对破伤风的致病作用尚不清楚。②破伤风痉挛毒素：是主要的致病物质，系分子量约 150 kDa 的多肽，由 A（轻链）和 B（重链）两个亚单位组成。毒素在伤口局部产生后，B 亚单位通过与神经肌肉接点处运动神经元特异性受体结合，促进 A 亚单位进入神经细胞并由细胞膜包裹 A 亚单位形成小泡，小泡沿轴突逆行至运动神经元胞体，通过跨突触运动进入中枢神经系统。A 亚单位为毒性部分，是一种锌内肽酶（zinc endopeptidase），可使储存有抑制性神经介质（γ - 氨基丁酸、甘氨酸）小泡上膜蛋白改变，从而阻止抑制性神经介质的释放，导致肌肉持续强烈地收缩。破伤风痉挛毒素为神经毒素，毒性极强，仅次于肉毒素。小鼠腹腔注入的半数致死量（LD_{50}）为 0.015ng，对人的致死量小于 1μg。痉挛毒素易被肠道蛋白酶破坏，故口服无致病作用；经甲醛处理脱毒可制成类毒素。

（2）所致疾病 引起破伤风，潜伏期几天至数周，典型的症状是咀嚼肌痉挛导致的苦笑面容、牙关紧闭，持续性背部痉挛所致角弓反张等症状，可因呼吸肌痉挛而窒息死亡。新生儿破伤风俗称脐风、七朝风，系分娩接生操作不卫生引起破伤风梭菌感染所致，病死率高。

2. 免疫性 因破伤风痉挛毒素毒性很强，极微量毒素即可使人死亡，尚不足以诱发机体产生足量抗体，故病愈后仍应进行人工主动免疫，使其获得有效的免疫力。

【检测与防治】

1. 病原学检测 主要依据病史和典型的临床症状即可诊断。因伤口直接涂片或用疱肉培养基厌氧培养阳性率很低，故一般不进行细菌培养。

2. 防治原则 破伤风一旦发病治疗效果不佳，应以预防为主。

（1）清创 防止厌氧微环境形成是重要的预防措施，所以尽早清创扩创，清除异物，切除坏死组织，用 3% 过氧化氢或 1∶400 高锰酸钾冲洗伤口。

（2）预防 预防破伤风是防治破伤风的重要措施，主要有：①人工主动免疫：对感染几率较大的人如军人、儿童等注射破伤风类毒素。小儿接种含有白喉类毒素、百日咳死菌苗、破伤风类毒素的白百破三联疫苗（DPT），可同时获得对这三种常见病的免疫力。②人工被动免疫：用于紧急预防，受伤后，应及时注射 1500~3000 单位纯化的破伤风抗毒素（TAT），症状严重者可加倍。

（3）治疗 ①特异性治疗：对已发病者应早期足量注射 TAT，一旦毒素与特异性受体结合，抗毒素就不能中和其毒性。一般剂量为 10 万~20 万单位。由于是用破伤风类毒素免疫马获得的马血清纯化制剂，故须做皮肤试验，避免发生超敏反应。必要时可采用脱敏注射法。近年来，开始使用人抗破伤风免疫球蛋白（HTIG），疗效优于 TAT，并且不引起超敏反应。②抗菌治疗：可采用大剂量青霉素等抗生素辅助治疗。

二、肉毒梭菌

【生物学特性】

肉毒梭菌为 G⁺杆菌，长约 0.9μm，宽 4 ~6μm，有周身鞭毛，无荚膜；芽胞为椭圆形，位于次极端，直径大于菌体，整体呈汤匙状或网球拍状。本菌在严格厌氧条件下可在普通平板上生长；在卵黄培养基上，菌落周围形成混浊圈。肉毒梭菌芽胞抵抗力很强，能耐受 100℃高温 1 小时及高压蒸汽灭菌 30 分钟。

【致病性与免疫性】

肉毒梭菌在厌氧条件下可产生毒性极强的肉毒毒素。该毒素为神经毒素，是迄今为止发现的毒性最强的物质，1mg 能杀死 2 亿只小鼠，对人的致死量约为 0.1μg。肉毒毒素对酸和消化酶的抵抗力较强，能耐受胃酸 24 小时，但是不耐热，100℃ 1 分钟即能灭活。根据毒素的抗原性不同肉毒毒素分为 A ~ G 型，大多菌株只产生一种类型毒素。我国肉毒中毒多由 A 型毒素引起。

肉毒梭菌主要引起：①食物中毒：食品制作过程中如被肉毒梭菌污染，肉毒梭菌在厌氧环境中增殖、产生肉毒毒素，食入被肉毒毒素污染的食物造成食物中毒。肉毒毒素引起的食物中毒通常没有明显的胃肠道症状，主要为神经末梢麻痹，从乏力、头痛发展为眼部肌肉麻痹、面部肌肉麻痹（面无表情）、咽部肌肉麻痹（吞咽困难），最终呼吸肌麻痹，导致死亡。国外肉毒中毒常源于罐头、香肠、腊肉制品，国内多为发酵豆制品（臭豆腐、豆瓣酱）、发酵面制品（甜面酱）等。②肉毒梭菌感染：肉毒梭菌感染伤口后，长期寄居于伤口处，释放毒素，毒素吸收后导致发病，表现为长期乏力，多无胃肠道症状，潜伏期较长，发病率低。③婴儿肉毒病：1 岁以下，特别是 6 个月以内的婴儿，食用肉毒梭菌污染的食物（如蜂蜜、奶粉等），因肠道缺乏能拮抗肉毒梭菌的正常菌群而感染，出现便闭、吸吮及啼哭无力、吞咽困难、眼睑下垂及其他肉毒毒素食物中毒症状，通常病程较长（1 ~3 个月），死亡率不高。病后无免疫力，原因与破伤风相同。

【检测与防治】

1. 病原学检测　病原学检查重点是检查肉毒毒素。疑似食物中毒及婴儿肉毒病患者可取剩余食物、呕吐物、粪便等 80℃加热 10 分钟，杀灭所有细菌的繁殖体，接种于血平板或肉渣培养基，经厌氧培养分离病原体，涂片染色镜检；将培养液接种于小鼠腹腔，若于 1 ~2 天后出现眼睑下垂、四肢麻痹等，为毒力试验阳性。也可同时检测粪便、血清或和食物中毒素的活性或用 PCR 技术快速检测肉毒梭菌。

2. 防治原则　应以预防为主，加强食品卫生管理和监督。食品 80℃加热 20 分钟，破坏肉毒毒素。对病人，应尽快根据症状做出诊断，迅速注射多价抗毒素（A、B、E 型毒素的抗体），以中和尚未与神经细胞结合的毒素，同时加强护理及对症治疗，特别是维持呼吸功能，以降低死亡率。

三、产气荚膜梭菌

【生物学特性】

产气荚膜梭菌为 G⁺粗大杆菌，两端平切，长 0.6 ~2.4μm，宽 1.3 ~19μm。在动物体内能形成荚膜，无鞭毛，常成队排列。芽胞为椭圆形，位于菌体次极端，芽胞直径小于菌体横径。专性厌氧菌，代谢活跃，生长迅速，42℃培养分裂一代仅需8分钟。在血平板上菌落周围形成双层溶血环；在庖肉培养基上，可发酵糖类产生大量气体，肉渣粉红；在牛乳培养基中会出现本菌特有的"汹涌发酵"现象（stormy fermentation）。根据产生的外毒素毒性不同，产气荚膜梭菌可分为A～E五个型，对人致病的主要为A、C和D型。A型可引起气性坏疽和食物中毒，C型引起坏死性肠炎。

【致病性】

产气荚膜梭菌的致病物质主要有：①荚膜：能抵抗吞噬细胞的吞噬作用；②侵袭性酶：能产生透明质酸酶、卵磷脂酶、纤维蛋白酶等，具有强大的侵袭力；③外毒素：产生多种外毒素，如使组织细胞坏死的致死性毒素（α、β、ε、ζ等）和肠毒素等，其中α毒素毒性最强，能分解细胞膜脂蛋白，造成血管内皮细胞及血细胞溶解，引起血管通透性增加、溶血、组织坏死、器官功能受损等，在气性坏疽形成中起非常重要的作用。A型产气荚膜梭菌α毒素产生量最大。

产气荚膜梭菌所致疾病主要有：①气性坏疽：多由A型产气荚膜梭菌引起，致病条件与破伤风梭菌相似，常见于战伤、大面积烧伤、开放性骨折等。因细菌侵袭力强，气性坏疽潜伏期短（仅为8～48小时）；创口部位细菌繁殖产生大量毒素和酶类，分解破坏局部的细胞及细胞间质，病变蔓延迅速，并分解发酵肌肉和组织中的糖类，产生大量的气体，造成组织气肿；同时血管通透性增加，浆液渗出，局部水肿。病变组织水气夹杂（触摸有捻发感，并有恶臭）可出现剧烈胀痛、大块坏死，并可因各种毒素吸收入血引起毒血症、休克而死亡。该病发展迅速，病情险恶，死亡率高。②食物中毒：由肠毒素引起，此肠毒素与霍乱肠毒素相似。因食入被该菌污染的食物（主要为肉类食品），在8～12小时后突发剧烈的腹痛、腹泻，无发热及恶心、呕吐，通常1～2天自愈。③坏死性肠炎　由C型菌株产生的β毒素引起，潜伏期短，24小时发病，剧烈腹痛、腹泻，可并发周围循环衰竭、腹膜炎等，病死率高达40%。

【检测与防治】

1. 病原学检测　由于本病病程快、后果严重，所以要迅速诊断；一般由典型临床表现可获初步诊断。取深部伤口标本涂片，如见有荚膜革兰阳性大杆菌、伴有其他杂菌、白细胞少见且形态不典型等特点即可判定。进一步可取坏死组织悬液接种于血平板或庖肉培养基，进行分离培养及生化鉴定；接种牛乳培养基观察"汹涌现象"等进行鉴定。

2. 防治原则　因引起气性坏疽多为混合型感染及产气荚膜梭菌型别多样，至今无特异性预防方法。处理与破伤风类似：即破坏厌氧微环境，用双氧水冲洗处理伤口，切除坏死组织，必要时截肢以防止病变扩散。大剂量使用抗生素杀灭病菌和混合感染的其他细菌。感染早期可用多价抗毒素治疗、高压氧舱疗法等。

第五节　芽胞杆菌属

芽胞杆菌属（Bacillus）细菌为革兰阳性大杆菌，在细菌分类中归厚壁菌门、芽胞杆菌纲、芽胞杆菌目、芽胞杆菌科（Bacillaceae）。本菌属含数百个种，多数在工农业生产中广为利用，如苏云金芽胞杆菌作为生物杀虫剂等。对人致病的主要有引起人类和动物炭疽病（anthrax）的炭疽芽胞杆菌（*Bacillus anthraci*）和引起毒素性食物中毒的蜡样芽胞杆菌（*B. cereus*）。炭疽芽胞杆菌是人类历史上第一个被发现的病原菌，主要感染动物，人通过摄食及接触病畜及其制品感染。

【生物学特性】

1. 形态与结构　炭疽芽胞杆菌是致病菌中最大的革兰阳性菌。长 3 ~ 6μm，宽 1 ~ 1.2μm，两端平齐，无鞭毛。新鲜标本直接涂片时，常呈单个或短链状，人工培养常呈竹节样排列的长链状。在有氧条件下形成的芽胞多呈椭圆形，位于菌体中央。炭疽芽胞杆菌有一个约 5200kb 的染色体和两种质粒（pXO1 和 pXO2）。pXO1 含致病（毒力）岛，编码炭疽毒素；pXO2 编码由多聚 D - 谷氨酸形成的特殊荚膜。在菌体表面还有与主要细胞相关抗原有关的 S 层。

2. 培养特性　需氧或兼性厌氧，最适生长温度为 30℃ ~ 35℃，在普通琼脂平板上培养 24 小时形成灰白色粗糙型菌落。在液体培养基中可呈絮状沉淀生长。

3. 抵抗力　芽胞在干燥的土壤或动物皮毛中可存活数年至 20 年之久，牧场如受到芽胞污染，传染性可持续数十年。芽胞对常用消毒剂抵抗力强，但对碘剂及氧化剂敏感，1:2500 碘液 10 分钟、0.5% 过氧乙酸 10 分钟可将其杀死。

【致病性与免疫性】

1. 致病性

（1）致病物质　炭疽芽胞杆菌主要致病物质是炭疽毒素和荚膜。①炭疽毒素：由 pXO1 编码的保护性抗原（protective antigen，PA）、致死因子（lethal factor，LF）和水肿因子（edema factor，EF）组成。在致病时，水肿因子或致死因子必须与保护性抗原结合成水肿毒素（EF + PA，Edema factor，EdTx）或致死毒素（LF + PA，Lethal factor，LeTx）才形成活性。直接损伤微血管内皮细胞，增加血管通透性形成水肿，是造成感染者致病和死亡的主要因素。②荚膜：有抗吞噬作用，有利于细菌在宿主细胞内繁殖扩散。

（2）所致疾病　人类可经呼吸道、消化道及接触等多种途径感染炭疽，常见疾病有：①皮肤炭疽：最为多见，潜伏期一般为 1 ~ 5 天，细菌由颜面、四肢等皮肤小伤口侵入，随后出现水泡、脓疮，进而形成坏死、溃疡并形成特有的黑色焦痂。②肠炭疽：患者出现连续性呕吐、肠麻痹、血便，主要以全身中毒症状为主，死亡率高。③肺炭疽：起病急，表现为呼吸道症状，病程进展迅速，很快出现全身中毒症状，死亡率很高。

2. 免疫性　炭疽感染后可获得持久免疫力。

【检测与防治】

1. 病原学检测　根据炭疽病型采取不同标本。人类皮肤炭疽取水泡、脓疱液或血液；肠炭疽取粪便、血液或畜肉等；肺炭疽取痰液、血液等。采集标本时要注意个人防护，严禁在室外解剖炭疽动物尸体，避免芽胞污染环境；无菌条件下割取动物耳尖或舌尖组织送检。将标本直接涂片，沙黄荚膜染色镜检，观察细菌形态及荚膜特征，或用特异性荧光抗体染色镜检，结合临床症状可做初步诊断，确诊应进行分离培养，挑取可疑菌落，进行青霉素串珠试验，噬菌体裂解试验等进行鉴别；荚膜肿胀试验和小白鼠致病力试验等与其他需氧芽胞杆菌进行鉴别确定。

2. 防治原则　炭疽的预防重点应放在家畜感染的防治和牧场的卫生防护上。疫区家畜应进行预防接种。特异性预防为应用炭疽减毒活疫苗，接种对象是疫区牧民、屠宰人员、皮革、毛纺工人等。治疗可选青霉素、多西环素等抗生素。

第六节　其他常见致病杆菌

除上述致病杆菌外，尚有许多常见的医学杆菌，其中有的是可机会性致病的正常菌群成员，有些则是外源性侵入的致病菌。例如临床较重要的无芽胞厌氧菌、铜绿假单胞菌、嗜肺军团菌、鼠疫耶氏菌、百日咳鲍特菌、流感嗜血杆菌、单核增生李斯特菌等。

一、无芽胞厌氧杆菌

这类菌是主要分布于口腔、上呼吸道、肠道、泌尿生殖道内的一大群不形成芽胞的厌氧杆菌，属正常微生物群成员，其数量为非厌氧菌的 10～1000 倍，其中有些种类作为条件致病菌可引起内源性感染，占临床厌氧菌感染的 90% 以上。无芽胞厌氧菌的感染一般呈慢性过程，无特定类型，大多是化脓性感染，也可侵入血流引起败血症。其主要特征是：①分泌物或脓液黏稠，呈黑色、乳白色、粉红色或血色，恶臭，有气体；②深部脓肿，脓毒性血栓静脉炎；③用氨基糖苷类抗生素无效；④分泌物直接涂片可见细菌，但普通培养无菌生长。有重要医学意义的无芽胞厌氧杆菌主要分属放线菌、变形菌和类（拟）杆菌（Bacteriodetes）门（多由 16SrDNA 基因检测区分），有关菌或其特性在本书中按类多已分述或涉及，这里仅简介类杆菌门的脆弱类杆菌（*Bacteriodes fragilis*）。

类杆菌是动物肠道中重要的正常菌群成员，与健康（尤其是控制肥胖）关系密切，其中脆弱类杆菌为机会致病菌，系目前临床腹腔脓肿最常见的分离菌株。

脆弱类杆菌为革兰阴性短杆菌，两端钝圆而浓染，中间不着色呈空泡状，无鞭毛，无芽胞，有荚膜和菌毛。专性厌氧，胆汁、氯化血红素能促进其生长；能产生 β-内酰胺酶，破坏青霉素。

其通过荚膜和菌毛等吸附和侵入上皮细胞和各种组织，主要致病因素为：①分泌透明质酸酶、DNA 酶、神经氨酸酶以及肝素酶等，与其侵袭力和形成血栓性静脉炎及迁徙性脓肿有关；②某些菌株产生脆弱类杆菌毒素（bacteroides fragilis toxin，BFT），具有蛋白水解活性，不耐热，能改变微纤维肌动蛋白的结构，并裂解 E-钙黏素，导致家畜和人类的腹泻。脆弱类杆菌可引起中枢神经系统感染、中耳及鼻旁窦炎、肺部感染及败血症（占已知厌氧菌所致败血症中的 70% 左右）等，产毒株是临床儿童轻、中度腹泻的常见原因。

传统培养鉴定方法是厌氧培养后，根据生化试验进行鉴定；也可通过探针杂交、16SrDNA 基因芯片等鉴定脆弱类杆菌。单克隆抗体及 PCR 法常用于 BFT 的检测。

因本菌耐青霉素和头孢霉素，治疗应进行药敏试验，选择敏感的抗生素。

三、其他重要致病杆菌

对人类致病的常见杆菌还有许多，临床上较重要的种类见表 11-4。

表 11 - 4 其他常见致病杆菌

种名	主要生物学性状	致病性	检测与防治
铜绿假单胞菌 *Pseudomonas aeruginosa*	G⁻小杆菌，专性需氧，能产生绿色水溶性色素，氧化酶试验阳性，对多种抗生素耐药	为条件致病菌，在大面积烧伤、创伤者、长期化疗或使用免疫抑制剂者，可引起伤口感染或肺部、泌尿道、耳、心内膜等部位感染或菌血症和败血症等	采集脓液、血液等标本，以血琼脂平板分离培养，根据菌落特征、色素及生化反应等进行鉴定。防止医源性感染，根据药敏试验选用抗生素
嗜肺军团菌 *Legionella pneumophila*	G⁻小杆菌，Giemsa 法染色呈红色，Dieterle 镀银染色法呈黑褐色。在含半胱氨酸和铁离子的培养基上形成有特殊臭味的菌落	经呼吸道感染引起军团病；肺炎型多流行于夏季，肺部病变为主，可有肠、肾、脑、肝等器官的损害，病死率约为16%。流感样型以发热、头痛和肌肉疼痛等为主要表现，预后良好	以痰、胸水、血液或肺活检组织为标本，染色观察或用特异性荧光抗体直接检查，分离培养。可选用红霉素、利福平治疗。目前尚无有效疫苗
鼠疫耶氏菌 *Yersinia pestis*	G⁻两端钝圆浓染短杆菌，适宜27℃～29℃生长，菌落粗糙型	细菌通过鼠蚤传染给人，在人之间由人蚤或呼吸道传播，引起腺鼠疫或肺鼠疫。病死率较高	采样细菌学检查。灭鼠灭蚤、鼠疫活疫苗预防。早期足量使用抗菌药物
百日咳鲍特菌 *Bordetella pertussis*	G⁻小球杆菌，甲苯胺蓝染色两极深染，在鲍-金培养基上生长	呼吸道传播引起百日咳；6 岁以下儿童易感。表现为剧烈阵发性痉挛性咳嗽，伴有高音调鸡鸣样吼声	拭取鼻咽部分泌物，以鲍-金培养基分离培养。白百破三联疫苗预防
流感嗜血杆菌 *Haemophilus influenzae*	G⁻短小杆菌，巧克力平板上生长良好，在血平板上与金黄色葡萄球菌共同培养时出现卫星现象	经呼吸道传播引起原发性感染，常见脑膜炎、鼻咽炎、咽喉会厌炎、化脓性关节炎和心包炎等，小儿多见。继发性感染多为内源性感染，引起慢性支气管炎、中耳炎、鼻窦炎等，成人多见	采集脑脊液、血液等标本镜检，以巧克力（血）平板分离培养，卫星现象有助于菌种鉴定。治疗可用氨苄西林和氯霉素联合用药，带菌者可用利福平治疗。b 型流感杆菌疫苗有较高的保护率
杜克雷嗜血杆菌 *Haemophilus ducrey*	G⁻短杆菌，兼性厌氧，巧克力平板上生长良好，成链排列	性接触传播引起软下疳（第三性病）。	患处取材细菌学检查。抗菌治疗
单核增生李斯特菌 *Listeria monocytogenes*	G⁺小杆菌，在血平板上产生白色菌落有 β 溶血环；可低温下生长。在体内可寄生于上皮及巨噬细胞	污染食物经口感染，也可由性接触、胎盘垂直传播，可引发腹泻、中毒症状；在新生儿、孕妇和免疫功能低下者常导致脑膜炎、流产和败血症等病症，可致命	避免食入污染食物，注意其在冰箱冷藏环境可生长（引起"冰箱病"）；血、脑脊液等细菌学检查。治疗首选氨苄青霉素或青霉素，可联合氨基糖类处理重症患者

第十二章　致病螺菌

螺形菌（spiral bacterium）泛指菌体弯曲的近杆状细菌，重要的医学种类均属变形菌（G⁻）门，主要涉及弧菌属（归 γ 变形菌纲 Gammaproteobacteria、弧菌目 Vibrionales）、螺杆菌属和弯曲菌属（归 ε 变形菌纲 Epsilonproteobacteria、弯曲菌目 Campylobacterales）。

第一节　弧　菌　属

弧菌属（Vibrio）细菌是一群弯曲成弧形、菌体短小、一端有单鞭毛的革兰阴性菌。弧菌属细菌广泛分布于自然界，以淡水和海水中最多。弧菌属目前已确定有 70 余种，其中至少约 20 种与人类感染有关，例如引起创伤感染的创伤弧菌（*Vibrio. vulnificus*）、引起食物中毒的副溶血性弧菌（*Vibrio. parahemolyticus*），引起霍乱的霍乱弧菌（*Vibrio. cholerae*）等，其中霍乱危害最严重，也是我国的甲类法定传染病，这里仅介绍霍乱弧菌（*V. cholerae*）。

霍乱弧菌是早期发现的典型弧菌，自 1817 年以来，其古典生物型曾引发了六次霍乱世界性大流行，其后其 El Tor 生物型（因在西奈半岛 El Tor 检疫站首次分离而得名）引发了第七次世界性大流行。1992 年一种 O139 型霍乱弧菌在印度、孟加拉等地区出现，也引发了一轮几乎遍及亚洲的霍乱大流行。

【生物学特性】

1. 形态与结构　霍乱弧菌菌体弧状或逗点状，革兰阴性；人工培养稍久，可成为杆状，很难与肠道杆菌区别。菌体一端有一根较粗的单鞭毛，运动活泼；有菌毛，有些菌株可有荚膜。若直接用病人的米泔水样便做悬滴观察，可见细菌排列呈鱼群样穿梭状运动。霍乱弧菌有耐热的 O 抗原和不耐热的 H 抗原。根据 O 抗原的不同，可将弧菌属分 155 个血清群。其中仅 O1 群（含古典生物型与 El Tor 生物型）和 O139 群（抗原与 O1 群之间无交叉，但其毒性基因与 O1 群霍乱弧菌流行株相似）可引起霍乱流行；其余血清群分布广泛，有的可引起人类急性胃肠炎等疾病。

2. 培养特性　兼性厌氧，营养要求不高。耐碱不耐酸，在 pH 8.8~9.0 的碱性蛋白胨水或平板中生长良好。因其他细菌在这一 pH 环境中不易生长，故碱性蛋白胨水可作为选择性增殖霍乱弧菌的培养基。适宜生长的温度为 18℃~37℃。在碱性琼脂平板培养12~18小时后形成圆形、透明、扁平的大菌落。霍乱弧菌过氧化氢酶试验阳性，氧化酶阳性，能发酵单糖、双糖和醇糖，产酸不产气。

3. 抵抗力 不强，对热、干燥、日光、化学消毒剂均敏感。不耐酸，在正常胃酸中存活4分钟。55℃10分钟，100℃1~2分钟即可杀死该菌。对化学消毒剂敏感，如0.5ppm氯15分钟可杀菌。El Tor生物型可在河水中存活1~3周。对链霉素、氯霉素、四环素等抗生素敏感。

【致病性与免疫性】

1. 致病性 霍乱弧菌主要引起霍乱，其致病物质主要有鞭毛、菌毛、LPS和霍乱肠毒素。霍乱弧菌的基因组有关研究揭示了导致霍乱的关键致病因素，主要是毒力（致病）岛编码的毒素协调菌毛（toxin coregulated pilus，tcp；含4个基因）组、附属定植因子（accessory colonization factor，acf；含15个基因）组和由可转移的温和噬菌体CTXφ编码的霍乱肠毒素。毒力岛编码产物导致细菌定植，霍乱肠毒素则是已知最强烈的致泻毒素。霍乱肠毒素是肠毒素的典型代表，由1个A亚单位和5个B亚单位组成。A亚单位（A1、A2）具有肠毒素的生物活性，A1为毒素的活性部分，A2可与B亚单位连接。B亚单位能与易感细胞上的GM1神经节苷酯受体结合，介导进入细胞，A亚单位在蛋白酶作用下裂解为A1和A2。A1活化而具有酶活性，能将辅酶I（NAD）上的腺苷二磷酸核糖（ADPR）转移到刺激性蛋白（Gs）上，Gs活化可使细胞内cAMP升高，主动分泌Na^+、K^+、Cl^-和水等，导致严重的腹泻和呕吐。

霍乱弧菌的传染源为病人和恢复期带菌者，传播途径主要通过污染的水或食物感染。病菌在小肠黏附于肠黏膜表面，并迅速繁殖产生肠毒素而致病，病人在吞食细菌后2~3天突然剧烈地腹泻和呕吐，每小时失水量可达1L，排出米泔样腹泻物。致死原因主要是严重脱水引起水和电解质紊乱，发生酸中毒，最终导致肾衰竭和休克而死亡。如未经治疗处理，死亡率高达50%~75%。如及时补充大量液体和电解质，死亡率可降至1%。古典生物型所致霍乱较El Tor生物型严重，O139群霍乱弧菌则更严重，死亡率高。

病愈后，部分患者在2周内短期带菌，个别El Tor型感染患者病后可带菌长达数月至数年，病菌主要存在于胆囊中。

2. 免疫性 病后获得牢固免疫力，再次感染少见。血液及肠腔中出现抗菌抗体、抗肠毒素抗体和SIgA。由于O1群脂多糖O抗原与O139群者存在显著差异，故二者刺激机体产生的免疫力无交叉保护作用。

【检测与防治】

1. 病原学检测 霍乱为烈性传染病，发现可疑病人后须快速进行病原学诊断，尽早确诊，有效隔离，及时做出疫情报告。取米泔样粪便以悬滴法观察其穿梭运动，染色观察形态和排列。也可进行分离培养，标本接种到碱性蛋白胨水中增菌培养，37℃孵育6~8小时，镜检并用TCBS选择培养基进行分离培养。细菌繁殖后挑选黄色可疑菌落进行生化反应，O1群及O139群抗血清做凝集反应鉴定细菌。

2. 防治原则 以预防为主，改良环境，保护水源，加强饮水消毒和食品卫生管理；培养良好个人卫生习惯。特异性预防可通过接种疫苗增强免疫力。O1群霍乱弧菌死菌苗保护力为50%左右，维持时间为3~6个月，O139尚无预防疫苗。治疗主要是补充液体和电解质以及抗生素治疗。用于霍乱的抗菌药物有四环素、多西环素、氯霉素、呋喃唑酮等，但易产生耐药性。

第二节 螺杆菌属

螺杆菌属（Helicobacter）是 20 世纪末由弯曲菌中划分出来的一个菌属，目前含 36 个种。自 1982 年澳大利亚学者 Marshall 和 Warren 首次从人胃黏膜组织中分离出幽门螺杆菌之后，引发了全球范围内对其研究的热潮，并陆续从多种动物的胃内分离出多种螺杆菌。除胃内有螺杆菌外，人和其他多种动物的肝肠内也有螺杆菌，这些肝肠螺杆菌与胃螺杆菌具有类似的形态和生物学特征，并与人和动物的胃肠炎、肝炎等的发生相关，已引起国际关注。幽门螺杆菌（*Helicobacter pylori*，Hp）是螺杆菌属的代表菌种。它是慢性胃炎的主要病原体，与消化性溃疡、胃癌等的发生关系密切。Marshall 和 Warren 因首先发现它并进行了深入研究而获得了 2005 年度诺贝尔生理医学奖。

【生物学特性】

1. 形态与结构 幽门螺杆菌形态呈螺旋形或弧形弯曲，菌体长约 $2 \sim 4 \mu m$，宽约 $0.5 \sim 1.0 \mu m$，革兰染色阴性。菌体一端有 $2 \sim 6$ 根鞭毛，运动活泼。在抗生素作用和胃黏膜病变时，幽门螺杆菌可由螺旋状转化为圆球形，条件适宜时可再转化成螺旋形。

2. 培养特性 幽门螺杆菌为微需氧菌，在 $85\% N_2$，$5\% \sim 10\% CO_2$ 和 $5\% O_2$ 环境下生长良好，营养要求高，需在含血或血清的培养基上生长，最适温度 37℃，最佳 pH 值为 $6.0 \sim 7.0$。生长缓慢，培养 $3 \sim 5$ 天才可见针尖状菌落。培养基中需加入多种抗生素，以抑制其他杂菌的生长。生化反应不活泼，不发酵糖类，过氧化酶和氧化酶均呈阳性，尤其是尿素酶试验阳性，有重要的鉴定意义。

【致病性与免疫性】

1. 致病性 幽门螺杆菌的传染源主要为幽门螺杆菌感染者和患者，通过粪－口途径传播，人群感染极其普遍，在世界很多地区可达 80% 以上。多数感染者无临床症状；急性感染可见胃炎、上腹痛及恶心等；在胃炎和消化性溃疡患者胃黏膜活检中，幽门螺杆菌检出率几乎近 100%。幽门螺杆菌的致病物质涉及尿素酶、鞭毛、空泡毒素 A（vacuolating cytotoxin A，VacA）和细胞毒素相关蛋白 A（cytotoxin associated protein A，CagA）等，一般认为与它们的综合作用有关。从患者体内分离的致病株基因组中均存在 CagA 致病岛，而非致病株则通常没有。CagA 致病岛含约 40 个基因，除 CagA 外还编码 TSS4 等蛋白，可能是导致病变的关键因素。可能的致病机制为致病幽门螺杆菌借助 TSS4 分泌 VacA、CagA、尿素酶等，使上皮细胞发生空泡变性、坏死，引发炎症反应，破坏胃黏膜屏障，逐渐产生溃疡。调查发现 CagA 基因阳性菌患者中胃癌发生率高，是其危险因子。

2. 免疫性 幽门螺杆菌可刺激感染者机体产生特异性的 IgG、IgA，存在于感染者血清、唾液、胃液中；感染早期血清中还存在特异性 IgM。但临床观察发现上述抗体并不能清除幽门螺杆菌。

【检测与防治】

1. 病原学检测 通过胃镜取胃、十二指肠病变处黏膜组织直接涂片染色，镜检找到典型形态的螺杆菌即可诊断。也可将活检组织接种于选择培养基，37℃微需氧培养3～5天，挑取菌落染色，并做氧化酶、尿素酶试验进行鉴定。快速诊断用 ELISA 法检测血清中抗幽门螺杆菌菌体抗体和尿素酶抗体，此法对老年人和正在接受治疗的患者并不可靠。也可用基因探针或 PCR 技术检测幽门螺杆菌的 DNA。^{13}C 呼气检测法敏感性较高，检测简单，易被受检人群接受。近年来新出现利用多克隆抗体检测粪便中幽门螺杆菌抗原，此法可能代替血清学检测成为常规筛选方法。

2. 防治原则 目前尚无有效预防措施，预防幽门螺杆菌的疫苗正在研制中。治疗主要用抗菌药物，常用的有羟氨苄青霉素、甲硝唑、替硝唑、克拉霉素、左氧氟沙星等。一般采用两种抗生素配合使用枸橼酸铋钾和抑酸药三联疗法。有研究表明，有关疗法联用益生菌（如乳酸杆菌）可有效提高幽门螺杆菌清除率。

第三节　弯曲菌属

弯曲菌属（Campylobacter）是一类中等大小、运动活泼、形态呈弧形或 S 形的革兰阴性菌，现有 21 个菌种。广泛分布于动物界，可引起动物和人类感染。与人类疾病相关的有空肠弯曲菌（*C. jejunii*）、大肠弯曲菌（*C. coli*）和唾液弯曲菌（*C. sputorum*）等13 个种。本节介绍致病性弯曲菌中最常见的空肠弯曲菌。

【生物学特性】

1. 形态与结构 空肠弯曲菌为革兰阴性菌，菌体细长，呈弧形、螺旋形或海鸥状。运动活泼，一端或两端有单鞭毛。

2. 培养特性 该菌系微需氧菌，最适生长环境是 5% O_2、10% CO_2 和 85% N_2 的微氧条件，最适生长温度为 42℃。营养需求高，在血平板上培养 48 小时可形成菌落。不发酵糖类，不分解尿素，VP 试验和甲基红试验阴性，氧化酶阳性。

3. 抵抗力 空肠弯曲菌抵抗力弱，可被直射阳光及一般消毒剂杀死。干燥环境 3 小时死亡。在 4℃环境中快速死亡，56℃ 5 分钟即被杀死，但培养物放在室温下可存活2～24 周。

【致病性与免疫性】

1. 致病性 空肠弯曲菌是引发人群散发性细菌性胃肠炎常见的病原菌之一，在很多地区其重要性甚至要超过沙门氏菌。人类通过摄入污染的食物、牛奶等感染。其致病性与黏附素、鞭毛、酶类、LPS、毒素以及毒性质粒等多种因子有关。空肠弯曲菌进入小肠后，其鞭毛可插入上皮细胞而定植，生长繁殖并释放毒素。空肠弯曲菌除 LPS 可引发炎症外，可产生一些外毒素，最常见的为细胞致死性膨胀毒素（cytolethal distending toxin, Cdt）。该毒素由 3 种多肽 CdtA、CdtB 和 CdtC 构成，具有细胞毒性，能将细胞周期阻断在 G2/M 期，并最终导致细胞程序性死亡。因空肠弯曲菌对胃酸敏感，必须摄入至少 10^4 个活菌才有可能造成感染，食入污染的鸡肉是常见的原因。通常经 3～5 天潜伏期，出现肠炎，表现为痉挛性腹痛、腹泻、血便或果酱样便，有时发热，偶尔呕吐和脱水等。该病通常有自限性，病程 5～8 天。如果患者免疫力低下，细菌入血可形成菌血症，甚至败血症。

2. 免疫性 机体感染空肠弯曲菌后可产生特异性抗体 IgM 和 IgG，对机体产生保护作用。

【检测与防治】

1. 病原学检测　标本可取病人粪便或剩余食物，涂片染色镜检或接种于含多种抗生素及羊血的培养基，42℃在微氧条件下培养48小时，挑选菌落，并做生化反应鉴定。快速检测可采用PCR法检测粪便中弯曲菌特定DNA。空肠弯曲菌是食品卫生学检验的细菌之一。

2. 防治原则　预防为主。加强人畜粪便管理，注意饮食卫生。目前无疫苗。患者可用红霉素、环丙沙星、氨基糖苷类抗生素等抗菌药物治疗。

第十三章　致病放线菌

　　放线菌门生物通常为革兰染色阳性，但是与厚壁菌门的 G⁺菌类有明显不同：它们形态多样（杆状到丝状），多数呈丝状生长，其 DNA 的 GC 含量较高。放线菌在自然界中分布甚广，绝大部分是腐生菌，普遍分布于土壤中，其中有些种类是抗生素的重要来源；有的与人类共生（如人肠道的双歧杆菌），另有些属寄生菌，可致病。本章仅简介与人类疾病有关的常见放线菌：分枝杆菌属、放线菌属、诺卡菌属、棒状杆菌属、丙酸杆菌属和加德纳菌属。

第一节　分枝杆菌属

　　分枝杆菌属（Mycobacterium）是一类细长略弯曲的杆菌，因呈分枝生长趋势而得名。分类属放线菌纲、放线菌目、分枝杆菌科（Mycobacteriaceae）。本属菌的主要特点是细胞壁含有大量脂质，占菌体干重的 40% 左右，与染色性、培养特性、抵抗力、致病性等密切相关。该菌属一般染色不易着色，需加温并延长染色时间，着色后能抵抗盐酸乙醇的脱色，故又称抗酸杆菌（acid – fast bacilli）。

　　分枝杆菌属含超过 130 个种/亚种，可粗分为慢速发育、快速发育和中速发育的三大类，前两类又分很多组。重要的医学种类主要分布在慢速发育类中。医学领域习惯上将致病分枝杆菌分为结核分枝杆菌复合群、麻风分枝杆菌和非结核分枝杆菌三类，前两类是严格寄生性的，结核分枝杆菌复合群是结核病的病原，麻风分枝杆菌引起麻风病，非结核分枝杆菌含环境中的多种机会致病菌。这里仅介绍前两类。

一、结核分枝杆菌

　　结核分枝杆菌复合群（mycobacterium tuberculosis complex）是人与动物结核病的病原体，含 7 个种，有较重要医学意义的是结核分枝杆菌（*Mycobacterium tuberculosis*）、牛分枝杆菌（*Mycobacterium bovis*）和非洲分枝杆菌（*Mycobacterium africanum*），其中结核分枝杆菌是世界上 90% 以上人结核病的病原体，牛分枝杆菌随牛奶消毒的普及现已不具重要性，非洲分枝杆菌仅在非洲等局部地区有流行。

　　结核病至今仍为重要的传染病，目前全世界人口中约有 1/3 感染了结核分枝杆菌，每年约有 1000 万新发病例，至少有 300 万人死于该病。20 世纪 80 年代后，由于治疗的不规范、耐药菌株增多、人口流动、AIDS 流行、吸毒、免疫抑制剂应用和贫穷等因素，有些地区结核病疫情又呈现急剧上升趋势，结核病再次成为全球尤其是发展中国家严重危害人民健康的疾病和公共卫生问题。

【生物学特性】

1. 形态与结构 结核分枝杆菌为细长稍弯曲杆菌，有分枝生长倾向。在感染组织中其形态呈多形性，如痰中呈串珠状、丝状或颗粒状。本菌因细胞壁含大量脂质，影响染料着色，革兰染色阳性，但不易着色。常用齐 - 尼抗酸染色法（Ziehl - Neelsen acid - fast staining），即以 5% 石炭酸复红加温染色，染料与胞壁中分枝菌酸结合成牢固复合物后，能抵抗 3% 盐酸乙醇脱色，经美蓝复染，结核杆菌仍保持红色，为抗酸染色阳性。结核分枝杆菌不形成芽胞，无鞭毛，有一层微荚膜，仅电镜下可见。

2. 培养特性 专性需氧，营养要求高，常用含有蛋黄、甘油、马铃薯、无机盐和孔雀绿等物质的罗氏培养基（Lowenstein - Jensen culture medium）做分离培养。最适生长温度为 37℃，最适 pH 值为 6.5 ~ 6.8，生长缓慢，繁殖一代约 18 小时。培养 2 ~ 4 周可形成粗糙、凸起、表面皱折、呈米黄或乳白色菜花状菌落。因需氧，在液体培养基中呈膜样生长，有的株可呈索状缠黏生长。结核分枝杆菌与抗结核药物接触作用一段时间，药物撤除后，其重新生长有一段延迟时间，称为结核分枝杆菌的生长延迟时间，这是间歇给药的理论基础。热触酶试验可用于区别结核分枝杆菌与非结核分枝杆菌，结核分枝杆菌大多数试验阴性，非结核分枝杆菌大多数阳性。

3. 抵抗力 结核分枝杆菌抵抗力较强，耐干燥，黏附在尘埃中传染性可持续 8 ~ 10 天，干痰中可存活 6 ~ 8 个月。对酸（3% HCl 或 6% H_2SO_4）和碱（4% NaOH）可耐受 15 分钟以上，用其处理含有杂菌的待检标本，可提高结核杆菌的检出率。对一定浓度的染料如结晶紫或孔雀绿有抵抗力，加入培养基可抑制杂菌生长。结核分枝杆菌对湿热、紫外线、乙醇敏感，加热 62℃ ~ 63℃ 经 15 分钟或煮沸、日光直射数小时或在 70% ~ 75% 乙醇中几分钟均可立即死亡。结核分枝杆菌抵抗力与环境中有机物的存在密切相关，如有的消毒剂可使痰液中蛋白质凝固，包围在细菌周围，反而增强其抵抗力。

本菌对异烟肼、利福平、链霉素等抗结核药物敏感，但长期用药可导致耐药株不断增加。

4. 变异性 结核分枝杆菌可发生形态、菌落、耐药性、毒力和抗原性等方面的变异。结核分枝杆菌经溶菌酶、青霉素或环丝氨酸诱导可导致其变为 L 型，使细菌呈颗粒状或丝状。异烟肼影响分枝菌酸的合成，既可导致 L 型变异，又可使其抗酸染色变为阴性。这种多形性和染色性改变，在肺内外结核感染标本中常能见到。结核分枝杆菌可由于基因自发突变（原发性耐药）或药物诱发突变（继发性耐药）等而产生耐药性变异。近年来结核分枝杆菌的多重耐药菌株（multidrug resistant strains，MDR 株）增多，甚至出现了多重耐药结核病的暴发流行。

【致病性与免疫性】

1. 致病性 结核分枝杆菌在胞内存活及增殖是其致病的基础。研究发现巨噬细胞摄取结核分枝杆菌后，不能予以清除。结核分枝杆菌可选择性阻断含菌内体与溶酶体的融合，但却不影响营养物质的进入，主要是封闭了有关桥联分子——早期内体自身抗原 1（early endosomal autoantigen 1）；而且其还有可阻止吞噬溶酶体酸化的基因。此外，结核分枝杆菌还可生成阻止吞噬溶酶体成熟、干扰反应性氮中间体途径的物质，以逃避被杀伤，从而在巨噬细胞内顺利增殖。目前已较明确的结核分枝杆菌致病因子主要涉及一些菌体成分。

（1）致病物质　①脂质：脂质约占本菌胞壁干重的60%，与毒力有关的主要成分有索状因子、磷脂和蜡质D。索状因子因能使该菌有毒株在液体培养基中呈索状生长而得名，它是分枝菌酸和海藻糖结合形成的糖脂，可破坏线粒体膜，影响呼吸，抑制白细胞游走和引起慢性肉芽肿；磷脂可促使巨噬细胞增生，使炎症灶中的巨噬细胞转变为类上皮细胞，与结核肉芽肿和干酪样坏死病变有关；蜡质D为肽糖质和分枝菌酸复合物，具有佐剂效应，可辅助菌体蛋白诱发机体产生迟发（Ⅳ）型超敏反应。②蛋白质：结核分枝杆菌中最主要的蛋白质成分为结核菌素，其免疫原性强，与蜡质D结合可激发机体发生Ⅳ超敏反应，引起组织坏死和全身中毒症状，并参与结核结节的形成。

（2）所致疾病　本菌可通过呼吸道、消化道或破损皮肤黏膜侵入易感机体，引起人体感染，以肺部感染最为常见。

肺部感染：肺部感染分原发感染和继发感染。①原发感染：多见于儿童和未受过感染的成人。未接种卡介苗的易感机体，初次感染结核分枝杆菌，机体尚未建立特异免疫功能，细菌到达肺泡后，被巨噬细胞摄取，并在其内生长繁殖，可导致巨噬细胞裂解，引发渗出性肺泡炎、坏死和干酪样变性，形成肺原发病灶。原发灶具有向全身扩散倾向，约28%患者可经淋巴管扩散，引起所属肺门淋巴结发炎肿大，称原发综合征。病灶内巨噬细胞将特异性抗原提呈给周围淋巴细胞。感染3~6周，机体产生特异性细胞免疫，同时也伴随迟发型超敏反应。病灶内菌体的细胞壁磷脂，一方面可刺激巨噬细胞转化为类上皮样细胞，另一方面抑制蛋白酶对组织的溶解，发生干酪样坏死，进一步形成结核结节。约有90%以上的原发感染灶可形成纤维化或钙化，不治自愈。但病灶内仍可残留少数活菌，构成有菌免疫特点，亦可成为疾病复发和肺外结核发生的来源。原发感染中少数患者因免疫力低下，结核分枝杆菌可沿淋巴或血行播散，形成结核性胸膜炎、脑膜炎、粟粒性结核等结核病。②继发感染：亦称原发后感染，多见于成年人。继发感染多因遗留的潜在病灶复燃（少数也有外源性感染），可发生在全身各种组织器官，但以继发肺结核多见。因机体经初染已具有一定的特异性细胞免疫，所以病灶多限于局部，一般不累及附近的淋巴结，主要病理表现为慢性肉芽肿性炎症，由于伴Ⅳ型超敏反应损伤，病灶易发生干酪样坏死和形成空洞，如使大血管破裂，可使患者出现大量咯血。继发感染一般排菌者相对较多，也比原发性肺结核更具临床和流行病学意义。

近年来发现，结核分枝杆菌L型因缺少细胞壁脂质成分，多不能刺激结核结节形成，而仅出现淋巴结肿大和干酪样坏死。在病灶中仅可见形态不典型的抗酸菌，却不出现典型的结核结节，即形成"无反应性结核"。

肺外感染：部分患者结核分枝杆菌可经血行播散引起脑、肾结核；痰液进入消化道可引起肠结核；也可见泌尿系结核、骨结核、皮肤结核及淋巴结核等。

2. 免疫性　人类对结核分枝杆菌的感染率很高，但发病率却很低，表明对结核分枝杆菌有较强的免疫力。结核分枝杆菌为兼性胞内寄生菌，抗感染免疫主要为细胞免疫。抗结核免疫力的持久性与结核分枝杆菌或其组分在体内存在情况有关，一旦细菌或其组分在体内清除，免疫也随之消失，称为感染免疫（infection immunity），或有菌免疫。

【检测与防治】

1. 病原学检测

（1）病原菌检测　根据结核分枝杆菌感染部位不同，采集相应部位的标本，可取痰（晨起第一口痰，挑取带脓带血部分）、支气管灌洗液、尿、粪、脑脊液、胸腹水或关节积液等。有杂菌的标本（如痰、支气管灌洗液、尿、粪等）需先经 4% NaOH 处理 15 分钟或 3% HCl 处理 30 分钟，再离心沉淀（需培养者应先中和后再离心沉淀）。取沉淀物做涂片、抗酸染色、镜检或结核菌培养、分离、鉴定。也可用聚合酶链反应（PCR）、核酸分子杂交、结核分枝杆菌抗原或抗体检测等快速检测技术。

（2）结核菌素试验　结核菌素试验是用结核菌素来测定机体对结核分枝杆菌及其成分是否存在 IV 型超敏反应的一种皮肤试验。目前常用的诊断试剂为结核菌素纯蛋白衍生物（PPD），常用的检测方法是取 PPD - C（C 表示中国 China）和由卡介苗（BCG）制备的 PPD（BCG - PPD）各 5 单位注射于两前臂掌侧中部中央皮内，48 ~ 72 小时观察结果，红肿硬结直径小于 5mm 为阴性，超过 5mm 者为阳性反应，超过 15mm 为强阳性。若 PPD - C 侧红肿大于 BCG - PPD 侧为感染；反之，可能为卡介苗接种所致。

结核菌素实验可用于：①选择 BCG 接种对象及免疫效果测定，若结核菌素试验阴性，则应接种 BCG，接种后若结核菌素试验转阳者，提示已获得免疫，否则需补种；②作为婴幼儿结核病诊断的参考；③在未接种 BCG 人群中，做结核分枝杆菌感染的流行病学调查；④测定肿瘤患者的细胞免疫功能。

2. 防治原则

（1）预防　BCG 接种是预防结核最有效的措施。新生儿可直接进行卡介苗接种，7 岁时复种，农村 12 岁时再复种 1 次（事实上现在计划免疫中很少有复种）。1 岁以上者须先做结核菌素试验，阴性者则可接种。接种后 2 ~ 3 个月做结核菌素试验，阳性者表示接种成功，机体已获免疫力；阴性者需补种。细胞免疫缺陷者应慎用或不用。

（2）治疗　早期、联合、足量、规律和全程用药是结核病化疗原则。异烟肼、利福平、链霉素、乙胺丁醇、吡嗪酰胺为一线抗结核药物。合理联合应用抗结核药物可增加药物协同作用，降低耐药性的产生。在治疗过程中对患者体内分离的结核分枝杆菌可做药敏试验，以指导临床治疗。

二、麻风分枝杆菌

麻风分枝杆菌（*Mycobacterium laprae*）是麻风病的病原菌。麻风病为一种慢性传染病，世界各地均有流行。新中国成立前麻风流行较严重（约有 50 万病人），目前基本已得到控制。

【生物学特性】

麻风分枝杆菌抗酸染色和革兰染色均为阳性，但常用抗酸染色。镜下呈细长，略带弯曲。经理化因素影响后可出现 L 型变异，呈现颗粒状、短杆状或念珠状等。

麻风分枝杆菌为典型胞内寄生菌，患者渗出物标本涂片中可见大量麻风分枝杆菌存在于细胞内，呈束状排列。感染细胞的胞质呈泡沫状，称为麻风细胞，与结核分枝杆菌感染具有重要鉴别意义。麻风分枝杆菌人工体外培养尚未成功。

【致病性】

自然状态下麻风分枝杆菌只感染人类，主要通过破损皮肤、黏膜以及呼吸道等途径侵入易感机体。此外，痰、汗、乳汁、外生殖道分泌液中均可有麻风分枝杆菌，因此本病也可通过接触传播。麻风病是一种慢性传染病，潜伏期长，发病缓慢，病程长。大多数患者根据机体的免疫状况和临床表现可分为瘤型和结核型麻风两种。

1. 瘤型麻风　病原菌主要侵犯皮肤、黏膜，随病程发展常可累及内脏和神经系统。传染性强，为开放性麻风。患者多有细胞免疫功能缺损，巨噬细胞功能低下，麻风菌素试验阴性，病原菌可在细胞内大量繁殖。机体体液免疫基本正常，血清中可出现大量自身抗体与受损组织释放的抗原结合，形成的免疫复合物可沉淀于皮肤或黏膜下，形成红斑和结节，即麻风结节；常发生于面部和肢体，这是麻风的典型病灶。

2. 结核型麻风　病原菌侵犯皮肤和外周神经，不侵犯内脏。患者早期皮肤出现斑疹，周围神经逐渐变粗变硬，感觉功能障碍。传染性小，为闭锁性麻风。机体细胞免疫多正常，细胞内很少见有麻风分枝杆菌。有些病变可能与Ⅳ型超敏反应有关。病情稳定，极少演变为瘤型麻风。

此外，少数患者处于两型之间的界限类和属非特异性炎症的未定型，它们可向上述两型分化。

【检测与防治】

1. 病原学检测　主要从患者鼻黏膜或皮损处取材，涂片，做抗酸染色及镜检。麻风分枝杆菌为典型的胞内菌，在细胞内找到大量抗酸分枝杆菌具有诊断意义。也可用金胺染色以提高检查阳性率。

2. 防治原则　目前无特异性预防方法，应早发现、早治疗。治疗药物主要有砜类、利福平、氯法齐明和丙硫异烟胺等，并多采用联合用药以降低耐药性的产生。

第二节　放线菌属与诺卡菌属

放线菌属（Actinomyces）为放线菌目、放线菌科（Actinomycetaceae）的一属，有35个种。常见的有衣氏放线菌（*Actinomyces israelii*）、牛型放线菌（*Actinomyces bovis*）、内氏放线菌（*Actinomyces naeslundii*）、黏液放线菌（*Actinomyces uiscous*）和龋齿放线菌（*Actinomyces odontolyticus*）等。其中衣氏放线菌对人的致病性较强。诺卡菌属（Nocardia）归放线菌目、诺卡氏菌科（Nocardiaceae），有51个菌种，引起人类疾病的主要是星形诺卡菌（*Nocardia asteroides*）、巴西诺卡菌（*N. brasiliensis*）和鼻疽诺卡菌（*N. farcinica*），在我国以星形诺卡菌感染最为常见。

一、放线菌属

正常寄居在人和动物的口腔、上呼吸道、肠道和泌尿生殖道。

【生物学性状】

1. 形态与结构　放线菌为革兰阳性，无芽胞、无荚膜、无鞭毛的非抗酸性丝状菌，菌丝直径 0.5~0.8μm，菌丝末端膨大呈棒状。以裂殖方式繁殖，常形成分枝状无隔菌丝；有时菌丝断裂成链球或链杆状，形态类似白喉杆菌。在患者病灶组织和脓样分泌物中，可形成肉眼可见的黄色小颗粒，称为硫黄样颗粒（sulfur granule），这种颗粒是放线菌在组织中形成的菌落。镜下观察中心部为革兰阳性菌体的聚合物，外周有许多无构造的棍棒状小体，呈放射状排列类似菊花状。

2. 培养特性　放线菌培养比较困难，生长缓慢，厌氧或微需氧，在葡萄糖肉汤培养基中培养 3～6 天，可在培养基底部形成灰白色球形小颗粒沉淀物；在血琼脂平板上培养 4～6 天，可长出灰白色或淡黄色、粗糙、不溶血的微小圆形菌落，镜下可见菌落由长短不一的蛛网状菌丝构成。放线菌属能分解葡萄糖，产酸不产气，过氧化氢试验阴性。衣氏放线菌能还原硝酸盐，分解木糖，不水解淀粉；牛型放线菌不能还原硝酸盐，不分解木糖，可水解淀粉。

【致病性】

放线菌为人体的正常菌群组成，常寄居在人的口腔、上呼吸道、肠道和泌尿生殖道，为条件致病菌，引起内源性感染，导致放线菌病。放线菌病是一种软组织化脓性炎症。若无继发感染则多呈慢性肉芽肿，常伴多发性瘘管形成，脓汁中可找到特征性的硫黄样颗粒。

根据感染途径和侵及器官不同，临床可分为面颈部、胸部、腹部和中枢神经系统放线菌病。其中以面颈部最为常见，约占患者的 60%，多因口腔炎、拔牙和下颌骨骨折所致。面颈部感染可累及唾液腺、泪腺、眼眶等其他部位；也可累及胸部或吸入引起肺部感染；若累及颅骨可引起脑膜炎和脑脓肿。

【检测与防治】

1. 病原学检测　主要是在脓液、痰液和组织标本中寻找硫黄样颗粒；对可疑颗粒制成压片，革兰染色镜检有特征性的菊花状菌丝者即可确定。必要时可做放线菌的分离培养，将标本接种于沙保培养基或血平板上，在 37℃、5% CO_2 培养箱中培养 1～2 周后可形成白色、干燥、边缘不规则的粗糙型菌落，可进一步对菌落进行鉴定。

2. 防治原则　预防主要是注意口腔卫生，及时治疗口腔疾病并预防感染。治疗放线菌感染首选青霉素，也可用林可霉素、红霉素等药物治疗。

二、诺卡菌属

诺卡菌属广泛存在于在自然界中，多数为腐生性非病原菌，不属于人体正常菌群，主要为外源性感染。

【生物学性状】

1. 形态与结构　诺卡菌形态与放线菌相似，但菌丝末端不膨大，能形成气中菌丝，有时见杆状和球状同时存在。革兰染色阳性，但着色不均。部分诺卡菌呈弱抗酸性，用 1% 盐酸乙醇延长脱色时间呈抗酸染色阴性，可与分枝杆菌相区别。

2. 培养特性　诺卡菌属为专性需氧菌，营养要求不高。在沙保培养基或普通琼脂培养基上，经 22℃ 或 37℃ 培养生长良好，缓慢生长，一般培养 1 周左右，形成表面干燥或呈蜡样有皱褶的菌落，不同菌株产生不同颜色。星形诺卡菌所形成的菌落呈黄色或深橙色，表面无白色菌丝；巴西诺卡菌则表面有白色菌丝。在液体培养基中可形成菌膜。

【致病性】

星形诺卡菌主要经呼吸道或创口侵袭机体，引起化脓性炎症，尤其是机体免疫力低下者。可致肺炎、肺脓肿，与肺结核、肺真菌病不易区别；还易经血行播散，引起脑膜炎、脑脓肿。若经皮肤创伤感染，可致皮下组织慢性化脓性肉芽肿，形成瘘管，瘘管内脓液可见由病菌积聚的黄、红、黑等色素小颗粒。

巴西诺卡菌主要侵及皮下组织引起慢性化脓性肉芽肿、瘘管。并好发于腿和足部，故称足分枝菌病（mycetoma）。

【检测与防治】

1. 病原学检测 主要在脓液、痰液和组织标本中寻找黄色或黑色颗粒；对可疑颗粒制成压片染色镜检可见有革兰阳性、弱抗酸性分枝菌丝。分离培养可用沙保培养基或血平板，培养 1 周左右可见细小菌落，可进一步对菌落进行鉴定。陈旧培养物中的菌丝可部分断裂成链杆状或球杆状。

2. 防治原则 及时清除脓肿或瘘管中的坏死组织可预防感染。确诊后可用抗生素治疗，一般疗程不应少于 6 周。

第三节　其他致病放线菌

属于放线菌门的致病种类有很多，人体腔道中的许多细菌都是放线菌，如常见的棒状杆菌属、丙酸杆菌属、加德纳菌。

一、棒状杆菌属

棒状杆菌属（Corynebacterium）是一类菌体一端或两端呈棒状膨大的杆菌，分类上属放线菌目、棒状杆菌科（Corynebacteriaceae）。其中许多种类寄生于人体，如结膜干燥棒状杆菌、溃疡棒状杆菌、痤疮棒状杆菌、假白喉棒状杆菌和白喉棒状杆菌（*Corynebacterium diphtheriae*）等，一般无致病性，有些可为条件致病菌。其严重危害人类健康的主要是由携带 β 棒状杆菌噬菌体（溶原性）的产毒白喉杆菌引起的白喉。在此仅介绍白喉棒状杆菌。

【生物学性状】

1. 形态与结构 白喉棒状杆菌（简称白喉杆菌）菌体细长微弯，排列不规则，呈栅栏状或散在的 L、V 等字母形状。用美蓝、阿尔伯特（Albert）或奈瑟（Neisser）等染色法染色时，菌体着色不均，有深染或与菌体颜色不同异染颗粒出现，为该菌的主要形态特征。

2. 培养特性 需氧或兼性厌氧。在含凝固血清的吕氏（Loeffler）培养基上生长良好，12～24 小时可形成灰白色光滑湿润的圆形小菌落。在含 0.03%～0.04% 的亚碲酸钾的血平板上，本属细菌能够生长，形成黑色或深灰色菌落，而其他杂菌受到抑制。

3. 抵抗力 对寒冷、干燥和日光抵抗力强，在衣服、床单、玩具上可存活数天至数周。但对湿热和消毒剂敏感，56℃ 10 分钟、煮沸 1 分钟或 5% 石炭酸作用 1 分钟即死亡。对青霉素、红霉素及广谱抗生素敏感，而对磺胺类药物则不敏感。

【致病性与免疫性】

1. 致病性 主要致病物质是由 β 棒状杆菌噬菌体编码的白喉毒素，其为一条含两个二硫键的多肽链，经胰酶水解分裂为 A 与 B 两个片段，B 片段能与宿主易感细胞表面相应受体结合，通过转位作用使 A 片段进入细胞。A 片段具有酶活性，能将氧化型烟酰胺腺嘌呤二核苷酸（NAD⁺）水解并可将细胞内延伸因子 –2（elongation factor，EF –2）灭活，从而抑制细胞内蛋白质的合成。此外白喉棒状杆菌可产生一些类似于结核分枝杆菌索状因子的侵袭性物质，损伤细胞线粒体膜，导致细胞呼吸和氧化磷酸化作用受到抑制。病人及带菌者是白喉的传染源，白喉杆菌存在于其假膜及鼻咽腔中，随飞沫或污染的物品传播，儿童是主要的易感者。白喉棒状杆菌可在易感者咽部和气管黏膜上繁殖，产生毒素，使局部黏膜发生炎症反应，导致炎症细胞浸润、上皮细胞坏死、血管扩张、纤维蛋白渗出，在黏膜上形成灰白色膜状物，称假膜，为白喉的典型体征。气管和支气管黏膜上的假膜易脱落，可阻塞气道而致患者窒息死亡。细菌通常不入血，但白喉毒素可随血流至易感组织，引起细胞损伤。心肌及外周神经（如支配腭肌与咽肌的神经）受累较常见，病人可出现心肌炎、软腭麻痹、声嘶、肾上腺功能障碍等表现。

2. 免疫性　人体接触白喉毒素后能产生抗毒素，为 IgG 类抗体，可阻止白喉毒素 B 片段与敏感细胞结合，使 A 片段不能进入细胞。患病、隐性感染和预防接种均可使人体获得稳定的免疫力。要检测对白喉有无免疫力，可采用锡克（Schick）试验。

【检测与防治】

1. 病原学检测　主要取感染者假膜边缘分泌物或鼻咽腔分泌物，用美蓝、Albert 法或 Neisser 法染色镜检，查见有异染颗粒的棒状杆菌，即可结合临床做出初步诊断。分离培养和鉴定可用吕氏血清斜面和亚碲酸钾血平板。用琼脂平板毒力试验或动物试验鉴别产毒白喉棒状杆菌与其他棒状杆菌。

2. 预治原则　可接种白喉类毒素，目前我国采用白喉类毒素、百日咳菌苗和破伤风类毒素的混合制剂（白百破三联疫苗）进行人工主动免疫，效果良好。对密切接触过白喉病人的易感儿童，须肌肉注射 1000～2000 单位白喉抗毒素进行紧急预防。对白喉患者，应选用青霉素、红霉素或广谱抗生素进行抗菌治疗，并尽早足量应用白喉抗毒素。

二、丙酸杆菌属

痤疮丙酸杆菌（Propionibacterium acnes）也称痤疮杆菌、疮疱丙酸杆菌，是丙酸杆菌属的常见致病菌，适应能力极强，广泛存在于空气、土壤、水及人和动物体中。分类上属放线菌目、丙酸杆菌科（Propionibacteriaceae）。痤疮丙酸杆菌一般寄居在皮肤的毛囊及皮脂腺中，为皮肤正常菌群，是引起痤疮最主要的病因之一；在人和动物的肠道中也存在。痤疮丙酸杆菌曾经被认为是一种常见的污染菌，但随着科学的发展和人们认识的不断加深，发现越来越多的疾病由该细菌所导致或者是与之密切相关。

【生物学特性】

痤疮丙酸杆菌是一种革兰阳性厌氧杆菌，通常为多形性杆菌，直或微弯，呈棒状，排列呈 X、Y、V 及栅状，无荚膜，无鞭毛，不产芽胞，最适温度 30℃～37℃，在厌氧条件下，可生存 8 个月，痤疮丙酸杆菌在近中性环境中生长最快，在 pH≤5 或 pH≥8 的环境中则受到抑制，生长相当缓慢，分裂一代时间长达 5.1 小时；痤疮丙酸杆菌形成的菌落小，圆形，灰白色，不透明，触酶实验阳性，硝酸盐实验阳性，葡萄糖发酵实阳性。

【致病性】

（1）致病物质 痤疮丙酸杆菌能分泌磷脂酶、透明质酸酶等侵袭性酶，使组织损伤并有助于痤疮丙酸杆菌的扩散；在没有任何刺激的条件下，痤疮丙酸杆菌能产生大量的细胞内卟啉（主要是粪卟啉），在紫外线照射下，粪卟啉可以产生活性氧，导致严重的皮肤损害；痤疮丙酸杆菌还能诱导刺激单层角质形成细胞产生大量的 IL－1α、TNF－α 和 GM－CSF 等细胞因子，这些因子可以趋化炎细胞到毛囊周围，引起炎症损伤，并使毛囊漏斗部角化增强形成痤疮。

（2）所致疾病 ①痤疮：痤疮是一种常见的慢性毛囊、皮脂腺炎症性皮肤病，好发于面、背、胸部等富含皮脂腺的部位，临床表现为粉刺、丘疹、脓疱、结节、囊肿及瘢痕等。发病机制包括：痤疮丙酸杆菌繁殖、皮脂分泌过多、毛囊皮脂腺导管开口处角化过度及炎症反应等。痤疮丙酸杆菌在多个致病因素中起核心作用。②外伤、手术后感染：痤疮丙酸杆菌本身的致病力较低，一般作为条件致病菌引起内源性感染。因痤疮丙酸杆菌常驻于毛囊及皮脂腺中，常规消毒很难将其完全清除，在外伤、手术等特殊条件下，痤疮丙酸杆菌可进入体液或其他组织，引起脑组织、心血管系统、骨、胸腔等多种部位的感染。外伤后细菌性致死性肉芽肿（fatal bacteria granuloma after trauma，FBGT）是一种慢性感染性致死性疾病，常继发于面部外伤的皮肤、脑组织感染，目前已明确其病原菌为痤疮丙酸杆菌。③其他相关疾病：近年来有研究人员从多发性小关节炎患者的滑膜组织和滑膜液中培养出痤疮丙酸杆菌；痤疮丙酸杆菌还可以导致老年人患亚急性肺部感染如支气管肺炎等；痤疮丙酸杆菌可能参与结节病的发病、肉芽肿的形成及疾病的进展。

【检测与防治】

1. 病原学检测 与其他无芽胞厌氧菌相似，标本采取应尽量避免皮肤正常菌群的污染，故应从感染中心或感染深部吸取，标本提取后应立即放入厌氧瓶中并迅速送检。分离培养最常用牛心脑浸液为基础的血平板，接种应在厌氧环境中进行，获得纯培养后再经生化反应进行鉴定。

2. 防治原则 目前国内外对痤疮的病人建议每日一到两次温水洗脸，清洁皮肤，忌用手挤压或搔抓皮损。忌用油脂类、粉类化妆品和含有糖皮质激素的软膏及霜剂。治疗包括维 A 酸类、抗雄激素类、抗生素类、锌制剂等药物。外伤、手术后感染及其他相关疾病应预防局部出现厌氧微环境，维持良好的血液循环，选用正确的抗生素等。

三、加德纳菌属

阴道加德纳菌（*Gardnerella vaginalis*）是加德纳菌属的独有种，曾被称为阴道嗜血杆菌或阴道棒状杆菌，可引起临床上称为加德纳菌阴道炎的非特异性阴道炎，常被列为性传播疾病。

【生物学特性】

阴道加德纳菌具 G⁺细菌样细胞壁，但很薄，在革兰染色时一般呈阴性。菌体细小杆状，有时呈丝状和多形状，常见两极染色。无活动力、无鞭毛、无芽胞；兼性厌氧，在血平板培养基上可形成灰色凸起的圆形小菌落。

【致病性】

阴道加德纳菌主要寄生于阴道，有时在尿道、咽部，甚至血中也可分离到；其致病机制尚未明了，已知可产生仅影响人类细胞的穿孔素及溶素，其增多是厌氧菌替代正常菌群及阴道环境变化的信号。该菌感染多见于性活跃的妇女与男性，主要为接触传播。症状可由无到白带增多，阴道及外阴灼热感或瘙痒，性交痛等，多伴有鱼腥样臭味，严重时可见尿道感染、膀胱炎甚至败血症等。

【检测与防治】

阴道加德纳菌感染可依据临床表现，阴道分泌物涂片或培养诊断。常规方法是对涂片革兰染色查找"线索细胞"（clue cell，系很多细菌黏附于鳞状上皮细胞表面），其为加德纳菌阴道炎的特征性镜下表现；PCR 等方法也已用于临床诊断。

治疗可采用甲硝哒唑（灭滴灵）、克林霉素或氨苄青霉素等。治疗期间应避免性生活，夫妻双方需同时治疗。

第十四章　立克次体、支原体、衣原体和螺旋体

常见致病细菌，除前述较典型的细菌和放线菌外，还包括立克次体、支原体、衣原体、螺旋体等。它们也是临床上常见的感染性疾病的病原体。

第一节　立克次体

立克次体是一类专性细胞内寄生的原核细胞型微生物，为纪念首先发现并在研究斑点热病原体时不幸献身的美国病理学家立克次（Howard Taylor Ricketts）而命名。立克次体在细菌分类学中的位置为 α - 变形菌纲（Alphaproteobacteria）、立克次体目（Rickettsiales），该目下分立克次体和无形体 2 个科。引起人类疾病的立克次体主要有立克次体科的 2 个属和无形体科的 3 个属，即立克次体属（Rickettsia）、东方体属（Orientia）、无形体属（Anaplasma）、埃立克体属（Ehrlichia）和新立克次体属（Neoickettsia）。立克次体属又分成斑疹伤寒群和斑点热群，前者如普氏立克次体（*Rickettsia prowazekii*）、莫氏立克次体（*Rickettsia mooseri*），后者如立氏立克次体（*Rickettsia rickettsii*）等。东方体属的恙虫病东方体（*Orientia tsutsugamushi*），又称为恙虫病立克次体。曾被归入立克次体目的柯克斯体属（Coxiella burnetii）和巴通体属（Bartonella）也有人体致病种类，根据 16S rRNA 基因序列遗传进化分析，柯克斯体属现划归于军团菌目柯克斯体科，巴通体属现归于根瘤菌目巴通体科。

立克次体的共同特点是：①专性细胞内寄生，以二分裂方式繁殖；②有 DNA 和 RNA 两种核酸；③形态多样，主要为球杆菌，革兰染色阴性；④以节肢动物（虱、蚤、蜱、螨等）为传播媒介或储存宿主；⑤大多引起人畜共患病，以发热、出疹为主要临床表现；⑥对多种抗生素敏感。

【生物学性状】

1. 形态与结构　立克次体呈多形性，有球杆形或杆形，长 0.6 ~ 2 μm、宽 0.3 ~ 0.8 μm。革兰染色阴性，但不易着色。Gimenza 染色呈红色，Giemsa 染色呈紫色或蓝色。立克次体具有细胞壁和细胞膜。细胞壁最外表是多糖组成的黏液层，细胞壁和黏液层之间有脂多糖或多糖组成的微荚膜。细胞壁有两种抗原，一种是群特异性抗原，主要由脂多糖构成，为可溶性抗原，耐热；另一种是种特异性抗原，主要为外膜蛋白，不耐热。恙虫病东方体细胞壁的结构、抗原成分与其他立克次体不同，无肽聚糖、脂多糖，菌体表

面无黏液层、微荚膜等。立克次体的脂多糖与变形杆菌某些菌株（如 OX_{19}、OX_2、OX_k 等）的菌体抗原有共同抗原成分，故可用这些菌株的菌体抗原代替相应的立克次体抗原进行非特异性凝集反应，以检测患者血清中的相应抗体，此交叉凝集试验称为外斐反应（Weil – Felix reaction）。

2. 培养特性　立克次体专性寄生于活细胞内，以二分裂方式繁殖，繁殖一代需 6 ~ 10 小时，最适温度为 37℃。可用细胞培养或鸡胚卵黄囊接种培养，也可接种于动物（如豚鼠、大鼠、小鼠或家兔等）体内繁殖。

3. 抵抗力　对理化因素抵抗力较弱，对热敏感，56℃ 30 分钟即被灭活。对低温和干燥抵抗力较强，在干虱粪中能保持活性 2 个月左右。5% 苯酚、5% 来苏儿 5 分钟可灭活。对四环素、氯霉素类抗生素敏感，但磺胺类药能促进立克次体生长增殖。

【致病性与免疫性】

立克次体病多数是自然疫源性疾病，呈世界性或地方性流行，人类主要通过吸血节肢动物（如人虱、鼠蚤、蜱或螨）的叮咬而感染。不同立克次体引起的疾病也不相同，在我国发生的立克次体病主要有由普氏立克次体引起的流行性斑疹伤寒和由莫氏立克次体引起的恙虫病。

1. 致病性

（1）流行性斑疹伤寒　普氏立克次体的储存宿主是患者，传播媒介是人虱，患者是唯一的传染源。感染方式是虱 - 人 - 虱。人虱叮咬患者，立克次体进入人虱体内，在肠管上皮细胞内生长繁殖，破坏细胞后随粪便排出体外。当感染的人虱叮咬健康人时，立克次体可随虱粪排泄于人的皮肤上，由于瘙痒而抓伤皮肤，并由破损处侵入人体致病。此外，含有立克次体的干燥虱粪也可经空气侵入呼吸道和眼结膜导致感染。普氏立克次体侵入机体后，先在局部淋巴组织或小血管内皮细胞中增殖，引起第一次立克次体血症。经血流扩散到全身组织器官的小血管内皮细胞中大量繁殖后，立克次体再次进入血流形成第二次立克次体血症。主要致病物质有 LPS 和磷脂酶 A，引起炎症、损害血管内皮细胞，造成肿胀和坏死、血浆渗出、有效循环血量下降和凝血机制障碍、DIC 等。

流行性斑疹伤寒的潜伏期为 10 ~ 14 天，发病急，患者可出现高热、剧烈头痛和周身疼痛，4 ~ 7 天后可见皮疹，严重的为出血性皮疹。有时还伴有神经、心血管系统症状和其他实质器官损害。

（2）地方性斑疹伤寒（亦称鼠型斑疹伤寒）　由莫氏立克次体引起，主要流行于非洲和南美洲。莫氏立克次体的主要储存宿主是鼠，主要传播媒介是鼠蚤和鼠虱，感染方式是鼠 - 鼠蚤/虱 - 鼠。鼠蚤只在鼠死亡后才离开鼠转而叮吮人血，使人感染。而人群中有人虱寄生时，莫氏立克次体即可通过人虱在人群中传播。地方性斑疹伤寒的发病机制和临床症状与流行性斑疹伤寒相似，但发病缓慢，且病情较轻，很少累及中枢神经系统、心肌等。

（3）恙虫病　由恙虫病东方体引起，主要流行于东南亚、西南太平洋岛屿、日本和我国的东南与西南地区。晋代葛洪《肘后备急方》中首次记载的"沙虱病"即为恙虫病，是一种自然疫源性疾病，恙螨是恙虫病东方体的储存宿主和传播媒介。野鼠和家鼠为主要传染源。人被恙螨叮咬后，叮咬处先出现红色丘疹，继而形成水疱并破裂，溃疡处形成黑色焦痂，是恙虫病的特征之一。患者可伴有高热、毒血症、全身淋巴结肿大及内脏器损害的症状。

2. 免疫性 机体感染普氏立克次体后，以细胞免疫为主，体液免疫为辅。病后获得牢固的免疫力，普氏立克次体与莫氏立克次体的免疫性相似，且二者感染有交叉免疫力。恙虫病东方体感染后以细胞免疫为主，免疫力较持久，但对其他株的感染仅可维持数月。

【检测与防治】

1. 病原学检测 一般在发病初期、急性期和尚未使用抗生素之前无菌采血。将标本注射雄性豚鼠腹腔内，若动物体温 >40℃，同时伴有阴囊红肿，表示已发生感染，应进一步接种鸡胚或细胞传代，采用免疫荧光等试验进行鉴定。

血清学检查可用 ELISA 法、免疫荧光法或补体结合试验检测群、种特异性抗体，需采集急性期与恢复期双份血清，抗体滴度增高 ≥4 倍者结合临床症状可诊断为斑疹伤寒。也可做外斐反应，即以易于制备的普通变形杆菌菌株抗原代替立克次体抗原进行凝集试验，检测患者血清中有无立克次体抗体；由于外斐反应为非特异性反应，故仅用于辅助诊断。此外，也可应用 PCR 技术或基因探针检测进行病原学快速诊断。

2. 防治原则 杀灭虱、蚤、螨和鼠等立克次体的传播媒介和储存宿主，以及加强个人防护是预防立克次体病的重要措施。特异性预防斑疹伤寒可接种经 γ 射线辐射的灭活鼠肺疫苗、鸡胚疫苗等，免疫力可持续一年。氯霉素、四环素类抗生素（如多西环素）对各种立克次体有良好抑制作用。禁用磺胺类药物治疗。

知识链接 17

Q 热、猫抓病

Q 热由贝纳柯克斯体（*C. burnetti*）引起，是一种人畜共患病。贝纳柯克斯体在野生动物和蜱之间循环，由蜱传给家畜（牛、羊、马、骡等）。家畜患 Q 热后，病原体可长期潜伏体内，当妊娠生产时受激发而大量繁殖。人和病畜接触，或饮其生乳可被感染，也可因吸入感染性气溶胶、污染的毛屑、蜱粪经呼吸道而感染。急性 Q 热主要表现为高热、头痛、肌肉疼痛等，严重感染常合并肺炎和肝炎。慢性 Q 热可引起多器官损伤，主要表现为心内膜炎、慢性肝炎、骨髓炎等。

猫抓病的病原体是汉赛巴通体（*B. henselae*），传染源主要为猫，病原体通过被猫、狗抓伤、咬伤的部位进入人体。感染后，在抓伤处皮肤出现丘疹或脓疱，局部淋巴结肿大，并有发热、厌食、肌痛和脾肿大等。常见的临床并发症是结膜炎伴耳前淋巴结肿大，是此病的重要特征。

第二节 支 原 体

支原体（Mycoplasma）是一类无细胞壁、呈高度多形性、可通过除滤菌器、能在无生命培养基中生长繁殖的最小原核细胞型微生物。因其能形成有分枝的长丝，故名支原体。支原体在细菌分类学中的位置为软壁菌门（Phylum Tenercutes，或厚壁菌门）的柔膜菌纲（Mollicutes）、支原体目（Mycoplasmatales）。与人类疾病关系较密切的是支原体科（Mycoplasmataceae）的支原体属（Mycoplasma）和脲原体属（Ureaplama）。支原体属已有 96 个种，对人致病的主要为肺炎支原体（*Mycoplasma pneumoniae*）、人型支原体（*Mycoplasma hominis*）、生殖器支原体（*Mycoplasma genitalium*）、穿透支原体（*Mycoplasma penetraus*）；脲原体属有 7 个种，对人致病的主要为溶脲脲原体（*U. urealyticum*）。

【生物学特性】

1. 形态与结构　支原体因无细胞壁呈高度多形性，有球形、杆形和丝状三种基本形态，也可呈棒状、长丝状及不规则形状。其大小一般为 $0.2 \sim 0.3 \mu m$。革兰染色呈阴性，但不易着色，常用 Giemsa 染色呈淡紫色。支原体基因组为双链环状 DNA，$580 \sim 1380kb$，胞质中含核糖体；细胞膜可分为外、中、内三层结构，内、外层由蛋白质和糖类组成，中层为脂质，其中胆固醇含量较多，约占 36%；外层蛋白质是型特异性抗原，很少有交叉反应，对鉴定支原体有重要意义。凡能作用于胆固醇的物质（如两性霉素 B、皂素等）均可破坏支原体的细胞膜而导致其死亡。有的支原体在细胞膜外可产生由多糖或多聚糖构成的荚膜；某些支原体还可有特殊的顶端结构，能黏附在上皮细胞表面。它们与致病性有关。

2. 培养特性　营养要求比一般细菌高，培养基中需加入 10% ~20% 的人或动物血清。多数支原体还需加入酵母浸膏、组织浸液、核酸提取物及辅酶等才能生长。pH 值要求较严格，一般为 $7.6 \sim 8.0$，低于 7.0 则易死亡，但解脲脲原体为 $5.5 \sim 6.5$。大多数微需氧或兼厌氧性，其中寄生性支原体多在 37℃ 的微氧环境（含 5% CO_2 和 90% N_2）中生长最佳。以二分裂方式繁殖，还可有分节、断裂、出芽或分枝等方式。大部分支原体生长速度比细菌慢，在固体培养基上 2 ~7 天才能形成"油煎蛋样"微小菌落。根据支原体分解葡萄糖、精氨酸及尿素的能力，可鉴别支原体。

3. 抵抗力　支原体因无细胞壁，因此对理化因素的抵抗力比细菌弱。对热、低渗透压及一般的消毒剂敏感。对酸、脂溶剂、皂素等能作用于胆固醇的物质敏感，但对结晶紫、乙酸铊、亚碲酸钾等的抵抗力大于细菌，因此在培养基中加入适量的上述物质，可在分离培养时抑制杂菌的生长。支原体对红霉素、链霉素、左旋氧氟沙星、司帕沙星等敏感。

【致病性与免疫性】

支原体一般不侵入细胞，但其借菌体成分与宿主细胞黏附并摄取营养和分泌毒性代谢产物等可引起宿主细胞损伤。

1. 致病性　主要引起支原体肺炎和非淋菌性尿道炎。

（1）**支原体肺炎**　由肺炎支原体引起，是呼吸道感染的常见病原体，所引起的人类支原体肺炎约占非细菌性肺炎的 50%。主要致病物质有 P1 蛋白、糖脂抗原和荚膜多糖。P1 蛋白为具有黏附作用的膜蛋白，其受体是呼吸道黏膜上皮细胞、红细胞等表面的神经氨酸酶，P1 蛋白有助于肺炎支原体在呼吸道局部的黏附、定植与增殖。糖脂抗原与多种宿主细胞有共同抗原决定簇，可引起超敏反应及免疫损伤。荚膜多糖具有抗吞噬作用，还具有细胞毒性。此外，核酸酶、过氧化氢、超氧离子等毒性代谢产物可引起宿主细胞的病理性损伤。

肺炎支原体主要经飞沫传播，多发生于秋冬季节，患者以儿童及青少年多见。潜伏期为 2 ~3 周，首先引起上呼吸道感染，然后下行引起气管炎、支气管炎和肺炎。感染后症状轻重不一，引起的原发性非典型性肺炎，病变以间质性肺炎为主，常表现为咳嗽、发热、头痛、咽喉痛和肌肉痛等症状。还可伴有肺外组织或器官病变，如心血管症状（如心肌炎、心包炎）、神经症状（如脑膜炎、脑炎、格林－巴利综合征）、皮疹等，这可能与免疫复合物和自身抗体的形成有关。支原体肺炎与细菌性肺炎不同，一般起病缓慢、病程长，咳嗽剧烈而持久，但预后好，不用抗生素也常自愈。

（2）非淋菌性尿道炎（nongonococcal urethritis，NGU）   主要由溶脲脲原体引起。溶脲脲原体又称解脲脲原体，是人类泌尿生殖道常见的寄生菌之一，在特定条件下可引起症状，现已被列为性传播疾病的病原体。溶脲脲原体的致病机制尚不完全清楚，目前认为可能与侵袭性酶（如磷脂酶、尿素酶、IgA蛋白酶）及毒性代谢产物有关。主要通过性接触或分娩时经产道感染人体，一般为浅表感染，大多不入血。主要引起非淋菌性尿道炎、前列腺炎、附睾炎等泌尿生殖道疾病，孕妇感染可导致流产、早产、死胎和新生儿呼吸道感染等。此外，溶脲脲原体感染还与不育症有关。

2. 免疫性   机体感染肺炎支原体后，可产生 IgM、IgG 及 SIgA 等多种抗支原体抗体和致敏淋巴细胞，主要以体液免疫为主。呼吸道局部黏膜产生的 SIgA 对再感染有一定的免疫保护作用，但仍可再次感染。机体感染溶脲脲原体后，可产生各类抗体，其中 SIgA 对再感染具有一定的抵御作用。

【检测与防治】

1. 病原学检测   检测方法主要包括分离培养、血清学方法和分子生物学方法。目前临床诊断较普遍应用的是血清学诊断方法，采用 P1 膜蛋白和 43kD 菌体蛋白作为包被抗原检测相应抗体（ELISA 法），可用于支原体肺炎的早期诊断。检测溶脲脲原体抗原或鉴定培养物亦可采用免疫斑点试验或 ELISA 法。肺炎支原体相关的冷凝集素试验、溶脲脲原体相关的抗精子抗体检测等支原体自身抗体的检测方法也具有辅助诊断价值。PCR 及核酸探针等技术已用于检测支原体 DNA。

2. 防治原则   目前尚无理想的疫苗进行免疫预防。加强宣传教育，注意性卫生。可根据病情选用罗红霉素、阿奇霉素等药物治疗。

第三节　衣　原　体

衣原体（Chlamydia）是一类严格寄生在真核细胞内，具有独特发育周期，并能通过细菌滤器的原核细胞型微生物。衣原体在细菌分类学中的位置为衣原体门（Chlamydiae）、衣原体纲（Chlamydiae）、衣原体目（Chlamydiales）、衣原体科（Chlamydiaceae）。衣原体科有衣原体属（Chlamydia）和嗜衣原体属（Chlamydophila）两个属。衣原体属有 4 个种，嗜衣原体属有 6 个种。引起人类疾病的主要有沙眼衣原体（*Chlamydia trachomatis*）、鹦鹉热嗜衣原体（*Chlamydophila psittaci，Cps*）和肺炎嗜衣原体（*Chlamydophila pneumoniae，Cpn*）。根据侵袭力和所致人类疾病的部位不同，沙眼衣原体可分为沙眼生物亚种（Biovar trachoma）、性病淋巴肉芽肿亚种（Biovar lymphogramuloma venereum，LGV）和鼠亚种（Biovar mouse）。我国学者汤飞凡（1897—1958）在 1955 年采用鸡胚卵黄囊接种并加链霉素抑菌的技术，在世界上首次培养出沙眼衣原体。

【生物学特性】

1. 形态与结构   衣原体在宿主细胞内以二分裂方式繁殖，具有独特的发育周期，有原体和始体两种形态：

（1）原体（elementary body） 是发育成熟的衣原体，呈球形、椭圆形或梨形，直径0.2～0.4μm；电镜下可见致密的核质和少量核糖体，外有具外膜的细胞壁。原体存在于宿主细胞外，Giemsa染色呈紫色，无繁殖能力，有高度感染性。原体由吞饮方式进入宿主细胞，并在内吞泡内发育增大，成为始体。

（2）始体（initial body） 也称网状体（reticulate body，RB），呈圆形或椭圆形，体积较大，直径0.5～1μm，无细胞壁，Giemsa染色呈蓝紫色。始体以二分裂方式繁殖，发育形成多个子代原体，组成受染细胞内的包涵体。包涵体内的原体成熟后，从宿主细胞中释放出来，感染新的易感细胞，开始下一个发育周期，每个发育周期需时48～72小时。

衣原体有属特异性、种特异性、型特异性3种抗原。属特异性抗原为细胞壁中的脂多糖。大多数种特异性抗原主要位于外膜蛋白（major outer membrane protein，MOMP），依据其抗原性及致病差异，将沙眼衣原体分为3个生物亚种、近20个血清型/亚型：①沙眼生物亚种，A、B、或C血清型；②尿道炎/结膜炎亚种，D～K血清型；③性病淋巴肉芽肿亚种，L1、L2、L3血清型。肺炎衣原体只有一个血清型。

2. 培养特性 目前常用6～8天龄鸡胚卵黄囊接种或Hela细胞培养衣原体。沙眼衣原体性病淋巴肉芽肿亚种可接种于小鼠脑内进行培养。

3. 抵抗力 衣原体对热和消毒剂敏感，可耐低温。在60℃仅存活5～10分钟，但在-70℃可存活数年。75%乙醇1分钟或2%来苏儿5分钟即可被灭活。红霉素、多西环素和磺胺类等药物有抑制衣原体繁殖的作用。

【致病性与免疫性】

1. 致病性 衣原体通过与黏膜上皮细胞相应受体的结合吸附后侵入易感细胞，产生毒性物质，抑制细胞代谢并直接破坏细胞。衣原体的外膜蛋白可引起超敏反应，导致组织损伤。

（1）沙眼衣原体引起的感染 沙眼衣原体仅以人为宿主，引发的病症与生物亚种有关。①沙眼生物亚种：主要通过眼-眼或眼-手-眼途径传播引起沙眼。沙眼衣原体侵入结膜上皮细胞繁殖，形成包涵体，引起局部炎症。早期症状是流泪、黏液脓性分泌物、结膜充血及滤泡增生等；晚期出现结膜瘢痕、眼睑内翻、倒睫等，也可引起角膜血管翳，反复发作可致角膜损伤，影响视力或致盲。②尿道炎/结膜炎亚种：引起泌尿生殖道感染和结膜炎、肺炎等。泌尿生殖道感染经性接触传播，主要为非淋菌性尿道炎和生殖系炎症，易转成慢性；在男性可见附睾炎、前列腺炎、直肠炎等；在女性可有输卵管炎、盆腔炎等，与不孕症、宫外孕有关。包涵体结膜炎可经手-眼、间接接触感染，表现类似沙眼，但不出现角膜血管翳和瘢痕，可自愈；新生儿经产道感染，可形成急性化脓性结膜炎（包涵体脓漏眼），有的可患新生儿肺炎。③性病淋巴肉芽肿亚种：主要经性接触传播，在男性主要侵犯腹股沟淋巴结，引起化脓性淋巴结炎和慢性淋巴肉芽肿，常形成瘘管；在女性侵犯会阴、肛门及直肠，形成肠-皮肤瘘管，或引起会阴-肛门-直肠狭窄和梗阻；也可引起结膜炎，并伴耳前、颌下及颈部淋巴结肿大。

（2）肺炎衣原体引起的感染 肺炎衣原体寄生于人类，是呼吸道疾病的重要病原体，主要引起急性呼吸道感染，如咽炎、鼻窦炎、支气管炎和肺炎等，由飞沫或呼吸道分泌物传播，扩散速度缓慢，具有散发和流行交替出现的特点。感染后潜伏期30天左右，起病缓慢，表现为咽痛、声音嘶哑、咳嗽等症状，还可引起心包炎、心肌炎和心内膜炎。近年有研究表明，肺炎衣原体与冠心病、动脉粥样硬化等慢性病的发生有关，但其机制尚待研究。

2. 免疫性　沙眼衣原体感染后，可产生型特异性的细胞免疫和体液免疫，但作用不强也不持久，故易造成持续感染和反复感染。肺炎衣原体感染后以细胞免疫为主，体液免疫为辅，免疫力相对较稳定。

【检测与防治】

1. 病原学检测　多数衣原体引起的疾病可根据临床症状和体征确诊。如需做病原学检测，可取病灶部位标本涂片，染色及免疫荧光染色镜检，检查标本中细胞内有无包涵体。也可用鸡胚卵黄囊或 Hela 细胞分离培养衣原体，应用单克隆抗体通过直接免疫荧光法、ELISA 法检测沙眼衣原体及其抗原（如 MOMP）。此外，还可采用核酸探针和 PCR 技术检测沙眼衣原体的核酸。微量免疫荧光试验（microimmunofluorescence test，MIF）是目前检测肺炎衣原体感染最常用的血清学方法，可分别检测血清中的 IgM 和 IgG，若双份血清抗体效价增高4倍或以上，或单份血清 IgM 效价≥1∶16 或 IgG 效价≥1∶512，则可诊断为急性感染。

2. 防治原则　目前尚无理想的疫苗进行免疫预防，重点是注意个人卫生和性卫生，不使用公共毛巾、浴巾和脸盆，广泛开展性病知识宣传，避免直接或间接的接触感染。治疗药物可选用红霉素、阿奇霉素、多西环素和磺胺类等药物。

知识链接 18

鹦　鹉　热

　　鹦鹉热嗜衣原体在鸟类和家禽中传播，引起自然疫源性疾病，临床上称鹦鹉热。人类主要通过吸入病鸟粪便、分泌物或羽毛的气雾、尘埃等而感染，也可经破损皮肤、黏膜或结膜感染。临床多表现为间质性肺炎，可并发心肌炎。鹦鹉热病后机体免疫力不持久，可重复感染。预防主要是对饲养的鸟类与禽类加强管理，对从事禽类加工和运输的人员加强防护；治疗应及早使用四环素、大环内酯类、喹诺酮类等抗生素彻底治疗。

第四节　螺　旋　体

　　螺旋体是一类呈螺旋状弯曲、细长柔软、运动活泼的原核细胞型微生物。螺旋体在细菌分类学中的位置为螺旋体门（Spirochaetes）、螺旋体纲（Spirochaetia）、螺旋体目（Spirochaetales）。螺旋体目下分螺旋体科（Spirochaetaceae）、钩端螺旋体科（Leptospiracee）和小蛇菌科（Serpulinaceae）3个科。其中螺旋体科分9个属，钩端螺旋体科分2个属，小蛇菌科分2个属。对人致病的有钩端螺旋体科的钩端螺旋体属（Leptospira）和螺旋体科的密螺旋体属（Treponema）、疏螺旋体属（Borrelia）中的一些种（表14-1）。

表 14 - 1　主要致病的螺旋体及所致疾病

螺旋体名称	所致疾病
问号状钩端螺旋体	钩端螺旋体病
苍白密螺旋体苍白亚种	梅毒
苍白密螺旋体地方亚种	地方性梅毒
苍白密螺旋体极细亚种	雅司病
品他密螺旋体	品他病
伯氏疏螺旋体等	莱姆病
回归热疏螺旋体	流行性回归热
杜通疏螺旋体、赫姆斯疏螺旋体等	地方性回归热

一、钩端螺旋体属

钩端螺旋体属包括问号钩端螺旋体（*Leptospira interrogans*）和双曲钩端螺旋体（*Leptospira biflexa*）两类。问号状钩端螺旋体为致病性钩端螺旋体，可引起人类或动物钩端螺旋体病（简称钩体病），呈全球性分布；双曲钩端螺旋体为非致病性钩端螺旋体，一般无致病性。

【生物学性状】

1. 形态与结构　大小为长 6 ~ 12μm、宽 0.1 ~ 0.2μm，菌体一端或两端弯曲有钩，菌体呈 C、S 形。最外层为外膜，其内为螺旋形肽聚糖层和细胞膜包绕的圆柱状原生质，有 2 根鞭毛。革兰染色阴性，但不易着色。用 Fontana 镀银法染色呈棕褐色，且因菌体的折光性较强，故常用暗视野显微镜观察。目前问号状钩端螺旋体至少分为 25 个血清群，273 个血清型。

2. 培养特性　营养要求较高，常用含 10% 兔血清的 Korthof 培养基。生长缓慢，在液体培养基中 28℃ 培养 1 ~ 2 周后呈半透明云雾状；在固体培养基上可形成透明、不规则、直径 1 ~ 2mm 的扁平菌落。

3. 抵抗力　抵抗力弱，对热敏感，60℃ 1 分钟被杀灭；对多种消毒剂敏感，如 1% 苯酚、1% 漂白粉等处理 10 ~ 30 分钟被杀灭。对青霉素敏感。在湿土或水中可存活数月，该特性在钩体病的传播上有重要意义。

【致病性与免疫性】

1. 致病性　致病物质主要有内毒素样物质、溶血素、细胞毒因子和致细胞病变物质等。最近研究发现，钩端螺旋体 LenA 蛋白可激活纤溶酶原为纤溶酶，有助于钩端螺旋体扩散到全身。引起的钩体病为人兽共患传染病，多种野生动物和家畜为其储存宿主和传染源，其中鼠类和猪最为重要。动物多呈隐性感染，钩端螺旋体在其肾小管内生长繁殖，并不断随尿排出污染环境。经皮肤、黏膜接触侵入人体，也可因摄入污染水或食物经消化道感染；还可经胎盘垂直感染胎儿，偶有经哺乳传给婴儿或吸血昆虫叮咬传播。多在夏秋季节流行，洪涝、水淹时可引起暴发流行。钩端螺旋体侵入人体后先在局部繁殖，进入血流后大量繁殖，引起钩端螺旋体血症，出现发热、乏力、头痛、肌痛、眼结膜充血、淋巴结肿大等症状。随后侵入肝、脾、肾、肺、心、淋巴结和中枢神经系统等，引起全身中毒症状和相应组织器官的损害，临床有流感伤寒型、黄疸出血型、肺出血型、肾衰竭型及脑膜脑炎型等。

2. 免疫性　机体感染钩端螺旋体 1～2 周后，血中可出现特异性抗体，通过调理、ADCC、激活补体等作用清除钩端螺旋体，但对肾小管中的钩端螺旋体无明显作用，因此尿中可长期（数周～数年）排菌。病后免疫力较持久。

【检测与防治】

1. 病原学检测　发病第 1 周取血液，第 2 周后取尿液，有脑膜刺激症状者取脑脊液，离心集菌后用暗视野显微镜观察或 Fontana 镀银染色后镜检，也可用免疫荧光法、免疫酶染色法检查。分离培养后，可用血清学试验鉴定群及型。在病初及发病 2～3 周分别取患者血做显微镜凝集试验，单份血清效价在 1∶300 以上或双份血清效价增长 4 倍以上有诊断价值。

2. 防治原则　消灭鼠类、控制传染源、保护水源、加强个体防护及免疫接种是预防钩体病的主要措施。我国目前采用钩体外膜疫苗进行免疫接种，效果良好。治疗首选青霉素，过敏者可选用庆大霉素或多西环素。

二、密螺旋体属

密螺旋体属的螺旋体分为致病性和非致病性两类。致病性密螺旋体包括苍白密螺旋体（*Treponema pallidum*）和品他密螺旋体（*Treponema carateum*）两个种。苍白密螺旋体又分为 3 个亚种：苍白亚种（*subsp. pallidum*）又称梅毒螺旋体，引起性传播梅毒；地方亚种（*subsp. endemicum*）主要通过污染的食具传播，引起非性传播梅毒；极细亚种（*subsp. pertenue*）主要通过皮肤病损直接接触传播，引起雅司病。品他密螺旋体主要经皮肤病损接触传播，引起品他病。这里主要介绍梅毒螺旋体。

【生物学性状】

1. 形态与结构　大小为长 6～20μm、宽 0.1～0.2μm，螺旋致密而规则，两端尖直。细胞壁外覆有包膜，体内有 3～4 根轴丝。Fontana 镀银法染色呈棕褐色。在暗视野显微镜下菌体呈串珠状，运动活泼。电镜下呈圆柱形，覆有外膜，有两根轴丝穿插其间，其运动借助轴丝的伸缩进行。抗原结构主要有外膜蛋白抗原与内鞭毛（轴丝）抗原。二者在免疫学诊断及预防中有重要作用。

2. 培养特性　不能在无活细胞的人工培养基中生长繁殖，可接种于家兔的睾丸或眼前房，能保持毒力，但生长缓慢。

3. 抵抗力　极弱，对冷、热、干燥均特别敏感。血液中梅毒螺旋体在 4℃ 放置 3 天即可死亡，故血库中冷藏 3 天以上的血液无传染梅毒危险。50℃ 加热 5 分钟或离体后在干燥环境中 1～2 小时即死亡。对化学消毒剂敏感，1%～2% 苯酚溶液处理数分钟可将其杀灭。对青霉素、四环素、红霉素或砷剂均敏感。

【致病性与免疫性】

1. 致病性　菌体表面荚膜样物质、黏附因子（如外膜蛋白）、透明质酸酶等与其致病性密切相关，目前尚未证明其有毒素产生。梅毒螺旋体在宿主细胞内繁殖可直接损伤宿主细胞并可引起 Ⅲ、Ⅳ 型超敏反应。梅毒螺旋体只感染人类，梅毒患者是唯一的传染源。由于感染方式不同，可分为先天先天性梅毒和后天性梅毒。

（1）**先天性梅毒**　又称胎传梅毒，经胎盘和产道传播，可引起胎儿的全身感染，导致流产、早产、死胎或先天畸形。新生儿常表现为马鞍鼻、锯齿形牙、间质性角膜炎和神经性耳聋等特殊体征，俗称梅毒儿。

（2）后天性梅毒 主要经性接触感染，少数通过输血或应用血制品感染。典型病程分为三期：①Ⅰ期梅毒：多在感染后3周左右出现，主要表现为外生殖器无痛性硬性下疳，也可见于直肠、肛门和口腔。初为丘疹硬结，随即破溃形成溃疡，溃疡渗出液中含有大量梅毒螺旋体，传染性极强。4~8周后，硬性下疳自愈，进入血液的梅毒螺旋体潜伏于体内，经2~3个月无症状潜伏期后进入第Ⅱ期。②Ⅱ期梅毒：主要表现为全身皮肤黏膜出现梅毒疹、淋巴结肿大，常伴有骨、关节、眼及其他脏器病变。梅毒疹及淋巴结中含有大量梅毒螺旋体，传染性较强，但破坏性小。一般在3周~3个月内，症状可自行消退，但常可复发。少数病例呈潜伏期状态，经2~4年的时间，可被激活进入第Ⅲ期。③Ⅲ期梅毒：又称晚期梅毒，多发生于感染2年后，亦可长达10余年后。主要表现为皮肤黏膜溃疡性坏死病灶及内脏器官、组织的慢性肉芽肿样病变，重者可致心血管和中枢神经系统损害，出现梅毒瘤、动脉瘤、脊髓瘤或全身麻痹等，可危及生命。病灶中梅毒螺旋体少见，传染性小，但破坏性大。

2. 免疫性 机体感染梅毒螺旋体后以细胞免疫为主，表现为有菌免疫。梅毒患者可产生抗体，能抑制螺旋体运动，激活补体溶解螺旋体。

【检测与防治】

1. 病原学检测 采集病人硬性下疳、梅毒疹的渗出液及淋巴结抽出液等标本，用暗视野显微镜或Fontana镀银染色法观察，也可用直接免疫荧光技术或ELISA法检查。在血清学诊断方面，可用非螺旋体抗原试验、螺旋体抗原试验检测梅毒抗体。非螺旋体抗原试验以牛心肌脂质为抗原，操作简便，敏感性高，但特异性差；螺旋体抗原试验以梅毒螺旋体为抗原，常用间接免疫荧光法检测梅毒螺旋体特异性抗体，敏感性和特异性高，可用于临床确诊，但不宜用于疗效评价。

2. 防治原则 加强性卫生教育是预防梅毒的主要措施。目前尚无疫苗预防。治疗首选青霉素，3个月至1年以血清中抗体阴转为治愈指标。

三、疏螺旋体属

疏螺旋体属也称包柔螺旋体属，对人、哺乳动物和禽类有致病作用。菌体呈波状不规则的螺旋，对人致病主要是伯氏疏螺旋体（*Borrelia burgdorferi*）、回归热螺旋体（*Borrelia recurrentis*）。

【生物学性状】

伯氏疏螺旋体的大小为长10~40μm、宽0.1~0.3μm，螺旋稀疏不规则，两端稍尖，暗视野检查螺旋体扭曲、翻转，运动活泼。革兰染色阴性，但不易着色。镀银染色、Giemsa或Wright染色效果较好。回归热螺旋体长10~30μm、宽约0.3μm，有3~10个不规则螺旋，运动活泼。Giemsa染色红色。营养要求高，常用BSK培养基。微需氧，最适生长温度为35℃。生长缓慢。

【致病性与免疫性】

1. 致病性

（1）莱姆病 由伯氏疏螺旋体引起，是一种自然疫源性疾病。储存宿主多为野生和驯养的哺乳动物，其中鼠和猪最为重要。主要传播媒介为硬蜱，人被感染伯氏疏螺旋体的硬蜱叮咬后感染。莱姆病经 3~30 天潜伏期后，初期以慢性移行性红斑为特征，伴有发热、头痛、肌肉关节疼痛、淋巴结肿大等。叮咬处皮肤出现环状红色斑疹和丘疹，继而扩大形成圆形皮损，直径可达 5~50cm，外缘有鲜红边界，中央呈退行性变，似一红环。2~3 周后皮损消退，偶留有斑痕和色素沉着。未经治疗的患者，80% 可发展至晚期，主要表现为关节炎、神经系统病变或皮肤异常。

（2）回归热　由回归热疏螺旋体引起，是一种急起急退的高热、周期性反复发作为临床特征的急性传染病。其临床特点为：经 3~7 天潜伏期，患者出现高热、头痛、肌肉及关节痛、肝脾肿大等，重症患者可出现出血。持续 3~5 天后热退，血中螺旋体消失；间歇 1 周左右又出现发热，血中再次出现螺旋体，如此发作与缓解反复多次（3~10 次），故称回归热。根据传播媒介的不同，回归热可分为两类：①虱传回归热：又称流行性回归热，其病原体为回归热螺旋体，主要由人体虱传播感染，是我国流行的主要类型；②蜱传回归热：又称地方性回归热，由杜通疏螺旋体（*B. duttonii*）、赫姆斯疏螺旋体（*B. hermsii*）等引起，主要通过软蜱传播，在国内少见。

2. 免疫性　机体感染伯氏疏螺旋体后以体液免疫为主，不能获得持久免疫力。

【检测与防治】

常用 ELISA 检测特异性 IgM 和 IgG 抗体。ELISA 阳性时需用免疫印迹法进行验证。PCR 用于诊断莱姆病敏感，但实验室检测结果必须结合临床进行判断。

灭虱、灭蜱，加强个人防护，避免有关节肢动物媒介叮咬是预防疏螺旋体病的主要措施。疫苗正在研制中，治疗常用多西环素、青霉素、四环素等。

第三篇 医学真菌

真菌（fungus）以吸收营养方式、细胞壁主要由几丁质组成，无根、茎、叶分化，不含光合作用质体、无感觉器官等特点被明确为与动、植物并列的一大类（菌物界）真核细胞型生物。真菌的细胞结构具有核膜，核内可见由 DNA 和组蛋白组成的线状染色体，细胞质内含有多种细胞器。

真菌在自然界广泛分布，种类繁多，已记录的有一万余个属、十多万种；多数为腐生，少数为寄生或共生；可通过无性或有性繁殖。按生殖等生物学有关特征真菌被区分为接合菌、壶菌、子囊菌、球囊菌、担子菌及半知菌等门，近年来随分子生物学研究进展，生物间的亲缘关系得到了进一步了解，真菌的（自然）系统分类也逐渐完善，目前较公认的体系分为 8 个门（由壶菌分出两个，并加上由原虫转来的微孢子虫）及一些待定组群。真菌的绝大多数种类对人类无害，有的是食品或药物，有的在生产中发挥着重要作用，如酿酒、发酵、生产抗生素和酶制剂等。但也有些对人类有害，可使食品、药品、衣物等霉变，少数可引起动植物疾病，如有的可引起人类感染、中毒、致癌或超敏反应等。医学真菌主要指可感染人类的致病真菌种类。近年来，因滥用抗生素引起菌群失调，常用激素、免疫抑制剂、抗肿瘤药物及 HIV 感染等导致免疫功能下降，真菌感染呈上升趋势。

第十五章 真菌概述

目前已知的与医学关系较密切的真菌约 400 余种，均为需显微镜下才可见的微生物。常见的致病种类有几十种，主要为子囊菌中的一些种类，担子菌和接合菌中也有少数（表 15-1），此外微孢子虫类中也含有一些人体致病种类。在医学领域传统上多依表型将真菌分为单细胞真菌和多细胞真菌两种类型，并按临床习惯以寄生部位及所致病症为主对致病种类进行划分，本章也按此处理。

表 15 – 1　主要致病真菌

门	纲（Class）	目（Order）	医学种类举例	所致主要疾病
接合菌门 Zygomycota	毛霉菌 Mucormycotina	毛霉菌 Mucorales	毛霉菌、根霉菌	毛霉菌病
子囊菌门 Ascomycota	酵母菌 Saccharomycetes	酵母菌 Saccharomycetales	白假丝酵母菌	念珠菌病
	散囊菌纲 Eurotiomycetes	爪甲团囊菌 Onygenales	皮炎芽生菌	芽生菌病
			粗球孢子菌	球孢子菌病
			荚膜组织胞浆菌	组织胞浆菌病癣
			皮肤癣菌，毛癣菌，小孢子菌	
		散囊菌 Eurotiales	曲霉菌，青霉菌	曲霉菌病
	肺孢子菌 Pneumocystidomycetes	肺孢子菌	肺孢子菌	肺炎
	粪壳菌 Sordariomycetes	长喙壳菌 Ophiostomatales	申克孢子丝菌	皮下真菌病
座囊菌 Dothideomycetes	煤炱菌 Capnodiales	毛结节菌	毛结节病
未定 Incertae sedis	未定 Incertae sedis	着色真菌	皮下着色真菌病	
担子菌门 Basidiomycota	银耳菌	银耳菌 Tremellales	新生隐球菌	隐球菌病
			白吉利毛孢子菌	毛结节病
	外担菌 Exobasidiomycetes	马拉色菌 Malasseziales	马拉色菌	花斑癣

第一节　真菌的形态与结构

真菌虽属真核细胞生物，但其细胞与动植物细胞的结构差别显著。即使在同一门类中，单细胞真菌和多细胞真菌在形态上仍有很大区别。

一、真菌的形态

真菌比细菌大数倍至数十倍，用普通光学显微镜放大数十或数百倍即可观察。单细胞真菌的形态较简单，多细胞真菌则具有较复杂的形态。

（一）单细胞真菌

单细胞真菌亦称为酵母菌（yeast），多呈球形、椭圆形、圆筒形等。胞体直径一般在 2 ~ 20μm 之间，多为 3 ~ 5μm。有的菌种在胞体外有荚膜（如新生隐球菌）。多数单细胞真菌由母细胞以芽生的方式进行繁殖。也有的以细胞分裂或其他方式进行繁殖。某些单细胞真菌如白假丝酵母菌以芽生方式繁殖后，其子细胞在母细胞顶端延长呈芽体，反复繁殖，并可伸进培养基内，形成"丝状"结构，叫假菌丝。通常把不产生菌丝的单细胞真菌称酵母型真菌，而将能产生假菌丝的真菌叫类酵母型真菌。引起人类疾病的单细胞性真菌有新生隐球菌、白假丝酵母菌等。

（二）多细胞真菌

多细胞真菌由多个细胞构成。其结构主要分为菌丝和孢子两大部分。真菌的种类不同，其菌丝和孢子的形态也不一样，是鉴别真菌的重要依据之一。

1. 菌丝（hypha）　　成熟的孢子在适宜环境下长出芽管，芽管逐渐延长所形成的丝状结构即菌丝。随不同生长条件其长度差别较大，宽度一般在 $1 \sim 10 \mu m$。菌丝可长出许多分枝，并交织成团，称为菌丝体（mycelium）。有的菌丝在一定的间距形成横隔，称为隔膜（septum）。把有隔膜的菌丝称为有隔菌丝（septate hypha），隔膜把菌丝分成一连串若干个细胞；无隔膜的菌丝称为无隔菌丝（nonseptate hypha），整条菌丝就是一个细胞，其内含有多个细胞核。

菌丝也可按其功能分为：①营养菌丝（vegetative mycelium），伸入到被寄生物体或培养基中以吸取和合成营养的菌丝，也叫基内菌丝；②气生菌丝（aerial mycelium），向上生长暴露于空气中的菌丝；③生殖菌丝（reproductive mycelium），气生菌丝发育到一定阶段可产生孢子的那部分菌丝。

菌丝的形态多种多样，多数为丝状或管状，也有的为螺旋状、球拍状和梳状等（图15-1），菌丝的不同形态有助于真菌的鉴别。

2. 孢子（spore）　　孢子是多细胞真菌的繁殖体，一般由生殖菌丝出芽或分生形成。真菌的孢子分为无性孢子和有性孢子。

（1）无性孢子　指不经过两个细胞的融合而形成的孢子。病原性真菌大多数产生无性孢子。

无性孢子主要有三种类型：①叶状孢子：由真菌菌丝或菌体细胞直接形成。根据形成方式不同，分为关节孢子（arthrospore）、芽生孢子（blastospore）、厚膜孢子（chlamydospore）。②分生孢子：是最常见的一种无性孢子，由菌丝末端细胞分裂或收缩而形成，也可从菌丝侧面出芽而形成。根据其形态结构及孢子细胞的数量又分为大分生孢子（macroconidium）（最常见，图15-1）和小分生孢子（microconidium）。③孢子囊孢子：菌丝末端膨大而形成孢子囊，内含许多孢子，孢子成熟后破囊而出。

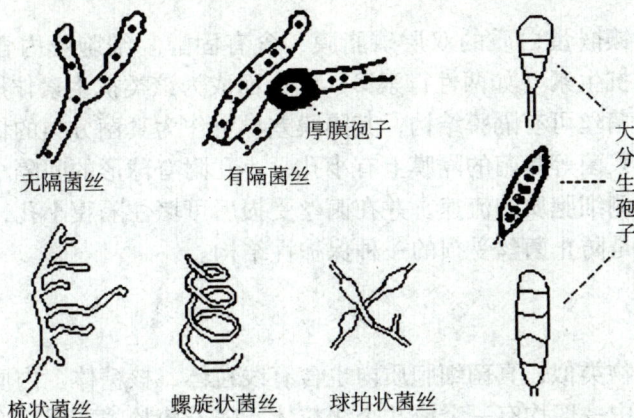

无隔菌丝　　有隔菌丝　　厚膜孢子　　大分生孢子

梳状菌丝　　螺旋状菌丝　　球拍状菌丝

图15-1　真菌的菌丝、大分生孢子模式图

（2）有性孢子　指两个真菌细胞融合后经减数分裂而形成的孢子。主要有卵孢子（oospore）、接合孢子（zygospore）、子囊孢子（ascospore）和担（子）孢子（basidiospore）。有性孢子绝大多数为非致病性真菌所具有，只有小部分病原性真菌能形成有性孢子。

（三）双相型真菌

有些真菌在普通培养基上置 22℃～28℃ 培养时呈菌丝型；而在动物体内或在特殊培养基上，置 37℃ 培养则呈酵母型，如申克孢子丝菌、荚膜组织胞浆菌、马尔尼菲青霉菌等，故称双相型（dimorphic）真菌。这种相的转换与其致病性密切相关。

二、真菌的结构

（一）细胞壁

位于细胞外层，不仅是构成真菌形态特征的基础，同时也参与营养物质及气体交换以及对抗细胞外高渗的作用。真菌细胞壁的主要成分为多糖，占细胞干重的 80%～90%，此外还有蛋白质、脂质及无机盐等。多糖以两种形式存在，一种是组成细胞壁骨架的微细纤维，另一种是填入骨架缝隙的基质。真菌细胞壁的构成可分为：

1. 骨架　以几丁质和葡聚糖为主要成分构成的微细纤维骨架，是真菌区别于植物的特征之一。丝状真菌骨架以几丁质含量最高，其作用与菌丝生长和芽管形成有关，而酵母菌骨架则以葡聚糖含量最高，是维持真菌细胞坚固外形的分子基础。

2. 基质　由多糖、蛋白、脂质和无机盐等多种成分组成。多糖主要有葡聚糖、葡糖胺、葡萄糖、几丁质和半乳糖等，其含量在真菌细胞壁发育过程中呈动态变化。蛋白或单独存在或与多糖组成蛋白多糖，蛋白多糖具有水解酶活性，可分解基质，易于营养物质进入胞内，同时蛋白多糖也是细胞壁抗原的分子基础。脂质以磷脂为主，无机盐以磷为主，另含有少量钙和镁元素等。

（二）细胞膜

真菌细胞膜为镶嵌蛋白质的双层磷脂膜，含有固醇。细胞膜内含有的大量麦角固醇，因易与多烯类抗生素（如两性霉素 B）结合而成为该类抗生素作用的靶标。

多细胞真菌的菌丝可有隔膜结构，其隔膜差异可作为真菌分类的依据之一。皮肤丝状菌、荚膜组织胞浆菌等真菌的隔膜上有小孔，小孔附有球形的间隔小体，小孔与间隔小体可调节隔膜两侧细胞质的流速，并在菌丝受损后可堵住隔膜小孔，以防止细胞液的流失，因而隔膜也是防止菌丝受损的一种保护性结构。

（三）细胞质

和其他真核生物类似，真菌细胞质内也含有线粒体、核糖体、内质网、高尔基体等细胞器。真菌细胞中一般均有一个或几个线粒体，随着菌龄的不同而变化，是细胞呼吸产生能量的场所。真菌核糖体由 60S 大亚基和 40S 小亚基组成，核糖体无论是附着于内质网上还是游离于胞质中，均为蛋白质合成的部位。

（四）细胞核

真菌细胞核较其他真核生物的细胞核小，通常为椭圆形，直径为 2～3μm。不同真菌细胞核的数量变化很大，每个细胞中有 1～2 个，也可多达 20～30 个。有完整的核形态和典型的核仁、核膜结构。大多数真菌细胞是单倍体，有多条染色体，基因组为 10^7～10^8 个碱基对。

第二节　真菌的增殖与培养

真菌具有很强的繁殖能力且对营养要求较低，故在一般环境下较易培养。

一、真菌的生长条件

医学真菌的生长繁殖条件与细菌类似，但营养要求相对更低。

1. 营养　是真菌生长繁殖所需要的最基本条件，包括水、碳源、氮源、无机盐及必要的生长因子等。

2. 温度　不同真菌的最适生长温度范围有所差异，浅部真菌一般为 22℃～28℃，而深部真菌为 37℃。温度变化可改变某些真菌的形态，如双相型真菌可从酵母型（37℃）转变成菌丝型（22℃）。

3. 酸碱度　相对于细菌，真菌对酸碱度的适应范围较窄，多数真菌生长的最适 pH 值为 4.0～6.0 左右。

4. 气体　大多数真菌生长繁殖过程中依赖氧气，二氧化碳不利于多数真菌的生长繁殖。

二、真菌的增殖

真菌的生长繁殖方式多样，可分为无性繁殖和有性繁殖，无性繁殖是其主要繁殖方式。

1. 无性繁殖　指不经过两个异性细胞融合而形成新个体的繁殖方式，主要有以下 4 种：①芽生：从细胞壁发芽，母细胞进行核分裂，一部分核进入子细胞，后在母细胞和子细胞之间产生横隔，成熟后从母体分离。这是真菌较常见的繁殖方式，常见于酵母型和类酵母型真菌。②裂殖：细胞以一分为二的方式产生子细胞，多发生在单细胞类型的真菌中，如裂殖酵母。③隔殖：在分生孢子梗的某一段落形成隔膜，随后原生质浓缩而形成一个新的孢子，该孢子可再独立繁殖。④菌丝断裂：菌丝可断裂形成许多小片段，每一个片段在适宜的环境条件下又可发育成新的菌丝。

2. 有性繁殖　指经过两个不同性别的细胞融合而产生新个体的繁殖过程，可分为三个阶段，即两个细胞原生质结合的质配阶段、两个细胞核融合在一起的核配阶段及二倍体的核通过减数分裂成单倍体的减数分裂阶段。

三、真菌的人工培养

绝大多数真菌对营养的要求不高，常用培养基为沙保弱培养基（Sabouraud dextrose

agar，SDA），含有葡萄糖、蛋白胨和琼脂。真菌繁殖的速度随菌种不同而异。一般单细胞真菌繁殖的速度较快，经 24~48 小时多可形成菌落；多数丝状真菌的繁殖速度较慢，需经 1~4 周才能形成典型的菌落。由于真菌种类不同，其菌落的大小、形态、颜色、气味等也不一样，常作为真菌鉴定的依据之一。真菌的菌落有三种类型。

1. 酵母型菌落（yeast type colony）　与一般细菌菌落类似，但比细菌的菌落大而厚。菌落表面光滑、湿润、柔软而致密，颜色多样。镜下均为单个真菌细胞或其所形成的孢子，无菌丝。单细胞真菌如新生隐球菌等繁殖后形成酵母型菌落。

2. 类酵母型菌落（yeast - like type colony）　有些单细胞真菌形成假菌丝后，假菌丝向下生长，伸入培养基内，称为类酵母型菌落或酵母样菌落。菌落外观与酵母型菌落相似，但镜下可看到藕节状细胞链的假菌丝。白假丝酵母菌的菌落即属此型。

3. 丝状型菌落（filamentous type colony）　是多细胞真菌（丝状菌）的菌落形式，由许多疏松的菌丝体及孢子所组成。由于一部分菌丝向空中生长，从而使菌落呈棉絮状、绒毛状或粉末状等，菌落正背两面可显示出红、黄、绿等不同颜色，该类菌落的形态与颜色常作为鉴定真菌的参考。

第三节　真菌的感染与免疫

近年来，由于滥用抗生素、激素和免疫抑制剂导致机体菌群失调或免疫功能低下，加之艾滋病人的不断增多、器官移植及介入技术的普遍开展等因素影响，深部（主要是机会性）真菌感染的发病率与死亡率呈明显上升趋势。针对真菌感染，机体的固有免疫发挥重要作用，而适应性免疫与真菌病的恢复密切相关。

一、真菌感染

由真菌感染并表现有临床症状者称为真菌病（mycoses）。除粗球孢子菌、荚膜组织胞浆菌、皮炎芽生菌、巴西芽生菌等真菌能引起原发性感染外，大多数深部真菌感染是因各种诱因使机体免疫功能显著下降时由条件致病性真菌引起的机会性感染。

（一）真菌的致病性

真菌在机体寄生部位大量繁殖是其致病的前提。不同真菌的致病物质不尽相同，一般认为与真菌黏附、生物膜形成、抗宿主免疫杀伤能力，产生的酶类、毒素样物质以及引发超敏反应的菌体成分等有关。例如，白假丝酵母菌具有黏附人体细胞及形成生物膜的能力；新生隐球菌的荚膜有抗吞噬作用；白假丝酵母菌、烟曲霉、黄曲霉的细胞壁糖蛋白具有内毒素样活性，能引起组织化脓性反应和休克等。

真菌在体内繁殖以后，根据其致病力及机体抵抗力等多种因素的不同，病理变化也不一样，多表现为非特异性炎症病变，有时可涉及急性渗出性炎症、坏死性炎症、慢性肉芽肿性炎症以及混合病变等。

（二）真菌感染的临床类型

根据感染部位的不同，可将真菌引起的感染分为三类：

1. 浅表真菌感染　指人体皮肤组织的真菌感染，主要侵犯皮肤、毛发和指（趾）甲。多为外源性感染，多有传染性，但一般临床症状较轻。

2. 皮下组织真菌感染　指人体皮下组织的真菌感染，一般由腐生真菌引起，通常为创伤所致。

3. 深部真菌感染　指人体组织、内脏、中枢神经系统等内脏器官的真菌感染，可以由内源性或外源性真菌所引起，由内源性真菌引起的感染也称为机会性真菌感染。

二、抗真菌免疫

机体对真菌具有较强的免疫功能，免疫功能正常者一般不易发生深部真菌感染。免疫功能包括固有免疫和适应性免疫两个方面。一般而言，固有免疫在阻止真菌病的发生上起作用，而适应性免疫中的细胞免疫对真菌病的恢复起一定作用。

（一）固有免疫

1. 屏障作用　体表的物理屏障、化学屏障和微生物屏障均有防御真菌侵袭的作用。例如，健康的皮肤黏膜能阻挡真菌对机体的侵袭；皮脂腺分泌的脂肪酸具有杀灭真菌的作用，学龄前儿童的皮脂腺发育不够完善，头皮分泌的不饱和脂肪酸较成人少，因而易患头癣；寄生于机体的正常菌群也能拮抗寄生于人体内的白假丝酵母菌等真菌的大量繁殖，如长期应用广谱抗生素会导致菌群失调，白假丝酵母菌等则趁机大量繁殖而导致机会性感染。

2. 吞噬作用　巨噬细胞和中性粒细胞具有识别（Toll 样受体等）、吞噬真菌的能力，吞噬细胞被真菌活化后，释放的 H_2O_2、次氯酸和防御素（defensin）能杀灭假丝酵母菌、烟曲霉等真菌。但有时被吞噬的真菌孢子并不能被完全杀灭，可刺激组织增生，引起细胞浸润形成肉芽肿，也可随吞噬细胞扩散到其他部位引起感染。

3. 正常体液中的抗真菌物质　在体液中存在一些抗真菌物质。例如，促癣吞噬肽（tuftsin）能结合到中性粒细胞膜上，可增强其杀灭真菌的活性；淋巴细胞合成的转铁蛋白可扩散至皮肤角质层，具有抑制真菌和细菌的作用；IFNγ、TNF 等细胞因子以及β–防御素、LL–37 等抗菌肽也具有一定的抗真菌作用。

（二）适应性免疫

1. 细胞免疫　在特异性抗真菌免疫中，细胞免疫起主导作用。细胞免疫功能受损或低下，易发生严重的真菌感染。如 AIDS 患者由于 HIV 破坏 CD4$^+$T 细胞，导致机体免疫功能缺陷和失调，常发生致死性真菌感染；患恶性肿瘤或长期应用免疫抑制剂导致细胞免疫功能低下的人也易并发深部真菌病。Th1 介导的细胞免疫应答在抗深部真菌感染中发挥主要作用。Th1 细胞产生 IFN–γ、IL–2 等细胞因子激活巨噬细胞，上调呼吸爆发作用，增强其对真菌的杀伤效应。另外，活化的 CD8$^+$细胞毒 T 细胞对真菌的直接杀伤作用。Th17 细胞对某些部位如口腔的真菌感染具有一定保护作用。真菌感染时，Th17 细胞通过分泌 IL–17A、IL–17F 等细胞因子募集和活化中性粒细胞，促进其对白念珠菌的吞噬。

2. 体液免疫　真菌细胞的化学成分非常复杂，含有蛋白质、多糖等多种抗原。深部真菌感染机体能产生特异性抗体，但抗体配合补体并不能溶解真菌，其在抗真菌感染中的效应不明显。检测特异性抗体对某些深部真菌病具有辅助诊断价值。浅部真菌感染机体产生的抗体水平较低，且易出现交叉反应，无应用价值。

真菌病发病机制中可涉及适应性免疫有关的损伤作用，如癣菌疹就是某些癣菌感染导致的皮肤迟发型超敏反应所致，嗜酸性粒细胞肺炎最常见的原因则是曲霉菌等感染导致超敏反应。真菌感染后一般不能获得牢固持久的免疫力。

第十六章　常见致病真菌

在众多真菌中，仅少数能引起人类疾病。致病真菌按其寄生部位可分为皮肤感染真菌、皮下感染真菌和深部感染真菌。

第一节　皮肤感染真菌

皮肤感染真菌是指寄生或腐生于角蛋白组织（表皮角质层、毛发、甲板等）并引起浅部感染的一群真菌，主要引起各种癣（tinea），一般不侵犯皮下组织和内脏器官，故不引起全身性感染。人类感染此类真菌多因接触患者或病畜，也可由于接触污染物而被感染。可分为皮肤癣菌和角层癣菌两大类。

一、皮肤癣菌

皮肤癣菌有嗜角质蛋白的特性，其侵犯部位主要在角化的表皮、毛发和指（趾）甲，引起多种癣，包括手癣、足癣、甲癣、头癣、体癣和股癣等。皮肤癣菌有 40 多个种，分为 3 个属，即表皮癣菌属（Epidermophyton）、毛癣菌属（Trichophyton）和小孢子癣菌属（Microsporum）；前者主要危害人类，后两者除嗜人类外，还有一些是人畜共患。

【生物学性状】

1. 表皮癣菌属　该菌在 SDA 培养基上的菌落初始呈蜡状，继而呈短绒毛状或粉末状，颜色由白色渐变为淡黄绿色，若长时间培养可出现不规则皱褶。镜下菌丝较细、有隔，大分生孢子呈棒状，游离端呈钝圆形、壁薄，常 3~5 个成群排列呈香蕉束状，无小分生孢子。偶见球拍状菌丝、结节状菌丝。

2. 毛癣菌属　在 SDA 培养基上根据菌种不同，其菌落形态也不一样。菌落可呈绒毛状、粉末状、颗粒状、光滑蜡样及脑回状等。颜色可呈白色、奶油色、黄色、橙黄色、淡红色、红色或紫色等。镜下可见有隔菌丝；小分子孢子侧生，多数散在，也可聚集呈葡萄状；大分子孢子壁薄，多细长呈棒状。

3. 小孢子菌属　在 SDA 培养基上菌落多呈绒毛状或粉末状，表面较粗糙。菌落颜色可呈灰色、棕黄色、橘红色等。镜下大分子孢子呈梭形、壁厚；卵圆形的小分子孢子沿菌丝侧壁产生，菌丝有隔，并可见结节状菌丝、梳状菌丝和球拍状菌丝。

【致病性】

皮肤癣菌在局部的增殖及其代谢产物刺激机体产生病理反应，从而引起感染部位的病变。

一种皮肤癣菌可侵犯不同部位，同一部位的皮癣可由不同的皮肤癣菌所引起。三个菌属的真菌均可感染皮肤，引起体癣、股癣和手足癣等；毛癣菌属和小孢子菌属的真菌还可侵犯毛发，引起头癣、须癣等；絮状表皮癣菌和毛癣菌属的真菌尚能侵犯指甲，使其增厚变形，失去光泽而导致甲癣。人感染某些毛癣菌或嗜动物癣菌局部炎症可较剧烈，有时多处皮肤可见由菌体抗原诱导迟发型超敏反应导致的继发癣菌疹（trichophytid）。

【检测与防治】

1. 病原学检测　标本取病变部位的皮屑、甲屑或头发，用 10% KOH 处理并在火焰上微微加温后镜检，如在标本中查到菌丝或孢子即可初步诊断为皮肤癣菌感染。也可接种于 SDA 培养基上分离培养，根据菌落形态、菌丝和孢子特点等鉴定菌种。癣菌疹局部找不到真菌，毛癣菌素迟发型超敏反应皮试阳性有诊断意义。

2. 防治原则　注意清洁卫生，避免与患者或患病动物（宠物）接触。对足癣的预防主要应保持鞋袜干燥，防止皮肤癣菌的滋生。头癣患者可选用灰黄霉素，或咪康唑、酮康唑和伊曲康唑等，一般用药 4~6 周；体癣和股癣患者宜选用伊曲康唑，并应在皮肤损伤消失后继续用药 1~2 周；甲癣的治疗比较困难，可口服灰黄霉素或伊曲康唑治疗数月，但仍容易复发。癣菌疹局部反应剧烈时可对症处理，一般随原发病灶治愈而消失。

二、角层癣菌

角层癣菌是指腐生于表皮角质或毛干表面，主要侵犯皮肤或毛干浅表层而不引起组织炎症反应的一些真菌。

1. 糠秕马拉色癣菌（*Malassezia furfur*）　可引起局部皮肤表面出现黄褐色薄糠状鳞屑样的花斑癣，好发于青壮年的颈、胸、腹、背、上臂等汗腺丰富处，俗称"汗斑"。一般只影响外观。镜检可见成簇、厚壁的孢子和粗短、分枝的菌丝。治疗可局部用 1% 克霉唑或酮康唑乳膏外搽。

2. 何德毛结节菌（*Piedraia hortai*）和白吉利毛孢子菌（*Trichosporon beigelii*） 主要侵犯头发，在毛干上形成黏附的坚硬砂粒状结节。何德毛结节菌（亦称黑毛结节菌）引起黑色毛结节。镜检可见深棕色分支菌丝，并有孢囊孢子；白吉利毛孢子菌（亦称白毛结节菌）引起白毛结节。镜检可见与毛发垂直的淡绿色菌丝，无孢囊孢子。治疗均为剃去病毛，外用硫黄软膏或抗真菌药物。

第二节　皮下感染真菌

皮下组织感染真菌一般存在于土壤和植物，为自然界中的腐生菌，经创伤部位侵入人体皮下组织。感染一般只限于局部组织，但少数也可经淋巴管或血液缓慢扩散至周围组织。皮下感染真菌主要有申克孢子丝菌和着色真菌。

一、申克孢子丝菌

申克孢子丝菌（*Sporothrix schenckii*）为腐生性、双相型真菌。主要侵犯皮肤与皮下，导致亚急性或慢性肉芽肿，使淋巴管出现链状硬结，称为孢子丝菌性下疳，偶可累及内脏。以申克孢子丝菌制备的抗原与患者血清所做的凝集试验、以申克孢子丝菌素所做的皮肤试验具有一定的辅助诊断价值。少数患者疾病自限，治疗可用碘化钾、伊曲康唑、两性霉素 B 等。

二、着色真菌

可引起着色真菌病的菌类较多，较常见的为着色菌属（Fonsecaea）、瓶霉属（Phialophora）的一些种。该类真菌感染多发生于颜面、下肢、臀部等暴露部位的皮肤，侵犯皮下组织。病损皮肤呈境界鲜明的暗红色或黑色区，故称着色真菌病。也可侵犯深部组织，呈慢性感染过程。在机体全身免疫功能低下时可侵犯中枢神经系统，发生脑内感染。镜检可见棕色有隔菌丝，在分生孢子梗上产生棕色圆形或椭圆形分生孢子。近年来，结合二次代谢产物、分子生物学方法对此类真菌进行鉴定。对较小的病变皮肤可经外科手术切除，大面积皮损者可服用 5 - 氟尿嘧啶或伊曲康唑治疗。

第三节 深部感染真菌

可侵犯机体深部组织器官的真菌称深部感染真菌，也称系统感染真菌。系统感染真菌涉及许多真菌门类，如隶属子囊菌门的假丝酵母菌属、隶属担子菌门的隐球菌属；曲霉菌属、肺孢子菌属、镰刀菌属、青霉菌属、组织胞浆菌属；隶属接合菌门的毛霉菌属等。近年来，由于抗生素、皮质类固醇激素、免疫抑制剂的广泛应用等因素的影响，各类条件致病性真菌的感染率明显上升。我国最常见的条件致病性真菌为白假丝酵母菌，其次为新生隐球菌。近年发现，曲霉和毛霉也较常见。

一、假丝酵母菌属

假丝酵母菌属（Candida）有 81 个种，其中有 8 个种具有致病性，以白假丝酵母菌（*Candida albicans*）最常见。白假丝酵母菌俗称"白念珠菌"，常存在于人的皮肤、口腔、上呼吸道、肠道和阴道黏膜等部位，当机体免疫力下降或菌群失调时可致病。

【生物学性状】
白假丝酵母菌的菌体呈圆形或卵圆形，直径 $3 \sim 6 \mu m$。革兰染色阳性，但着色不均匀。以出芽方式繁殖，在组织内易形成较长的假菌丝。在普通琼脂、血琼脂与 SDA 培养基上均生长良好。37℃培养 $2 \sim 3$ 天后，出现灰白色或奶油色、表面光滑、带有浓厚酵母气味的典型的类酵母型菌落。

【致病性】
白假丝酵母菌的致病性涉及黏附性、双相性转换（从酵母相至菌丝相）、外分泌酶、生物膜形成等。所致感染包括：

1. 皮肤黏膜感染   皮肤感染好发于潮湿、皱褶处，如腋窝、腹股沟、肛门周围、会阴部及指（趾）间，形成有分泌物的糜烂病灶；黏膜感染有新生儿鹅口疮、口角炎、外阴阴道炎等，其中以鹅口疮最为多见。

2. 内脏感染   主要有肺炎、支气管炎、肠炎、膀胱炎及肾盂肾炎等，偶尔也可侵入血液引起败血症。

3. 中枢神经系统感染   多由其他部位白假丝酵母菌感染的原发病灶转移而来。

【检测与防治】

1. 病原学检测   ①直接镜检：病变材料（脓、痰、阴道分泌物等标本）可直接涂片，经革兰染色后镜检。镜检必须同时观察到芽生孢子及假菌丝才能说明白假丝酵母菌侵袭至组织中。②分离培养：将标本接种于 SDA 培养基上，25℃培养 1~4 天，形成表面乳白色的类酵母型菌落，镜检可见假菌丝及成群的卵圆形芽生孢子。

必要时可做芽管形成试验、厚膜孢子实验甚至动物试验（将 1% 白假丝酵母菌悬液静脉注入家兔或小鼠体内，5~7 天后动物死亡，尸检可见肾、肝等处有多个小的白色脓肿）。

2. 防治原则   目前对白假丝酵母菌所致感染尚无有效的预防措施。对鹅口疮和皮肤黏膜感染的治疗可局部涂敷制霉菌素、龙胆紫、酮康唑和氟康唑等。对全身性白假丝酵母菌所致感染的治疗可用两性霉素 B 和 5-氟胞嘧啶。棘白菌素类（卡泊芬净等）对大多数念珠菌具有快速的杀菌作用，包括一些对唑类耐药的菌株。

近年来，随着病原谱的改变，白假丝酵母菌感染在全部假丝酵母菌感染中的比例有所减少，非白假丝酵母菌（光滑假丝酵母菌、近平滑假丝酵母菌、克柔假丝酵母菌等）感染逐渐增多。

二、隐球菌属

隐球菌属（Cryptococcus）包括 17 个种和 8 个变种，新生隐球菌（*Cryptococcus neoformans*）是该属唯一可致人类疾病的真菌，其在自然界分布广泛，可存在于土壤、人的体表、口腔、粪便中，鸟粪中尤其是鸽粪中大量存在，使其成为重要的传染源。新生隐球菌多由外源性感染，少数也可为内源性感染。对人类而言，健康人感染很少发病，临床患者主要为免疫功能低下者，故也被认为是机会性致病真菌。

【生物学性状】

菌体为圆形酵母型真菌，直径 4~12μm，外周有一层肥厚的胶质样荚膜，荚膜厚度为 3~5μm，一般染色法不易着色，因而被称为"隐球菌"。但用墨汁做负染后镜检，可见黑色背景中显现出圆形透亮菌体，外包以透明荚膜。本菌以芽生方式繁殖，不形成假菌丝。在 SDA 培养基或血琼脂培养基上，25℃~37℃下培养数天后形成酵母型菌落，菌落表面黏稠，由乳白色逐渐变为橘黄色，最后呈棕褐色。

【致病性】

新生隐球菌的毒性因子有荚膜多糖、黑素、磷脂酶 B、尿素酶、甘露糖醇等，其中荚膜多糖被认为是最主要的致病物质，有抗吞噬、逃避免疫应答、降低机体抵抗力等作用。

经呼吸道吸入，在肺部可引起轻度炎症，一般预后良好。当机体免疫力下降时，可从肺部播散至其他部位，如骨、心脏、皮肤等，但最易侵犯的是中枢神经系统，引起慢性脑膜炎，表现为剧烈头痛、发热、呕吐和脑膜刺激症状。病程进展缓慢，若不早期诊断与治疗，常导致患者死亡。

【检测与防治】

1. 病原学检测　标本可取脑脊液（离心沉渣）、痰或脓液等标本，墨汁负染后镜检，见 4～12μm 的圆形菌体，外周有一层肥厚的荚膜，即可做出诊断；必要时做分离培养与动物试验。一般认为血清学诊断有高度特异性与敏感性，应用 ELISA 试验与胶乳凝集试验等方法测定脑脊液或血清中的隐球菌荚膜多糖抗原，若抗原效价持续升高，提示新生隐球菌在体内持续繁殖。

2. 防治原则　对新生隐球菌感染的预防主要是控制传染源，如减少鸽子数量或用碱处理鸽粪，均可减少隐球菌病的发生。对肺部或皮肤隐球菌感染的治疗，可用 5-氟胞嘧啶、酮康唑等；对中枢神经系统隐球菌感染的治疗则选用两性霉素 B、氟康唑等，必要时可鞘内注射用药。

三、曲霉菌属

曲霉菌属（Aspergillus）广泛分布于自然界，种类繁多，有约 300 种。许多是食品与发酵工业（如制醋、酱及酿酒等）的主要菌种；与医学有关的有 60 种余，多数属于机会致病菌，例如：烟曲霉、黄曲霉、构巢曲霉、黑曲霉及土曲霉等，其中以烟曲霉感染最常见；另有些产生毒素可使人中毒。

【生物学性状】

曲霉菌基本结构是菌丝和分生孢子，菌丝有隔、分枝。接触到培养基的菌丝部分可分化足细胞，并向上生长出直立的分生孢子梗；孢子梗顶端膨大形成半球形或椭圆形的顶囊；顶囊上以辐射方式长出一二层杆状小梗；小梗顶端形成一串分生孢子。分生孢子有黄、绿棕、黑等不同颜色，呈球形或柱状。

该菌在室温或 37℃～45℃均能生长，在 SDA 培养基上发育良好，菌落多呈绒毛状、粉末状或絮状。由于产生分生孢子不同，该菌会呈现不同的颜色。

【致病性】

曲霉菌能侵犯机体许多部位，统称为曲霉病（*aspergillosis*）。所致疾病有直接感染、超敏反应及曲霉毒素中毒等类型。

1. 肺曲霉病　有三种类型：①真菌球型肺曲霉病：又称局限性肺曲霉病。一般在器官早已有空腔（如结核空洞、肺气肿性囊泡、鼻旁窦或扩张的支气管等）存在的基础上发生。此时，曲霉仅在腔内大量繁殖，菌丝交织成团，形成菌球。②肺炎型曲霉病：曲霉在肺组织内播散，引起组织坏死性肺炎或咯血，并可播散到其他器官。本病常见于恶性肿瘤晚期、长期应用免疫抑制剂等免疫力低下的患者。③过敏性支气管肺曲霉病：是由曲霉菌引起的一种超敏反应性疾病。

2. 皮肤、黏膜曲霉病　曲霉菌可寄生皮肤与黏膜，引起炎症反应及增殖性肉芽肿。外耳道曲霉病与眼曲霉病也不罕见。

3. 全身性（系统性）曲霉病　本病多见于某些重症疾病的晚期机体抵抗力严重下降造成的全身性感染。原发病灶主要在肺，少见于消化道，多数是由败血症引起的，可随血行扩散至脑、肾、心、肝、脾等脏器。

4. 中毒与致癌　有些曲霉菌产生的毒素可引起人或动物急、慢性中毒，损伤肝、肾、神经等组织器官。特别是黄曲霉毒素与人类肝癌发生有密切关系。

【检测与防治】

1. 病原学检测　①直接镜检：痰、支气管肺泡灌洗液或窦道穿刺标本直接涂片镜检，可见分枝的有隔菌丝，若寄生在与空气相通器官中，标本直接镜检还可以见分生孢子头。②分离培养：将检材接种于 SDA 培养基，在 25℃培养 3~5 天，观察生长速度、菌落形态、颜色、表面质地等特征进行鉴定。③其他检查法：如利用 ELISA 法检测患者血清中的 GM 抗原（即 GM 试验）、PCR 检测等。

2. 防治原则　采用抗真菌药物及外科局部病灶（曲菌球等）切除，另外进行免疫调节辅助治疗。唑类药物伊曲康唑、伏立康唑，多烯类药物两性霉素 B，以及棘白霉素类药物卡泊芬净等对曲霉均有抗菌效果。近年来，常使用唑类与棘白菌素类药物联合治疗以降低病死率。对于免疫缺陷或功能低下的高危患者，有人主张进行预防性抗真菌治疗，可选用两性霉素 B 或伊曲康唑雾化吸入。

四、肺孢子菌属

肺孢子菌属（Pneumocystis）因具有原生动物的生活史及虫体形态过去曾被称为肺孢子虫，现根据其超微结构、基因及编码的蛋白与真菌相似将其归属于真菌。该属现含 5 个种，寄生于人体的为耶氏肺孢子菌（*P. jirovecii*）。人群隐性感染较普遍，主要在肺内，机会性致病，当机体免疫力下降时引起肺孢子菌肺炎（Pneumocystis pneumonia，PCP）。

肺孢子菌的发育分成几个阶段：滋养体（小、大滋养体）、囊前期、孢子囊（内含 2~8 个孢子）。孢子囊成熟后再释放出孢子，孢子再逐渐发育成滋养体。

健康人群多为隐性感染，但对一些先天免疫缺陷或各种原因致使免疫抑制的患者，可引起 PCP。艾滋病患者尤其易受其感染，当患者的 CD_4^+ T 细胞数下降至 $200/mm^3$ 时，80% 以上患者可感染此菌。感染后发病为渐进性，开始引起间质性肺炎，病情发展迅速，重症患者可在 2~6 周内因窒息死亡，未经治疗的患者病死率几乎为 100%。

病原学检查时可取病人的痰液或支气管灌洗液，经革兰或美蓝染色后镜检，发现滋养体或孢子囊可确诊，PCR 技术也已用于诊断（需留意：健康人等也常携带肺孢子菌）。检测血清抗体的方法（如 ELISA、免疫荧光技术、补体结合试验等）可用于辅助诊断。

肺孢子菌对多种抗真菌药物均不敏感，治疗时首选复方新诺明、羟乙基磺酸烷脒，还可应用棘白菌素（卡泊芬净等）以及克林霉素联合伯氨喹啉。

五、微孢子虫

微孢子虫门（Microsporidia）是一大类微小的细胞内寄生生物，种类繁多，已命名超过 1500 种，主要寄生在节肢动物的消化道上皮细胞以及鱼类的皮肤和肌肉中，也见于环节动物和某些其他无脊椎动物体内。微孢子虫原被认为是原虫，基因组有关研究揭示其与真菌有共同起源，与接合菌亲缘关系较近，故划归为真菌的 1 门。微孢子虫为已知最小的单细胞真核生物，已测序的一些基因组均仅含不到 4000 个基因，与细菌的基因组相当，细胞内也无线粒体、高尔基体等细胞器。

自 20 世纪 80 年代明确有人体感染以来，已发现人体内有 8 属 14 种的微孢子虫，最重要的是肠微孢子虫属（Enterocytozoon）和脑微孢子虫属（Encephalitozoon）。人体寄生种类大小长 0.8 ~ 1μm，宽 1.2 ~ 1.6μm，具折光性，革兰染色呈阳性。孢子壁光滑，电镜下可见由内、外两层构成。内壁里面有一极薄的胞膜，细胞核位于中后部，围绕细胞核有一螺旋形极管（或称极丝）。微孢子虫感染时孢子的极管伸出，刺入临近细胞，将其有感染性的孢子质注入宿主细胞，在细胞内生长、增殖，并可逐渐向周围细胞扩散或经血循环播散，最终形成孢子排出。传染源是感染者或动物，经粪 - 口途径传播；生活史尚未完全明了，在宿主体内可能还存在有性生殖。

感染微孢子虫后是否出现临床症状与宿主的免疫状态有关，免疫功能正常的宿主多为隐性或慢性感染，而免疫功能低下的宿主可致严重疾病甚至死亡，发病者以 HIV 感染或艾滋病患者多见。不同种的微孢子虫对人体的致病力不同，如感染肠微孢子虫时主要累及小肠，症状为慢性腹泻、无脓血水样便，伴恶心、腹痛等，胆囊、角膜等部位亦可累及；感染脑炎微孢子虫属的虫种后，患者出现头痛、喷射性呕吐，并可致眼部及肝、肾病变。

诊断可用粪便或组织检出物制片，用改良三色液染色，孢子壁呈鲜樱红色。此外电镜，鸡胚、小鼠腹腔接种或 ELISA 等免疫学诊断也可试用。注意个人卫生是重要预防措施。微孢子虫病尚无特效治疗方法，可试用阿苯达唑、甲硝唑、依曲康唑等。

六、其他系统感染真菌

（一）马尔尼菲青霉菌

马尔尼菲青霉菌（Penicillium marneffei）是青霉属中仅见的双相菌，也是唯一致人患病的菌种。在 25℃ 培养时生长较快，菌落由最初的淡黄色绒毛状变成棕红色，有褶皱，菌丝有隔，分生孢子呈球形、链状排列；37℃ 酵母相可见圆形或长方形的关节孢子。

马尼尔菲青霉菌病的病情复杂多样，常见播散性感染，可累及肺、肝、皮肤、淋巴结等多种组织器官。该病好发于东南亚地区，我国主要见于广西、广东等地。马尼尔菲青霉菌多侵犯免疫缺陷或免疫功能低下者，在健康人也有散在病例。近年随着艾滋病患者的增多，该病的报道也在逐年增加。

（二）荚膜组织胞浆菌

荚膜组织胞浆菌（Histoplasma Capsulatum）能在单核细胞和中性粒细胞内繁殖，引起组织慢性肉芽肿性病变，人体感染病例以美国、中南美洲报道较多，多经呼吸道侵入机体，引起肺部感染。多数患者可自愈，少数可扩散至全身。

（三）皮炎芽生菌

皮炎芽生菌（Blastomyces dermatitides）主要存在于近水的潮湿土壤和腐烂木材中，可引起人或其他动物的慢性化脓性肉芽肿性芽生菌病，多累及肺、皮肤及骨骼。流行区域主要局限于美国和加拿大一些地区，故亦称北美芽生菌病；其他地方也偶可见散发。

第四篇　医学原虫

原虫（Protozoa）是单细胞真核动物，在自然界分布广泛，形体微小，构造较简单，能独立完成生命活动所需的全部功能。原虫分类上属原生动物亚界（Subkingdom Protozoa），种类繁多，迄今已命名 65000 余种。其中与人类疾病有关的原虫有 40 余种，称为医学原虫。

第十七章　医学原虫概述

医学原虫主要包括肉足鞭毛门（Sarcomastigophora）和顶复器门（Apicomplexa）的一些种类（表 17 – 1），纤毛门（Ciliphora）的个别种类也可寄生于人体，如结肠小袋纤毛虫。临床上亦依原虫的寄生部位不同，将其划分为寄生于人体腔道的腔道原虫和寄生于体液、组织或细胞内的血液组织原虫。

表 17 – 1　人体寄生的主要原虫的分类

门	纲 Class	目 Order	主要种/属
肉足鞭毛门 *	动鞭纲 Zoomastigo – phora	动基体目 Kinetoplastida	利什曼原虫，锥虫
		毛滴虫目 Trichomonadida	阴道毛滴虫，人毛滴虫，脆弱双核阿米巴
		双滴虫目 Diplomonadida	蓝氏贾第鞭毛虫
	叶足纲 Lobosea	阿米巴目 Amoebida	溶组织内阿米巴，微小内蜒阿米巴，布氏嗜碘阿米巴，棘阿米巴
		裂核目 Schizopyrenida	福氏耐格里原虫
顶复器门	孢子虫纲 Sporozoea	真球虫目 Eucoccidiida	疟原虫，弓形虫，等孢子虫，肉孢子虫，隐孢子虫

＊肉足鞭毛虫在某些分类体系中也常被划分为多门。

肉足鞭毛虫中仅少数为寄生种类，多行无性生殖。医学动鞭纲原虫通常有一到多根鞭毛为运动细胞器，常统称为鞭毛虫；叶足纲原虫常以伪足为运动器官，多称为阿米巴（变形虫）。顶复器虫均寄生，因其某一发育阶段前部具较复杂的亚显微结构细胞器

（典型的由类锥体、棒状体和微线体、极环及表膜微管等组成）而得名。生活史较复杂，含无性与有性生殖阶段（世代交替），其有性生殖为配子结合并形成孢子，习惯称为孢子虫。纤毛虫多自生，以纵列纤毛为运动细胞器，有两型细胞核，个体间可行接合有性生殖。

第一节　原虫的形态与结构

一、原虫的形态

原虫为单细胞动物，体积因虫种而异，长 2~200μm，需在光学显微镜下观察。虫体形态依种类不同而异，且不同生活阶段也不同，体制可呈圆形、卵圆形、梭形或不规则形等，有的可有鞭毛、纤毛等。

二、原虫的结构

虫体的基本结构由胞膜、胞质和胞核三部分组成。

（一）胞膜

胞膜亦称表膜（pellicle），在电镜下观察，由一层或一层以上单位膜构成，是一种具有可塑性、流动性和不对称性、嵌有蛋白质的脂质双分子层结构。包被于虫体表面，使虫体保持一定的形状，维持自身稳定。胞膜具有多种受体、抗原、酶类等，可不断更新；其参与营养、排泄、运动、感觉及侵袭等多种生理活动，并可有逃避宿主免疫效应的功能。某些虫种在条件不利时，还可分泌成囊物质，形成坚韧的保护性囊壁。

（二）胞质

胞质主要由基质、细胞器和内含物构成。

1. 基质　主要成分为蛋白质，肌动蛋白和微管蛋白分别组成微丝和微管，支持原虫的形状，并与运动有关。有些原虫的胞质可分为内质和外质。外质较透明，呈凝胶状，具有运动、摄食、营养、排泄、呼吸、感觉及保护等功能；内质呈溶胶状，含有细胞器和其他内含物，为细胞代谢和储存营养的主要场所，亦是细胞核所在之处。

2. 细胞器　按其功能主要分三类：①膜质细胞器：如线粒体、高尔基复合体、内质网、溶酶体等，主要参与能量及合成代谢。②运动细胞器：是原虫分类的重要标志，有伪足（pseudopodium）、鞭毛（flagellum）、纤毛（cilium）3 种。某些鞭毛虫和纤毛虫还有一些特殊的运动细胞器，如波动膜（undulating membrane）、吸盘（sucking disc）以及为鞭毛提供能量的动基体（kinetoplast）等。③营养细胞器：如某些原虫的胞口、胞咽、胞肛等，用于摄食和排泄废物。此外，纤毛虫大多有调节体内渗透压的伸缩泡（contractile vacuole），鞭毛虫有支撑虫体的轴柱（axone）。

3. 内含物　包括胞质中的各种食物泡、淀粉泡、拟染色体、色素和病毒颗粒等。特殊的内含物可作为虫种鉴别的标志。

（三）细胞核

细胞核是原虫生存、繁殖的重要构造，由核膜、核质、核仁和染色质组成。一些医学原虫细胞核为泡状核（vesicular nucleus），染色质少、呈颗粒状，分布于核质和核膜内缘，只含一个粒状核仁，染色后染色质及核仁着色深，如阿米巴原虫等；另一些医学原虫为实质核，如利什曼原虫等；纤毛虫具有大小两型核。

第二节　原虫的生活史

医学原虫的生活史是指原虫生长、增殖和传播的整个过程，一般包含其形态结构、生物学功能不同的几个发育阶段。通常仅发育到一个特定阶段时才具有感染能力，该阶段称感染阶段或感染期。原虫的运动、摄食和增殖的基本生活阶段一般称为滋养体（trophozoite），也是医学原虫的基本寄生生活型。绝大多数医学原虫滋养体并非感染阶段，其在一定条件下可形成感染期包囊（cyst）或发育为下一阶段，以应对环境变化并进一步完成宿主转换。医学原虫的增殖方式依种类（门）不同差异极大，无性增殖类型多样，有的还涉及有性生殖，形式也有不同。医学原虫生活史通常可按寄生宿主的多寡分为两型。

1. 单宿主型　生活史只需要一个宿主，在人群中传播（人际传播型）。可见两种情况：①生活史只有滋养体期，通过直接或间接接触而传播，如阴道毛滴虫。②生活史中有多个发育阶段，由感染阶段传播，如人误食溶组织内阿米巴成熟包囊、贝氏等孢球虫成熟卵囊而感染。

2. 多（两）宿主型　完成生活史需一种以上的动物宿主，按传播特点可分为两类：①循环传播型：完成生活史需一种以上的脊椎动物，分别进行有性和无性生殖形成世代交替现象，如刚地弓形虫以猫为终宿主，以人、鼠或猪等为中间宿主。②虫媒传播型：完成生活史需经吸血昆虫体内的无性或有性繁殖，再通过叮咬人体或其他动物，如利什曼原虫（无世代交替）和疟原虫（有世代交替）的生活史。

第三节　医学原虫的感染与检查方法

医学原虫进入宿主体内发育并与其相互作用的过程称为原虫感染，了解医学原虫感染的特点及检查方法对防治原虫感染有重要作用。

一、医学原虫的感染

寄生虫的感染阶段常存在于土壤、水、空气、植物媒介和动物媒介（如节肢动物）中，通过相应的途径进入宿主。医学原虫感染的途径除可在人群个体之间进行水平传播外，有的也可通过母体传给胎儿进行垂直传播（又称母婴传播），如弓形虫、疟原虫可经胎盘传播和分娩时传播。

原虫的致病主要与虫种、寄生部位与宿主的免疫作用有关。医学原虫寄生可对宿主造成直接损伤，如在宿主组织细胞内寄生的原虫，在繁殖中大量破坏组织细胞，溶组织内阿米巴可产生阿米巴穿孔素和半胱氨酸蛋白酶，引起靶细胞溶解，造成局部溃疡等。机体免疫因素也有一定作用，如疟原虫感染造成的贫血就涉及免疫性溶血。

原虫感染诱导机体产生的免疫力一般无法将其完全清除，慢性感染、隐性感染或无明显症状的带虫者现象很常见。如弓形虫在正常人群感染率较高，但通常无症状；溶组织内阿米巴感染者多为带虫者等。

二、医学原虫感染的诊断

诊断医学原虫感染除病原体检查外，免疫学和分子生物学技术也常有应用。

1. 病原体检测 取患者的血液、排泄物（如粪便、尿液、痰液等）、分泌物（如阴道分泌物、前列腺分泌物等）、体液（如脑脊液或胸、腹腔液等）以及组织标本，直接或浓集制片、染色镜检。例如取阴道分泌物检查阴道毛滴虫等。病原体检查是最常用的检查方法。

2. 免疫学检测 常用于寄生虫病的辅助诊断、流行病学调查及综合查病。检测血清抗体的方法可用于多种寄生虫病的检测，操作简便，敏感性高，目前常用的有间接血凝试验（indirect haemagglutination test，IHA）、间接荧光抗体试验（indirect fluorescent antibody test，IFA）、酶联免疫吸附试验以及对流免疫电泳试验（counter – immuno electrophoretic assay，CIE）等。单克隆抗体（monoclonal antibody，McAb）现在已广泛用于寄生虫病的临床与实验研究，如寄生虫虫种与虫株的分型和鉴定，建立以检测循环抗原为主的免疫诊断方法等。

3. 其他检测 DNA探针以及聚合酶链反应（polymerase chain reaction，PCR）等分子生物学技术现也已用于多种寄生虫病的诊断，具有高度特异、敏感、快速的优点。

第十八章　常见致病原虫

常见对人体致病的原虫种类较多，本章按寄生部位分腔道原虫和血液组织原虫予以介绍。

第一节　腔道原虫

腔道原虫主要指寄生在人体的腔道内，主要为消化道和泌尿生殖道。前者如溶组织内阿米巴、蓝氏贾第鞭毛虫、脆弱双核阿米巴、人毛滴虫、结肠小袋纤毛虫等；后者如阴道毛滴虫等。

一、溶组织内阿米巴

溶组织内阿米巴（*Entamoeba histolytica* Schaudinn，1903）也称痢疾阿米巴，主要寄生于结肠，引起阿米巴痢疾和各种肠外阿米巴病。在中医古代医书中，关于痢疾阿米巴早有记载，如：《难经·第五十七难》曰："大瘕泄者，里急后重。"治疗方面也早在2～3世纪就已提出，如"少阴病，下利便脓血者，桃花汤主之"及"下利、欲饮水者，以有热故也，白头翁汤主之"。人体肠内尚有数种非致病的共栖阿米巴种类，其中迪斯帕内阿米巴（*Entamoeba dispar* Brumpt，1925）较多见，且与溶组织内阿米巴在形态学上难以区分，曾长期被误混于本虫。

【生物学性状】

1. 形态与结构　溶组织内阿米巴有滋养体和包囊2个不同时期。

（1）滋养体　是阿米巴的基本生活型，大小为15～60μm，活体在适宜温度下运动活泼，常伸出单一伪足做定向运动。滋养体经固定染色（常用铁苏木素染色）后，可见较透明的外质和颗粒状内质，内质含食物泡（常可见被吞噬的红细胞）和一个直径4～7μm泡状核，核膜内缘有排列整齐的一层染色质粒，核正中有一个粒状核仁，核仁与核膜之间隐约可见网状纤丝。

（2）包囊　圆球形，10～20μm，有1～4个核（结构同滋养体），四核包囊为成熟包囊，是感染阶段。在1～2个核的未成熟包囊内，常有糖原泡和两端钝圆棒状的拟染色体，随包囊成熟而消失。

2. 生活史　随粪便中排出的滋养体不久即死亡。只有发育成熟的四核包囊通过污染食物或饮水等进入人体而感染（图18-1）。四核包囊能抵抗胃酸的作用，在小肠下段经肠内胰蛋白酶等碱性消化液的作用，囊壁变薄，虫体活动从囊内逸出。迅速分裂形成8个滋养体，主要寄生于回盲部的结肠黏膜和肠腺窝内，以肠内黏液、细菌及消化的食物为营养，不断分裂增殖。人体肠道生理功能正常状态时滋养体随肠内容物下移，到横结肠时随环境改变，虫体活动渐停止，变圆进入囊前期，胞质内可见糖原泡和拟染色体，随后，胞质分泌囊壁，形成包囊。最初为一核，经分裂形成二核和四核包囊。在粪便中有时可查到不同发育阶段的包囊。

在一些因素影响下，虫体可侵入肠壁组织，吞噬红细胞，虫体增大，在肠壁组织中行二分裂繁殖而大量增殖，致使局部肠黏膜和组织坏死，形成溃疡，出现痢疾（粪便内含随坏死组织排出的滋养体）；滋养体有时也可从肠壁进入肠黏膜下的血管，随血流达到肝、肺和脑等器官内进行增殖，引起相应脏器的脓肿。

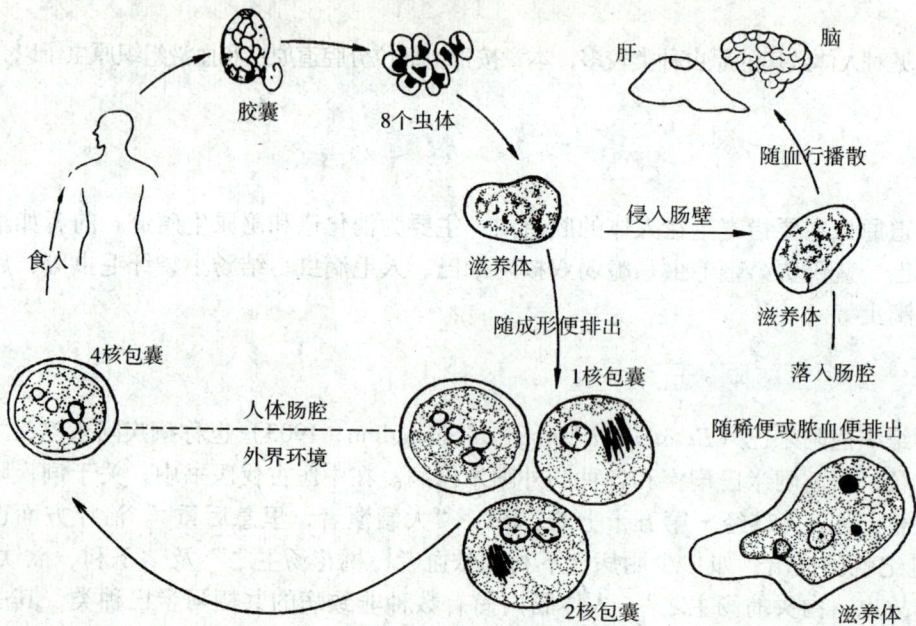

图18-1　溶组织内阿米巴生活史

【致病性】

1. 致病机制　人体感染溶组织内阿米巴后是否发病，与感染虫数的多少、原虫毒力的大小、寄生部位的微环境、肠道菌群以及人体的免疫功能密切相关。人体感染后可表现为无症状带虫者，或表现为肠阿米巴病和肠外阿米巴病。阿米巴的毒力作用是由黏附、酶溶、吞噬以及协同损伤等构成。溶组织内阿米巴滋养体可借其表面的凝集素等黏附于宿主细胞，通过组织溶解酶（主要为半胱氨酸蛋白酶）及分泌的阿米巴穿孔素引起细胞溶解，并吞噬有关细胞；粒细胞被滋养体触杀后释出毒性物质而加剧组织破坏也起协同作用。虫体的组织溶解酶尚可降解补体成分（C3）与 IgA。溶组织内阿米巴一旦感染可长期存在，患过阿米巴病的人也缺乏有效的获得性免疫。

2. 所致疾病

（1）**肠阿米巴病**　病变部位多见于回盲部和升结肠，局部组织细胞溶解坏死，在肠壁形成口小底大的"烧瓶状"溃疡，临床表现包括阿米巴痢疾及阿米巴性阑尾炎等。典型的阿米巴痢疾症状为腹痛、腹泻、便多、脓血便、腥臭、酱红色并伴里急后重。反复发作可转变为慢性患者。病变部位纤维结缔组织增生，可形成肠阿米巴肉芽肿。

（2）肠外阿米巴病　侵入肠黏膜下的滋养体可随血流扩散或直接侵入肝、肺、脑、心包、皮肤及泌尿生殖器引起相应部位的脓肿或溃疡。常见的为阿米巴肝脓肿，好发于肝右叶，有弛张热、肝肿大、肝区痛等。也可引起肺脓肿，多由巨大靠近横膈肌的肝脓肿侵蚀到横膈肌后破溃蔓延到肺引起，症状表现为发热、咳嗽、咯脓血痰、胸痛等。

【检测与防治】

1. 病原学检测　用新鲜粪便检查或活组织检查。典型的急性阿米巴痢疾患者的粪便为具腥臭味酱红色脓血便。取新鲜粪便（或溃疡部位）的脓血和黏液作生理盐水涂片镜检，查找活动的滋养体。镜下找到活动的、吞噬红细胞的滋养体，即可确诊。标本送检应尽快，镜检注意保温，否则滋养体很快失去活力，就难以鉴别。慢性肠阿米巴病和阿米巴带虫者的成形粪便只有包囊，一般用碘液染色直接涂片法或浓集法（如硫酸锌浮聚法）镜检。因包囊的排出有间歇性，多次粪检可提高检出率，并应注意与肠道非致病阿米巴包囊相鉴别。DNA探针技术和多聚酶链反应（PCR）技术从粪便中直接检测阿米巴DNA已应用，并可用于致病与非致病虫种的鉴别。

此外可用间接血凝试验（IHA）、间接荧光抗体试验（IFA）或酶联免疫吸附试验（ELISA）等检测抗体，作为辅助诊断。

2. 防治原则　阿米巴病为世界性分布，多流行于热带和亚热带地区，我国各地均有散在分布。慢性阿米巴痢疾患者和带虫者是重要的传染源，每人每天可排出包囊0.45亿~3.5亿个，且存活力较强。包囊经口进入人体，水源污染可造成暴发流行；苍蝇、蟑螂等昆虫也能机械性传播。主要防治措施有以下几种：

（1）加强卫生宣传　注意个人及饮食卫生；不喝生水，不吃未洗净的瓜果、蔬菜；消灭苍蝇和蟑螂。从事饮食行业的人员应定期体检，以控制传染源。

（2）加强粪便、水源管理　注重粪便无害化处理，防止粪便污染水源。

（3）治疗患者　灭滴灵（首选）、盐酸吐根素（依米丁）常用于急性阿米巴痢疾的治疗；中药大蒜素、鸦胆子仁、白头翁等也有一定疗效。氯喹常用于阿米巴肝、肺、脑脓肿的治疗。喹碘方用于慢性阿米巴痢疾的治疗，而卡巴砷常作为控制急性症状后的根治。

知识链接 19

人体消化道内共栖阿米巴

除溶组织内阿米巴外，一些内阿米巴科（Family Entamoebidae）的其他消化道阿米巴也可寄生人体，为腔道共栖原虫，例如迪斯帕内阿米巴（*E. dispar*）、哈门氏内阿米巴（*E. hartmani*）、结肠内阿米巴（*E. coli*）、齿龈内阿米巴（*E. gingivalis*）、微小内蜒阿米巴（*Endolimax nana*）、布氏嗜碘阿米巴（*Iodamoeba butschlii*）等。这些共栖阿米巴有的偶然见于人体，有的则较常见，如迪斯帕内阿米巴比溶组织阿米巴要常见的多。它们有的在重度感染或宿主防御功能减弱时亦可产生轻微的黏膜浅表炎症，或伴随细菌感染而引起腹泻或其他肠功能紊乱，但通常不需专门治疗。除齿龈内阿米巴无包囊期外，在粪便中的包囊应注意与痢疾阿米巴进行鉴别。

二、阴道毛滴虫

阴道毛滴虫（*Trichomonas vaginalis* Donne，1837）是引起滴虫性阴道炎、尿道炎及前列腺炎等的病原体。

【生物学性状】

1. 形态与结构 阴道毛滴虫滋养体为梨形或椭圆形，长 10~30μm，宽 5~15μm，无色透明，染色后可见一个椭圆形的核，位于虫体前 1/3 处；以及一根贯穿于虫体的轴柱。核的前端有 5 颗排列成环状的基体复合体，发出 4 根前鞭毛和 1 根后鞭毛，后鞭毛与波动膜外缘相连（不游离），波动膜较短，不超过虫体的一半（图 18－2）。

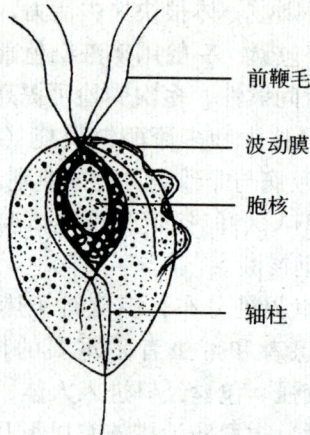

前鞭毛
波动膜
胞核
轴柱

图 18－2   阴道毛滴虫滋养体

2. 生活史 阴道毛滴虫的生活史仅有滋养体阶段。滋养体既是繁殖阶段，也是感染和致病阶段，以纵二分裂方式繁殖。阴道毛滴虫主要寄生于女性阴道，以阴道后穹隆多见，也可在尿道内发现；男性感染者一般寄生于尿道、前列腺。虫体以吞噬和吞饮摄取食物。阴道毛滴虫有一定抵御不良环境的能力，因此在外环境中生活能力较强，半干燥环境可存活 14~20 小时。阴道毛滴虫一般通过性生活直接接触或通过公共浴池、浴具等间接接触的方式而传播。在自然分娩过程中，产妇阴道上的滴虫也可能传染给婴儿，可见于婴儿的呼吸道和眼结膜。

【致病性】

滴虫的致病力与虫株的毒力、宿主的生理状况及阴道内菌群差异有关。健康妇女的阴道内有乳酸杆菌，能酵解阴道上皮细胞内的糖原产生乳酸，使阴道内的 pH 值保持在 3.8~4.4 之间，抑制杂菌的生长，称阴道的自净作用。当滴虫寄生后，抑制乳酸杆菌生长，消耗糖原，阻碍乳酸杆菌的酵解作用，使乳酸的生成减少，致阴道内环境由酸性变为中性或碱性，有利于致病菌的繁殖，引起滴虫性阴道炎。症状为外阴瘙痒、腰痛，阴道黏膜红肿、充血，分泌物增多呈黄色泡沫状、伴有特殊气味、尤其妊娠期、产后或月经期症状加重。滴虫寄生在尿道内，可引起尿道炎表现为尿急、尿频、尿痛等症状。男性感染可致慢性前列腺炎，多为带虫者，常使配偶重复感染。阴道毛滴虫的直接致病作用可能与其黏附、运动及产生毒性因子（半胱氨酸蛋白酶等）有关。

【检测与防治】

1. 病原学检测 取阴道后穹隆分泌物涂片检查，生理盐水涂片可查到活的滋养体，冬季检查要注意保温。也可用分泌物直接涂片，经瑞氏或吉氏法染色后镜检。如寄生于尿道，也可从尿液的离心沉淀物中查到活的虫体。接种阴道分泌物于肝浸汤培养基内，37℃孵育48小时后做涂片镜检，可获得较高的检出率。此外可应用多种免疫学方法检测阴道毛滴虫特定抗原或抗体，也可用基因检测技术（如基因探针等）进行流行病学调查，但临床很少用。

2. 防治原则 世界性分布，仅寄生于人体，女性感染率因年龄、风俗习惯及卫生条件的不同而异，在某些人群可高达50%。预防需注意加强卫生宣传，注意个人卫生，尤其月经期卫生，提倡淋浴，采用蹲式公厕等。治疗患者和带虫者，常用药物有甲硝唑（首选）、蛇床子药膏等，口服替硝唑的疗效亦甚佳。治疗时每日早、晚还可用1:5 000高锰酸钾、1%乳酸或0.5%醋酸溶液冲洗阴道，以保持阴道内的清洁和酸性环境。对已婚患者应夫妇双方同时治疗。

三、其他消化道原虫

国内较常见或临床意义较大的一些人体消化道其他医学原虫见表18-1。

表18-1 其他消化道医学原虫

虫名	主要生物学性状	致病性	检测与防治
蓝氏贾第鞭毛虫 Giardia lamblia	生活史有滋养体（营养、繁殖阶段，寄生于小肠上段）和包囊（感染阶段）两期	食入包囊污染的食物或饮水感染；无症状或引起"旅游者腹泻"，可有胆囊炎、胆管炎等	粪检包囊或滋养体。加强粪便管理，注意饮食卫生。治疗常用药物有甲硝唑、替硝唑等
人毛滴虫 Trichomonas hominis	仅有滋养体期，寄生于盲肠和结肠内	食入污染的食物或饮水感染；有时可致腹泻	粪检滋养体。加强粪便管理，注意饮食卫生。多无需治疗，腹泻可用甲硝唑
口腔毛滴虫 Trichomonas tenax	仅有滋养体期，寄居于口腔齿垢、蛀穴内	通过飞沫或污染的食物、餐具间接感染；可能与牙龈炎、牙周炎、龋齿、冠周炎等有关	齿龈刮拭物检查滋养体。保持口腔卫生。一般无需特殊治疗
脆弱双核阿米巴 Dientamoeba fragilis	仅见滋养体期，寄居于人结肠黏膜的腺窝	食入污染的食物或饮水感染；无症状或可致腹泻	粪检滋养体。加强粪便管理，注意饮食卫生。多无需治疗
隐孢子虫 Cryptosporidium	卵囊在消化道中释出子孢子，侵入肠黏膜细胞经裂体增殖、配子生殖，最终发育为卵囊，卵囊随粪便排出体外	食入被成熟卵囊污染的食物或饮水感染，引起儿童隐孢子虫病；免疫受损或艾滋病患者出现严重肠胃炎，并成为死因	粪检，金胺酚或改良抗酸染色法查卵囊。加强粪便管理，注意饮食卫生。治疗可试用大蒜素、螺旋霉素

虫名	主要生物学性状	致病性	检测与防治
贝氏等孢球虫 *Isospora belli*	卵囊在小肠中释出子孢子，侵入肠黏膜上皮经裂体增殖、配子生殖，最终发育为卵囊，卵囊随粪便排出体外	食入被成熟卵囊污染的食物或饮水感染，引起等孢球虫病：发热、腹痛、腹泻。在免疫受损或艾滋病患者可引起死亡	粪检查卵囊；十二指肠活检或内窥镜检查。加强粪便管理，注意饮食卫生。复方新诺明，乙胺嘧啶治疗
猪人肉孢子虫 *Sarcocystis suihominis* 与人肉孢子虫 *S. hominis*	卵囊进入中间宿主（猪、牛）释出子孢子，最终在肌肉中发育为肉孢子囊，被终宿主吞食后侵入小肠固有层，经配子生殖，形成卵囊随粪便排出	人（终宿主）食入未熟肉中的肉孢子囊而感染。一般无明显症状；时有食欲不振、腹痛、腹胀、腹泻、恶心、呕吐等症状	粪便硫酸锌浮聚法查卵囊、孢子囊。不食未熟肉类。磺胺嘧啶、复方新诺明有一定疗效
结肠小袋纤毛虫 *Balantidium coli*	猪为自然宿主，包囊内虫体在肠内逸出，滋养体在结肠定居，增殖，形成包囊随粪便排出	食入包囊污染的食物或饮水感染；可有恶心、呕吐、腹痛、腹泻；重者有脓血便、肠壁溃疡、营养不良、贫血等	粪检包囊或滋养体。阻断粪-口途径。治疗常用药物有甲硝唑和黄连素

第二节 血液和组织原虫

血液和组织原虫是指某些原虫侵入机体后，寄生于血液或组织内，例如利什曼原虫、疟原虫、刚地弓形虫等。除部分为机会致病外，多可造成较严重疾患。

一、杜氏利什曼原虫

寄生人体的利什曼原虫有多种，其中最主要的有 4 种：①杜氏利什曼原虫 [*Leishmania donovani* (Laveran & Mesnil, 1903) Ross, 1903]，为内脏利什曼病的病原体；②巴西利什曼原虫 (*Leishmania braziliensis* Vianna, 1911)，引起黏膜皮肤利什曼病；③热带利什曼原虫 [*Leishmania tropica* (Wright, 1903) Luhe, 1906]；④墨西哥利什曼原虫 [*Leishmania mexicana* (Biagi, 1953) Garnham, 1962]。后二者均可引起皮肤利什曼病。在我国有杜氏利什曼原虫（广义）及其相近虫株婴儿利什曼原虫 (*Leishmania infantum*) 引起的内脏利什曼病，过去曾称黑热病（源自印度阿萨姆土语"kala-azar"，即皮肤变黑的热病，因患者皮肤常有深暗色素沉着及全身发热而得名），并曾是"五大寄生虫病"之一，在 20 世纪 50 年代末已被基本控制。我国西北地区有由热带利什曼原虫引起的皮肤利什曼病。

【生物学性状】

利什曼原虫发育分前鞭毛体和无鞭毛体两个时期，前者寄生于白蛉的消化道内，后者寄生在人或储存宿主的单核吞噬细胞系统（图 18-3）。杜氏利什曼原虫主要寄生于人或犬体内，以白蛉为媒介传播。当雌性白蛉刺吸病人或受感染犬的血液时，含无鞭毛体（amastigote）的巨噬细胞被吸入白蛉胃内，虫体发育为梭形并生出鞭毛，成为前鞭毛体（promastigote，大小为 14.3~20μm × 1.5~1.8μm，核位于虫体中部，从基体发出一根鞭毛并伸出体外），行纵二分裂法繁殖。1周后大量具感染力的前鞭毛体聚集在白蛉口腔及喙，在其叮刺健康人时，随白蛉涎液进入宿主体内，一部分被中性粒细胞吞噬消灭，一部分虫体进入巨噬细胞后逐渐变圆，失去鞭毛，成为无鞭毛体（又称利杜体 Leishman – Donovan body，虫体很小，卵圆形，大小为 2.9 ~ 5.7μm × 1.8 ~ 4.0μm）。无鞭毛体分裂增殖，最终导致巨噬细胞破裂，散出的无鞭毛体又进入其他的巨噬细胞内，继续增殖。

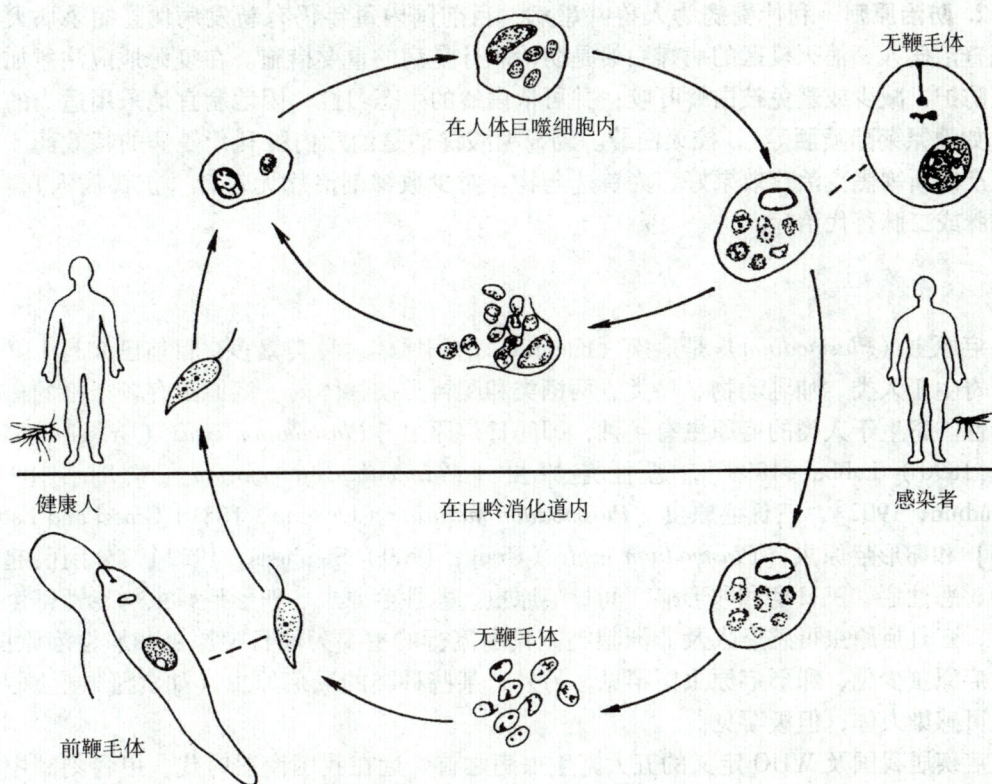

在人体巨噬细胞内

无鞭毛体

健康人　　　　在白蛉消化道内　　　　感染者

前鞭毛体

无鞭毛体

图 18 – 3　杜氏利什曼原虫生活史

【致病性与免疫性】

无鞭毛体主要在脾、肝、骨髓、淋巴结等处的巨噬细胞内反复分裂繁殖，使大量巨噬细胞遭到破坏，刺激其和浆细胞大量增生积聚，引起脾、肝、淋巴结肿大。患者脾肿大尤为明显，它也是内脏利什曼病最主要的体征。由于脾功能亢进使血液细胞在脾脏破坏加剧以及原虫抗原参与引起免疫溶血，导致全血象减少，造成贫血。内脏利什曼病通常表现为长期不规则发热、脾肿大、贫血、鼻衄、齿龈出血等。肝脏、肾脏受损可使白蛋白合成减少排出增加，伴之浆细胞的大量增生血清中球蛋白增高，患者多有白蛋白与球蛋白的比例倒置，IgG 滴度升高。易并发各种感染性疾病，如肺炎、肺结核等，是患者死亡的主要直接原因。

内脏利什曼病患者无自愈倾向，患者经特效药物治疗痊愈后，可获得终身免疫。细胞免疫在获得性免疫中起着主导作用。个别患者经临床治疗数年后，可出现皮肤病变，常称之为内脏利什曼病后皮肤利什曼疹，表现为大小不等的皮下肉芽肿，呈结节状或丘疹状，常见于面部及颈部。

【检测与防治】

1. 病原学检测   病原诊断采用骨髓穿刺、涂片染色，油镜下观察到无鞭毛体即可确诊；也可做淋巴结穿刺。对皮肤型利什曼病患者，可取皮肤穿刺物或刮取少许组织做涂片，染色镜检。PCR 和 DNA 探针杂交法有高度的特异性和敏感性。多种免疫学方法也用于利什曼病诊断及流行病学调查。

2. 防治原则   利什曼病为人兽共患病，目前国内每年仍有新发病例。捕杀病犬和彻底查治病人、消灭疫区的病媒白蛉是防治利什曼病的重要措施。在疫源地应注意加强个人防护，减少或避免被白蛉叮咬；并可依白蛉的生态习性，因地制宜地采用适当的方法（如溴氰菊酯喷洒等），控灭白蛉。葡萄糖酸锑钠是治疗内脏利什曼病的特效药。我国生产的斯锑黑克治疗效果好，为首选药物。对少数锑剂治疗无效者（抗锑病人），用戊烷脒或二脒替代治疗。

二、疟原虫

疟原虫（*Plasmodium*）是疟疾（malaria）的病原体，种类繁多，目前已知有 130 余种；寄生于人类、哺乳动物、鸟类、两栖类和爬行类动物体内。疟原虫有较严格的宿主选择性。寄生于人类的疟原虫有 4 种，即间日疟原虫 [*Plasmodium vivax*（Grassi and Feletti，1890）Labbe，1899]，恶性疟原虫 [*Plasmodium falciparum*（Welch，1897）Schaudinn，1902]，三日疟原虫 [*Plasmodium malariae*（Laveran，1881）Grassi and Fetti，1890] 和卵形疟原虫 [*Plasmodium ovale*（Graig，1900）Stephens，1922]，分别引起间日疟、恶性疟、三日疟和卵形疟。间日疟原虫、恶性疟原虫、卵形疟原虫均专性寄生于人体，三日疟原虫可感染人及非洲猿类。我国流行的主要为间日疟原虫和恶性疟原虫，三日疟原虫少见，卵形疟原虫则罕见。另外，某些种类的猴疟原虫（如食蟹猴疟原虫）偶也可感染人体，但极罕见。

疟疾居我国及 WHO 定义的五大寄生虫病之首。远在我国商殷时代，甲骨刻辞中就有了"疟"的文字，表明三千多年前，我国已认识疟疾的症状。古代医家均认为疟疾是由于遇到一种恶浊的气体，称之为"瘴气"所引起的。直至 1880 年法国人 Laveran 在病人血液中发现疟原虫，人们对疟疾的病因才开始有了科学的认识。1897 年，在印度工作的英国军医 Ross 证实按蚊是疟疾的传播媒介，并阐明疟原虫在按蚊体内的生活周期及通过叮咬进行传播。他们均因此获得了诺贝尔奖。

【生物学性状】

1. 形态与结构   疟原虫发育各阶段的虫体形态多样，其在人体红细胞内的发育具有重要临床诊断意义。薄血片经瑞氏或姬氏染色后，疟原虫虫体的形态可区分为滋养体、裂殖体和配子体三种。

（1）**滋养体（trophozoite）**   疟原虫进入红细胞后的发育可分为早、晚两期。早期滋养体胞质少，中间有空泡，呈环状，胞核小而圆，位于环的一侧，颇似戒指的宝石，故又称之为环状体（ring form），亦称小滋养体。其后虫体发育长大为晚期滋养体，也称大滋养体。晚期滋养体内胞核增大，胞质增多，有时伸出伪足，胞质中开始出现疟色素（malarial pigment），血红蛋白分解产物，被疟原虫寄生的红细胞也出现相应变化。

（2）裂殖体（schizont）　晚期滋养体进一步发育，虫体变圆，胞质内空泡消失，核开始分裂成2个以上，称为未成熟裂殖体；之后核经反复分裂，最后胞质随之分裂，每一个核被分裂的胞质包裹，形成裂殖子（merozoite），疟色素集中成团，含裂殖子的虫体称为成熟裂殖体。

（3）配子体（gametocyte）　疟原虫在红细胞内经过数次裂体增殖后，部分裂殖子侵入红细胞内发育，核增大但不再分裂，胞质增多而无伪足，最后虫体依虫种不同变为圆形、卵圆形或新月形的配子体。配子体有雌雄（或大小）之分：雌（大）配子体虫体较大，胞质较致密，疟色素多而粗大，核致密、较小且多偏于虫体一侧；雄（小）配子体虫体较小，胞质较稀薄，疟色素少而细小，核疏松、较大且位于虫体中央。

受染红细胞可变形、颜色变浅、膜上常出现结节、表现出不同颜色的小点，如受染间日疟原虫的红细胞表面出现红色（薛氏）小点，受染恶性疟原虫的红细胞有粗大紫褐色的（茂氏）点。人体较重要的3种疟原虫在红细胞内发育各期的形态特征见表18-2。

表18-2　3种常见疟原虫在红细胞内发育各期的形态特征（薄血膜）

	间日疟原虫	恶性疟原虫	三日疟原虫
环状体（早期滋养体）	环较大，约为红细胞直径的1/3；核1个	环纤细，约为红细胞直径的1/5；核1~2个，虫体常位于红细胞的边缘	与间日疟原虫相似
大滋养体（晚期滋养体）	形状不规则，有伪足伸出，空泡明显，核1个；疟色素棕黄色，烟丝状	开始集中在内脏毛细血管内，外周血中不易见到。卵圆形，体小致密	带状或卵圆形，无空泡，疟色素棕黑色颗粒状，分布虫体边缘
未成熟裂殖体	核开始分裂，胞质渐呈圆形，空泡消失；疟色素开始集中	外周血中不易见到。虫体仍似大滋养体，核开始分裂	体小，圆形或宽带状，空泡消失；核开始分裂
成熟裂殖体	裂殖子12~24个，常为16个，排列不规则；疟色素集中，虫体充满胀大的红细胞	外周血中不易见到。裂殖子8~36个，排列不规则；疟色素集中	裂殖子6~12个，常为8个，排成一环；疟色素集中
配子体	圆形，占满胀大的红细胞，雌的核致密，较小，深红色，偏于一侧；雄的核疏松，较大，淡红色，位于中央；疟色素分散	雌的新月形，两端较尖；雄的腊肠形，两端钝圆，核1个，疟色素核周较多	圆形，较小，核1个，疟色素分散
被寄生红细胞的变化	胀大，色淡；大滋养体期开始出现鲜红色薛氏小点	不胀大，常有数颗粗大紫褐色的茂氏点	不胀大，偶见齐氏小点

2. 生活史　寄生于人体的4种疟原虫生活史基本相同，均需要人和雌性按蚊两个宿主。在人体内先在肝细胞内进行裂体增殖，之后在红细胞内进行裂体增殖和配子体形成；在蚊体内完成有性的配子生殖和无性的孢子增殖。现以间日疟原虫生活史（图18-4）为例叙述如下。

（1）在人体内的发育　分为在肝细胞内的发育期（称红细胞外期）和红细胞内的发育期（称红细胞内期）。

　　红细胞外期（exo – erythrocytic stage，简称红外期）：疟原虫的子孢子（sporozoite）是感染阶段。当受染的雌性按蚊刺吸人血时，子孢子即随蚊的唾液注入人体，约经30分钟，即随血流到达肝脏，借其表面一种蛋白（环子孢子蛋白，CSP）与肝细胞表面的受体结合，侵入肝细胞。在肝细胞内，子孢子变成圆形的滋养体，核开始分裂，进行裂体增殖，形成红外期裂殖体，逐渐发育为成熟裂殖体。成熟的红外期裂殖体内含为数众多的裂殖子，肝细胞被胀破，裂殖子释出进入血液。一部分裂殖子被吞噬细胞吞噬而消灭，一部分侵入红细胞，开始红细胞内期的发育。目前一般认为间日疟和卵形疟原虫的子孢子具有遗传学上不同的两种类型，即速发型子孢子（tachysporozoites，TS）和迟发型子孢子（bradysporozoites，BS）。当子孢子进入肝细胞后，速发型子孢子即进行红外期的裂体增殖，短期（1~2周）内形成成熟裂殖体；而迟发型子孢子视虫株的不同，在肝细胞内需经过数月至年余的休眠期（称为休眠子 hypnozoite）后，才进行红细胞外期的裂体增殖。恶性疟原虫和三日疟原虫无休眠子。

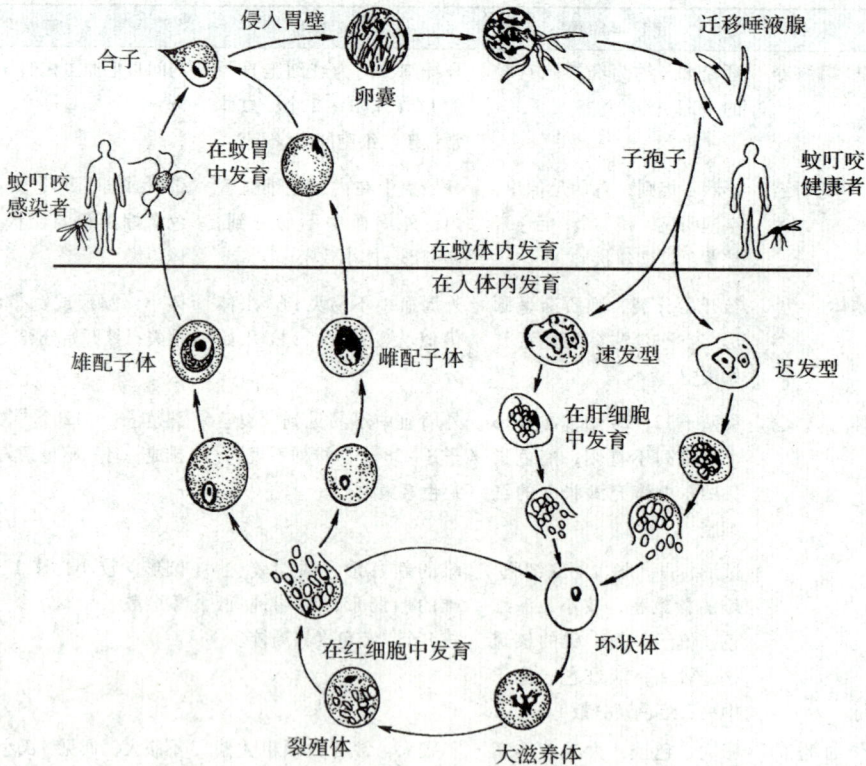

图 18 – 4　间日疟原虫生活史

　　红细胞内期（erythrocytic stage，简称红内期）：从肝细胞释放的裂殖子进入血流后，侵入红细胞。侵入的裂殖子在纳虫空泡内发育，经环状体、大滋养体、未成熟裂殖体，最后形成含有一定数量裂殖子的成熟裂殖体。裂殖子由破裂红细胞释出进入血液，一部分被巨噬细胞消灭，其余部分再侵入其他正常红细胞，重复其红内期的裂体增殖过程。经几代红内期裂体增殖后，部分裂殖子侵入红细胞后发育成雌、雄配子体。

（2）在按蚊体内发育　雌性按蚊刺吸疟疾患者或带虫者血液，红细胞内发育的各期原虫随血液进入蚊胃，仅雌、雄配子体继续发育，其余各期原虫均被消化。在蚊胃内，雌、雄配子体发育成雌、雄配子。雄配子（male gamete）钻进雌配子（female gamete）体内，受精形成合子（zygote）。合子变长成为能活动的动合子（ookinete）。动合子穿过蚊胃壁，在胃弹性纤维膜下形成卵囊（oocyst）。卵囊内的核和胞质反复分裂进行孢子增殖，生成成千上万个梭形的子孢子。子孢子逸出卵囊，到达蚊唾腺内成为具有感染性的成熟子孢子。当受染按蚊再叮吸人血时，子孢子随唾液进入人体，使人受到感染。几种疟原虫发育情况不尽相同（表18－3）。

表18－3　疟原虫发育情况比较

	间日疟原虫	恶性疟原虫	三日疟原虫
红外期发育时间	7天或数月至年余	5.5～6天	11～12天
休眠子	有	无	无
红内期血症到出现配子体的时间	2～3天	7～11天	10～14天
红内期裂体增殖周期	48小时	36～48小时	72小时
寄生的红细胞	网织红细胞	各时期的红细胞	较衰老的红细胞
蚊体内发育的适宜温度和时间	25℃，9～10天	27℃，10～12天	22℃～24℃，25～28天

【致病性与免疫性】

疟原虫的主要致病阶段是红细胞内的裂体增殖期。疟疾的发病和临床表现与疟原虫的种类、虫株毒力、侵入数量以及人体的免疫状态等有密切关系。

1. 致病性

（1）潜伏期　指疟原虫子孢子侵入人体到出现临床症状的间隔时间，包括红外期发育和红内期疟原虫经几代裂体增殖达到一定数量所需的时间。间日疟的潜伏期为11～25天（速发型子孢子）或6～12个月（迟发型子孢子）；恶性疟潜伏期为7～27天。由输血感染诱发的疟疾，因不经红外期发育，潜伏期一般较短。

（2）疟疾发作、再燃与复发　经过几代红内期裂体增殖后，血中疟原虫的密度达到发热阈值（threshold），如间日疟原虫为10～500个/μL血，恶性疟原虫为500～1300个/μL血。当含成熟裂殖体的红细胞破裂，释出裂殖子、疟原虫代谢产物及红细胞碎片等进入血流，其中一部分被中性粒细胞及单核巨噬细胞系统吞噬，刺激这些细胞产生内源性热原质作用于宿主下丘脑的体温调节中枢，引起发热，称疟疾发作（paroxysm）。典型的疟疾发作表现为周期性的寒战、高热、出汗退热三个连续阶段。疟疾的发作周期与疟原虫红内期裂体增殖周期一致，即间日疟隔日发作一次，三日疟为隔两日发作一次，恶性疟为每日或隔日发作一次。如两种疟原虫混合感染或一种疟原虫重复感染，则早期可呈现不典型发作。疟疾多次发作后，机体对疟原虫产生的免疫力可消灭大部分疟原虫，疟疾发作随之停止。疟疾发作停止后，患者在无再感染的情况下，由于残存的红细胞内期疟原虫产生抗原变异，逃避了人体免疫力的作用，重新大量增殖，再次引起疟疾发作称为再燃（recrudescence），4种疟原虫感染均可引起再燃。红内期疟原虫经人体免疫力的作用或经药物治疗消灭后，未经蚊媒传播感染，而是由在肝细胞内的间日疟和卵形疟原虫休眠子复苏，所产生的裂殖子侵入红细胞内繁殖，引起疟疾发作，称为疟疾复发（relapse）。

（3）贫血　疟疾发作数次后，可出现贫血，尤以恶性疟为甚。贫血的原因除了疟原虫直接破坏红细胞外，还与下列因素有关：①脾功能亢进：脾脏的巨噬细胞增生，吞噬受染红细胞和大量正常的红细胞。②红细胞生成障碍：体内铁沉积于单核巨噬细胞，难以重复循环利用；某些（如恶性）疟原虫可有抑制骨髓造血作用。③免疫病理损害：疟原虫抗原抗体复合物附着在正常红细胞膜上，在补体的参与下，导致红细胞溶解或被巨噬细胞吞噬；或者由于疟原虫寄生于红细胞时，使红细胞隐蔽的抗原暴露，刺激机体产生自身抗体（IgM），导致红细胞破坏。

（4）脾肿大　主要原因是脾充血和单核 - 吞噬细胞增生。初发患者多在发作 3~4 天后脾开始肿大，长期不愈或反复感染者脾肿大可达脐下，质地变硬。

（5）凶险型疟疾　常发生于无免疫力的患者或因各种原因延误诊治的疟疾患者，因血中疟原虫数量剧增而出现凶险症状，如持续高热、剧烈头痛、谵妄、昏睡、昏迷、抽搐、呼吸窘迫、肺水肿、异常出血、黄疸、重症贫血、肾衰竭、水电解质失衡等。分为脑型、超高热型、厥冷型、胃肠型等，症状来势凶猛，死亡率较高。大多数由恶性疟原虫所致，间日疟也可出现脑型症状。多数学者认为是由于脑部微血管被疟原虫所寄生的红细胞阻塞造成局部缺氧和营养耗竭所致。

此外，母体感染的疟原虫可经有病变的胎盘或分娩时的创伤感染胎儿或新生儿，引起先天性疟疾，若不能及时诊治，病死率高。

2. 免疫性　疟疾免疫分为先天性免疫和获得性免疫。

（1）先天性免疫　与种族遗传有关，而与机体的疟疾感染史无关。如西非黑人及其在美国的后裔多为 Duffy 血型阴性，对间日疟原虫有不感受性，与其红细胞上缺乏该原虫受体有关。

（2）获得性免疫　宿主感染疟原虫后所产生的免疫力。由于疟原虫生活史复杂，疟原虫抗原有种、株、期的特异性，导致获得性免疫有种、株、期的特异性。如间日疟原虫在人体内产生的免疫力，只对间日疟原虫有作用；感染本地区的间日疟原虫后，仅对本地区的间日疟原虫有较强的免疫作用，而对外地区的同种疟原虫的免疫作用则较差。

人体感染疟原虫后产生一定的免疫力，能抵抗同种疟原虫的再感染，同时其血液内疟原虫保持低密度水平。一旦用药清除体内残存疟原虫后，此种免疫力便逐渐消失，这种需要体内存在虫体才具有免疫力的现象称为带虫免疫（premunition）。

【检测与防治】

1. 病原学检测　询问病史和流行病学史，对来自疟疾流行区和在流行季节到过疟疾流行区者有寒战、发热、脾大等症状的病人，应首先考虑患疟疾的可能。病原诊断从血中检出疟原虫即可确诊。一般从受检者耳垂或指尖采血制作厚、薄血膜，经姬氏或瑞氏染色后镜检疟原虫。薄血膜中疟原虫形态易于辨认，但疟原虫密度低时易漏检。厚血膜中疟原虫较集中，易检出但不易辨认。采血时间以恶性疟在发作开始时，间日疟在发作后数小时至 10 余小时为宜。

免疫学检测常用方法有间接荧光抗体试验、间接血凝试验、酶联免疫吸附试验、放射免疫试验等。近年来 DNA 探针杂交和 PCR 已应用于疟原虫检测。

2. 防治原则　疟疾分布广泛，尤其是热带、亚热带和温带地区。我国传统疟区划分为北纬 25°以南地区为高疟区，恶性疟多见，间日疟次之，三日疟散在；北纬 25° ~ 33°地区为中、低疟区，以间日疟为主；北纬 33°以北地区为非稳定性低疟区，偶见间日疟流行于平原区及少数江河、湖泊附近的低洼地带。青藏高原、西北及内蒙古的荒漠为天然无疟区。

（1）预防措施　主要为强化监测、蚊媒防制、预防服药和疫苗预防等。按蚊是疟疾的传播媒介，在我国主要是中华按蚊、嗜人按蚊、微小按蚊和大劣按蚊，应因地制宜采用综合防制措施。预防服药的对象主要是高疟区、暴发流行区或进入上述地区居住的未感染个体或群体。常用的预防性抗疟药有氯喹，或乙胺嘧啶联合磺胺多辛。疫苗预防是最理想的疟疾预防方法，但目前还处于试验阶段。

（2）治疗　抗疟药分为：作用于红细胞外期裂殖体及休眠子的根治药，如伯氨喹啉，作用于红细胞内裂体增殖期的控制临床发作药，如氯喹、奎宁、咯萘啶、甲氟喹、青蒿琥酯、蒿甲醚等；作用于配子体的阻断传播药，如伯氨喹啉和乙胺嘧啶及作用于子孢子抑制蚊体内孢子增殖的药，如乙胺嘧啶。中药常山、青蒿、小柴胡汤等治疗疟疾均有疗效。针刺大椎、陶道、内关，配以曲池、足三里能控制疟疾症状。

三、刚地弓形虫

刚地弓形虫（*Toxoplasma gondii* Nicolle & Manceaux，1908）简称弓形虫，是猫科动物的肠道球虫，由法国学者 Nicolle 及 Manceaux 首先从非洲刚地梳趾鼠体内发现，因虫体的滋养体呈弓形，命名为刚地弓形虫。该虫呈世界性分布，人和许多动物都能感染，虫体可寄生于除成熟红细胞外的几乎所有有核细胞内。引起人畜共患的弓形虫病，尤其在宿主免疫功能低下时，可造成严重后果，属机会致病原虫（opportunistic protozoan）。

【生物学性状】

1. 形态与结构　弓形虫虫体可呈滋养体、包囊、裂殖体、配子体、卵囊 5 种形态。其中滋养体、包囊和卵囊对传播有重要意义，前两者可见于人体。

（1）滋养体　又称速殖子（tachyzoite），呈月牙形或香蕉形，一端较尖，一端钝圆，一边扁平，另一边较膨隆，大小为长 4 ~ 7μm，宽 2 ~ 4μm。经姬氏或瑞氏染色后，可见细胞质呈蓝色，胞核呈紫红色，核位于虫体中央。滋养体可单个散布于血液、脑脊液或病理渗出液中；也可数个或十多个寄生于宿主细胞内，这种由宿主细胞膜包绕的虫体集合体称假包囊（pseudocyst），内含的虫体即速殖子。

（2）包囊　呈圆形或椭圆形，直径 5 ~ 100μm，具有一层坚韧的囊壁，内含数个至数百个虫体。囊内的虫体因增殖速度缓慢，又称缓殖子（bradyzoite），其形态与速殖子相似，但虫体较小核稍偏后。

（3）卵囊（oocyst）　圆形或椭圆形，大小为 10 ~ 12μm，具有两层光滑透明的囊壁，其内充满均匀小颗粒。成熟卵囊含 2 个孢子囊，每个孢子囊内含 4 个新月形子孢子。

2. 生活史　弓形虫生活史比较复杂，包括无性生殖和有性生殖阶段（图 18 - 5），需要两个宿主。在猫及猫科动物体内进行无性生殖及有性生殖，在人、哺乳动物、鸟类、鱼类及爬行类动物体内进行无性生殖。猫既是弓形虫的终宿主也是中间宿主；人或其他动物则均为中间宿主。

（1）在终宿主体内的发育　猫或猫科动物食入中间宿主动物的肉时，即吞入所含弓形虫包囊或假包囊，也可因食入或饮入被成熟卵囊污染的食物或水，而获得感染。包囊或假包囊内的缓殖子或速殖子、成熟卵囊内子孢子在小肠内逸出，进入肠上皮细胞发育形成裂殖体，成熟裂殖体释放裂殖子，再侵入新的肠上皮细胞发育增殖。如此反复，经数代增殖后，部分裂殖子发育为雌、雄配子，两者结合受精成为合子，最后形成卵囊。卵囊破坏肠上皮细胞进入肠腔，随粪便排出体外，在适宜温度、湿度环境中经 2 ~ 4 天发育为成熟卵囊。受感染的猫一般每天可排出卵囊 1 000 万个，持续 10 ~ 20 天。成熟卵囊是重要的感染阶段。

（2）在中间宿主体内的发育　当卵囊、包囊或假包囊被中间宿主如人、羊、猪、牛等吞食后，在肠内逸出子孢子、缓殖子或速殖子，随即侵入肠壁经血或淋巴进入单核吞噬细胞系统寄生，并扩散至全身各器官组织，如脑、肝、心、肺、淋巴结、肌肉等，进入细胞内发育形成假包囊。速殖子以二分裂或内二芽殖法增殖，导致被寄生的细胞破裂，散出的速殖子重新侵入新的组织细胞，如此反复增殖。在免疫功能正常的机体，速殖子侵入宿主细胞后虫体增殖速度减慢，并分泌成囊物质形成包囊。包囊在宿主体内可存活数月、数年甚至终身。当机体免疫功能低下或长期应用免疫抑制剂时，组织内的包囊可破裂，释出缓殖子，进入血流和其他新的组织细胞继续发育增殖并转变为速殖子。假包囊和包囊是中间宿主之间或中间宿主与终宿主之间互相传播的主要感染阶段。

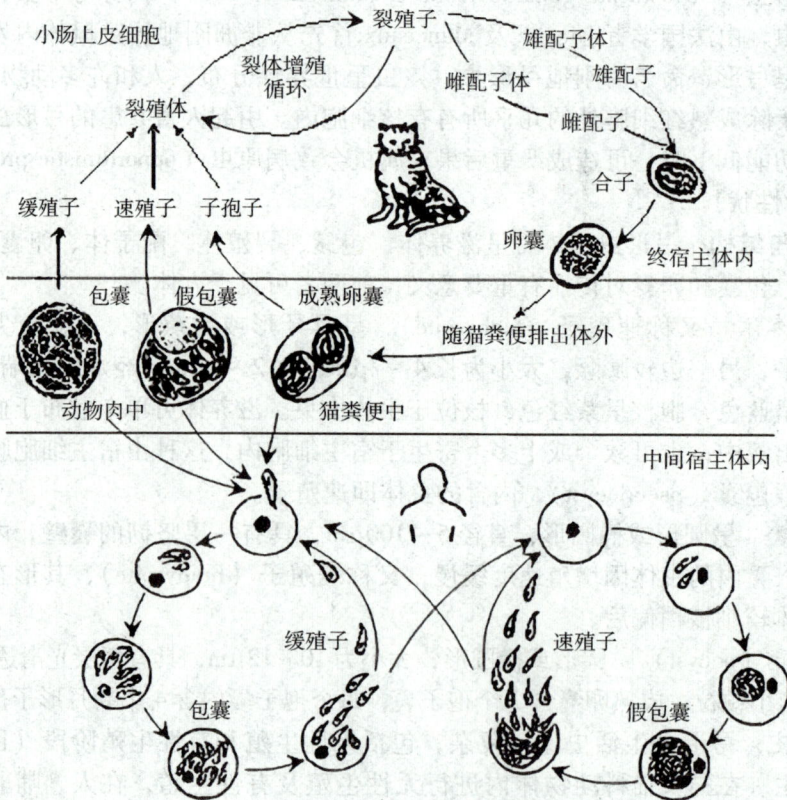

图 18 – 5　刚地弓形虫生活史

【致病性】

1. 致病机制 弓形虫的致病作用与宿主的免疫状态、虫株毒力密切相关。根据虫株的侵袭力、繁殖速度、包囊形成与否及对宿主的致死率等，刚地弓形虫可分为强毒株和弱毒株。强毒株的虫体繁殖速度快，可致宿主迅速死亡；弱毒株虫体在动物连续传代后可增加毒力。

速殖子是弓形虫急性感染期的主要致病阶段。虫体侵入宿主细胞后迅速增殖，以致细胞破裂，散出的速殖子再侵入新的细胞，如此反复破坏，导致局部组织的急性炎症和坏死，同时伴有单核细胞浸润。随着机体特异性免疫的形成，弓形虫速殖子在细胞内的增殖逐渐减慢并最终形成包囊，多见于脑、眼和骨骼肌等部位。包囊内缓殖子是引起慢性感染的主要形式，多见于慢性期或隐性感染期。包囊可在宿主体内长期存活，一般不引起炎症反应，但包囊可因缓殖子增殖而体积增大，挤压器官，致功能障碍。一旦宿主免疫功能下降，组织内包囊破裂，缓殖子散出，可引起致死的播散性感染。

2. 临床表现 人体感染弓形虫通常是隐性感染，无明显的症状和体征，但先天性感染和免疫力低下者的获得性感染常引起严重的弓形虫病。

（1）先天性弓形虫病 孕期初次感染弓形虫的妇女，经胎盘感染胎儿。在妊娠前3个月内感染，可致死产、流产、早产、无脑儿、脑积水、小头畸形、脊柱裂、精神障碍等；如在怀孕中、晚期感染，受染胎儿多数表现为隐性感染，有的出生后数月甚至数年才出现症状，常以长期慢性反复发病为特征，如慢性淋巴结炎、头痛、癫痫等。在先天性弓形虫病中，中枢神经系统是最常受累部位，其次为眼。眼部病变以脉络膜视网膜炎、视神经炎和视力障碍等较为常见。

（2）获得性弓形虫病 淋巴结肿大是获得性弓形虫病最常见的临床表现，以颈后和颌下淋巴结肿大多见。弓形虫常累及脑和眼，表现为脑炎、脑膜脑炎、癫痫、精神异常、脉络膜视网膜炎，严重者可致失明。

【检测与防治】

1. 病原学检测 病原检测可采用：①涂片染色法：取急性期患者的胸水、腹水等体液离心后取沉淀物涂片，或取骨髓、淋巴结等活组织穿刺物涂片，经姬氏染色镜检弓形虫滋养体。此法简便，但阳性率不高。②动物接种分离法或细胞培养法：将待检样本接种于小白鼠腹腔内，1周后剖杀取腹腔液镜检滋养体，阴性需盲传至少3代，再行检查；也可将样本接种于离体培养的单层有核细胞。近年来，应用PCR及DNA探针技术检测弓形虫感染，具有灵敏、特异和早期诊断的优点。③血清学方法，常用的方法有染色试验（dye test，DT）、间接血凝试验（IHA）、间接免疫荧光抗体试验（IFA）、酶联免疫吸附试验（ELISA）等。目前临床上对弓形虫病现症感染的诊断依据是：一般以至少2项血清学试验综合分析结果为准，并同时检测IgM或IgG抗体的动态变化。

2. 防治原则 弓形虫呈世界性分布，人群感染相当普遍。据血清学调查，国外人群抗体阳性率为25%～50%，甚至更高；我国为5%～20%，但绝大多数是隐性感染。

预防应严格执行肉类食品卫生检疫制度，加强饮食卫生管理，不食生或半生的肉制品；加强对家畜、家禽和可疑动物的监测和隔离。孕妇应避免接触猫，并定期做弓形虫常规检查，以减免先天性弓形虫病的发生。

目前尚无特效药物，对急性期患者可给以乙胺嘧啶、磺胺类药物，对增殖期弓形虫有抑制作用。

四、其他组织原虫

可寄生于人体组织的尚有其他一些原虫，见表18-4。

表18-4　其他寄生于人体组织的医学原虫

虫名	主要生物学性状	致病性	检测与防治
福氏耐格里原虫 *Naegleria fowleri*	滋生于淡水。典型滋养体为阿米巴型；在外界可形成包囊	接触受污染水体或游泳，虫体进入鼻腔，穿过鼻腔黏膜和筛状板入颅，导致原发性阿米巴性脑膜脑炎	脑脊液镜检滋养体。临床应注意与继发性溶组织内阿米巴脑脓肿鉴别。避免接触疫水；尚无理想治疗方法
卡氏棘阿米巴 *Acanthamoeba castellanii*	污染的土壤或水体自生生活。滋养体有棘；双层囊壁包囊	滋养体经皮肤、黏膜（眼结膜）溃疡或伤口等侵入人体，导致棘阿米巴性角膜炎等，可继发肉芽肿性阿米巴脑炎	病灶刮涂片、脑脊液镜检滋养体和包囊；血清学诊断。加强自我防护
冈比亚锥虫 *Trypanosoma gambiense* 罗得西亚锥虫 *Trypanosoma rhodesiense*	两宿主；锥鞭毛体存在于病人及感染者血液、淋巴液、脑脊液。舌蝇吸血传播	引起非洲锥虫病（睡眠病），出现发热、头痛、关节痛、肢体痛、深部感觉过敏、共济失调、震颤、痉挛、嗜睡、昏睡等。冈比亚锥虫感染呈慢性；罗得西亚锥虫感染呈急性过程	血液、脑脊液涂片镜检锥鞭毛体；血清学诊断。及时隔离治疗病人，消灭舌蝇，防止舌蝇叮咬
克氏锥虫 *Trypanosoma cruzi*	两宿主；锥蝽吸血时，锥鞭毛体随锥蝽粪便排出，经伤口进入人体组织、血液	引起美洲锥虫病（恰加斯病），局部结节，头痛、倦怠、发热、心动过缓、心肌炎	血涂片镜检锥鞭毛体。杀灭锥蝽

第五篇　医学蠕虫

　　蠕虫（helminth）系指一类能通过自身肌肉伸缩运动的软体多细胞无脊椎动物。蠕虫的种类繁多，寄生于人体的蠕虫称医学蠕虫，由蠕虫引起的疾病称为蠕虫病。

第十九章　医学蠕虫概述

　　寄生于人体的医学蠕虫种类涉及多个动物门类，常见的医学蠕虫主要涉及扁形动物门（Phylum Platyhelminthes）、线虫动物门（Phylum Nematoda）、线形动物门（Phylum Nemathelminthes）和棘头动物门（Phylum Acanthocephala）（表 19 – 1）。

表 19 – 1　人体寄生主要蠕虫的分类位置

门	纲（Class）	目（Order）	重要种/属
扁形动物门	吸虫纲 Trematoda	复殖目 Digenea	华支睾吸虫，布氏姜片虫，肝片形吸虫，卫氏并殖吸虫，斯氏狸殖吸虫，日本裂体吸虫，异形吸虫，棘口吸虫
	绦虫纲 Cestoda	假叶目 Pseudophyllidea	曼氏迭宫绦虫，阔节裂头绦虫
		圆叶目 Cyclophyllidea	链状带绦虫，肥胖带绦虫，细粒棘球绦虫，多房棘球绦虫，微小膜壳绦虫，缩小膜壳绦虫
线虫动物门*	尾感器纲 Phasmida	小杆目 Rhabditida	粪类圆线虫，小杆线虫
		圆线目 Strongylida	十二指肠钩口线虫，美洲板口线虫，毛圆线虫，广州管圆线虫
		蛔目 Ascaridida	似蚓蛔线虫，弓首线虫
		尖尾目 Oxyurida	蠕形住肠线虫
		旋尾目 Spirurida	棘颚口线虫，美丽筒线虫，结膜吸吮线虫，班氏吴策线虫，马来布鲁线虫
		驼形目 Camallanida	麦地那龙线虫
	无尾感器纲 Aphasmida	鞭虫目 Trichurida	旋毛形线虫，毛首鞭形线虫
		膨结目 Dictyophymida	肾膨结线虫

　　*传统医学文献中也常将线虫动物列为线形动物门的一个纲；目前已公认应单立为门，其纲、目分类标准尚有分歧，存在不同体系。

第一节　蠕虫的形态与结构

医学蠕虫种类多，习惯上分吸虫、绦虫和线虫，各类蠕虫的形态和结构差异较大，且同虫的不同发育阶段形态结构也各异，分述如下。

一、吸虫的形态与结构

（一）成虫

人体寄生的吸虫成虫多呈叶状或舌状，背腹扁平，两侧对称；个别（如日本裂体吸虫）呈近圆柱形。虫体均有附着器官吸盘二个，其中一个为口吸盘，另一个为腹吸盘。吸虫体壁由体被和肌肉构成，裹于虫体，表面可有小棘、感觉乳突等。

体壁内部为实质组织，无体腔。实质组织中包埋有消化、生殖、排泄与神经系统等。消化系统从前到后依次为口、前咽、咽、食管及肠管。口位于虫体前端或偏腹面的口吸盘中央；前咽为小球形，由肌质组成；食管细长与肠管相接。肠管通常在腹吸盘前分左、右两支，末端为盲端。生殖系统除裂体吸虫外，均为雌雄同体。雄性生殖器官包括睾丸、输出管、输精管、贮精囊、射精管及阴茎等，有的吸虫还有阴茎袋。雌性生殖器官包括卵巢、输卵管、卵模、梅氏腺、卵黄腺及子宫等。成熟的吸虫自体受精，受精卵与卵黄细胞及其分泌的卵壳前体物质在卵膜内形成虫卵，然后进入子宫，经生殖孔排出。排泄系统是对称的管状系统，由焰细胞、毛细管、集合管、排泄囊与排泄管组成。焰细胞（因纤毛颤动时类似火焰跳动而得名）为起始单位，其与毛细管构成原肾单位产生排泄液，再经毛细管、集合管集中至排泄囊，最终经位于虫体末端的排泄孔排出虫体外。

（二）虫卵

不同种吸虫卵形态差异较大，大小悬殊，多为椭圆形并有卵盖，有的卵壳外尚有小棘、小疣或肩峰。虫卵由肠道排出时一般呈淡黄色或黄色，其内含物可为一个卵细胞与多个卵黄细胞或已发育为毛蚴。

二、绦虫的形态与结构

（一）成虫

医学绦虫虫体背腹扁平长如腰带状，体长数毫米至数米，分节，左右对称。虫体缺体腔，无口和消化道，靠体壁上的微毛吸收营养物质。虫体内的各种器官系统如神经系统、生殖系统、排泄系统等均包埋在其实质组织中，实质组织中还散在外面被以包膜的椭圆形钙与镁的碳酸盐微粒（称为石灰小体）。

虫体由头节、颈部和链体三部分构成：①头节：较细小，其上有可吸附在宿主肠壁的固着器官。假叶目绦虫头节呈指状或棱形，背及腹面侧向内凹入形成两个吸槽；圆叶目绦虫头节呈球形或近方形，固着器官有四个吸盘，顶部有能伸缩的圆形突起的顶突，周围常排列 1~2 圈棘状或矛状小钩。②颈部：紧连头节之后虫体最纤细部分，其内有生发细胞，由此不断生出新节片，虫体得以延伸。③链体：是指颈部以后的节片，其数目因种而异，是虫体最显著的部分，少者 3~4 节，多者可达数千节。链体节片内均有雌、雄两性生殖器官，其中靠近颈部比较细小的节片，生殖器官尚未发育成熟，称为幼节；其后节片较大，其内生殖器官已经发育成熟，称为成节；链体后部的节片最大，子宫中储满虫卵，节片内其他器官萎缩或消失，称孕节，尾部孕节可脱离链体。

（二）虫卵

圆叶目绦虫卵与假叶目绦虫卵形态差异很大。圆叶目绦虫卵多呈圆球形，其外侧为很厚的胚膜和极薄的卵壳（有的易脱落），卵内是已发育的幼虫，具有 3 对小钩，称六钩蚴。假叶目绦虫卵与吸虫卵相似，椭圆形，卵壳较薄而一端有小盖，卵内含一个卵细胞和若干个卵黄细胞。

三、线虫的形态与结构

（一）成虫

线虫虫体为长圆柱状不分节，两端尖细，雌、雄异体，雄虫通常较雌虫小。雌虫尾端多尖直，雄虫尾端弯曲或膨出呈伞状。不同种属线虫的大小和体形差异很大，有的长不足 1cm，如旋毛虫；有的可长达 1m 以上，如麦地那龙线虫。

线虫的体壁从外向内由角皮层、皮下层和纵肌层构成。角皮层源于皮下层分泌物，由角蛋白、胶原蛋白、碳水化合物和少量类脂等组成，有弹性且质坚，盖覆于体表及口腔等部位，还构成了一些特殊结构，如体表环纹、嵴、刺、乳突以及唇瓣、交合伞等，这些结构有助于鉴定虫种。皮下层由无细胞界限的合胞体组成，含丰富的糖原颗粒、线粒体、内质网及脂酶、磷酸酶等；其在虫体皮下层的背、腹和两侧向内增厚、突出，形成 4 条纵索，分别称为背索、腹索和侧索，较小的背腹索内有纵行的神经干，粗大的两条侧索内有排泄管穿行。纵肌层是由皮下层内的单层纵行排列的肌细胞组成。

体壁和内脏器官间无体腔膜覆盖，故称为原体腔或假体腔，其内充满含多种成分的体液，悬置着消化道与生殖器官。线虫的消化道由消化管和腺体构成，消化管包括口孔、口腔（口囊）、咽管（食道）、中肠、直肠和肛门。口孔有唇瓣围绕位于头部顶端；口腔形状因虫种而异，有的形成口囊，内可有钩齿或板齿；咽管圆柱形，下段常膨大；有关形态状可作为分类的特征。咽管壁肌肉内有咽管腺，腺体可分泌各种酶类，如蛋白酶、淀粉酶、纤维素酶和乙酰胆碱酯酶等。线虫的生殖系统为细长弯曲的管形，雌性生殖系统多为双管型，每一管道分别由卵巢、输卵管、受精囊及子宫组成，两子宫汇入阴道，开口于虫体腹面；雄性生殖系统为单管型，由睾丸、输精管、贮精囊及射精管组成，射精管开口于泄殖腔，泄殖腔背面袋中有 1~2 根可伸出的交合刺。

（二）虫卵

线虫卵多为椭圆形，无卵盖。卵壳由 3 层结构组成，即外层、中层、内层。中外层较薄，来源于受精卵母细胞的卵膜，称卵黄膜或受精膜，由脂蛋白构成；中层为壳质层，较厚，能抵抗一定的机械压力；内层薄，为脂层或称蛔苷层，含脂蛋白和蛔苷，具调节渗透压作用，既防止水溶性物质从外界渗入卵内，也防止卵内物质向外漏出。有的虫卵外面附有一层酸性黏多糖鞣化蛋白质膜，为雌虫子宫壁分泌物。卵内含物因虫种及发育情况而异，可为卵细胞、胚胎或幼虫。

第二节　蠕虫的生活史

寄生蠕虫均有多个基本发育阶段，其复杂程度依种类不同差异较大。通常从流行病角度按其生活史中是否需要中间宿主分两型：①土源性蠕虫（geohelminth）：其感染阶段经口或皮肤感染宿主；肠道寄生线虫，如蛔虫、钩虫、蛲虫和鞭虫等为此型。②生物源性蠕虫（biohelminth）：生活史需要中间宿主（亦称为间接发育）类型，有关种类在中间宿主体内发育为感染阶段，然后经一定途径才感染终宿主。吸虫、大部分绦虫及少数线虫属于此型。

一、吸虫的生活史

吸虫均营寄生生活，发育周期甚为复杂，基本型包括卵、毛蚴、胞蚴、雷蚴、尾蚴、囊蚴、成虫等阶段，涉及的有性和无性世代交替需宿主转换，属生物源性蠕虫。人体寄生吸虫完成生活史还需水环境，其有性世代（成虫）多寄生于脊椎动物或人体内，无性世代在中间宿主淡水螺体内进行，有的还需进一步在第二中间宿主淡水鱼、虾、溪蟹或蜻蛄等体内才能发育到感染阶段。多数医学吸虫的感染期是囊蚴，经口感染，少数为尾蚴，经皮肤感染；人和脊椎动物分别为吸虫的终宿主和保虫宿主，淡水螺类、鱼、虾、溪蟹及蜻蛄等则为其中间宿主。

二、绦虫的生活史

绦虫的发育完全依赖宿主环境，其成虫寄生于终宿主脊椎动物的肠道内，在中间宿主体内的发育时期统称为中绦期（续绦期），依种类不同中绦期发育情况差异很大，可有无性生殖和裂体生殖。圆叶目绦虫完成生活史只需一个中间宿主，个别种类可以无需中间宿主，甚至可在同一宿主体内完成；虫体脱落孕节中的虫卵随粪便排出被中间宿主（常为脊椎动物）吞食后，六钩蚴孵出，钻入宿主肠壁，随血流或淋巴循环至宿主各组织发育为对应类型的幼虫，如囊尾蚴、棘球蚴等，其被终宿主摄入后在消化道发育为成虫。假叶目绦虫完成生活史需要两个中间宿主，其虫卵离开终宿主后，必须在水中才能孵出钩球蚴，钩球蚴被第一中间宿主（如甲壳类节肢动物）吞入，在其体内发育为原尾蚴，当第二中间宿主（如鱼类或其他脊椎动物）吞入了含原尾蚴的第一宿主后，原尾蚴在其体内发育为裂头蚴，最后裂头蚴进入终宿主肠道内发育为成虫。

三、线虫的生活史

线虫的基本发育分为虫卵、幼虫及成虫三个阶段，由卵孵出幼虫经 4 次蜕皮后发育为成虫。多数寄生性线虫为土源性线虫，生活史仅需一个宿主就可完成，其发育通常有一段在外界适宜条件下进行，成为感染期虫卵或幼虫，经口或皮肤感染宿主，如蛔虫、鞭虫和钩虫等。有的还可有独立的自生生活世代，在遇到合适宿主时转为寄生世代，如粪类圆线虫；也有部分线虫完成生活史需要中间宿主和终宿主两个宿主，组织内寄生线虫，如丝虫、美丽筒线虫等多属生物源性线虫，其雌虫产出的幼虫必须在中间宿主体内发育至感染期幼虫后，才能感染终宿主。

第三节　蠕虫的感染与诊断

医学蠕虫是人类医学史上最早被认识的病原生物，目前在人类感染性疾病中仍有重要的位置，我国人体感染的寄生虫种类有 193 种（2012 年的统计），其中大多是医学蠕虫。

一、蠕虫感染

医学蠕虫多与人体有悠久的进化关系，其适应程度很高，而宿主的免疫通常并不能清除它们，因此蠕虫感染通常都是较长期、慢性的，并与其寿命有关，不经治疗有些蠕虫可在人体存活数十年，如肝吸虫、血吸虫、丝虫等；而且在许多情况（如感染虫数量很少）下，受染者可没有明显临床症状或体征，而成为带虫者。许多蠕虫病均是人畜共患病，自然界中人类之外的保虫宿主比较常见且复杂；蠕虫侵入人体前通常需要在适宜的外界环境或中间宿主体内发育才能到感染阶段。因此使蠕虫病的传染源较广泛且难控制，其流行有地域性和自然疫源性特点。

感染蠕虫的途径与方式主要有以下几种：①经口感染：许多蠕虫由此途径感染，摄入被感染期虫卵污染的食物和水而感染，如蛔虫、鞭虫、猪囊尾蚴、棘球蚴等；食入生或半生的动、植物中间宿主或媒介感染，如旋毛虫、广州管圆线虫等；还可经吸入飞扬在空中的虫卵而感染，如蛲虫。②经皮肤感染：是接触了有关蠕虫的感染期幼虫，使其侵入皮肤引起的，如接触污染土壤感染钩虫、粪类圆线虫，接触疫水感染血吸虫等。③经节肢动物媒介感染：由媒介昆虫叮咬或接种而感染，如由蚊叮咬感染班氏丝虫和马来丝虫，蝇接种感染结膜吸吮线虫等。④自体感染：如蛲虫患者可由手将肛周的虫卵送入口中而感染，猪带绦虫患者可由此而感染猪囊尾蚴；微小膜壳绦虫孕节释出的虫卵有时没离开肠道就可孵出幼虫，并完成到成虫的发育。

二、蠕虫感染的诊断

蠕虫感染一般通过查出虫卵、成虫和幼虫等即可确诊。检材依虫种的寄生部位与有关生活史特点确定：如粪便检查适用于消化道寄生的蠕虫和某些血液、组织寄生的蠕虫，如蛔虫、钩虫、鞭虫、肝吸虫、姜片虫、日本血吸虫、带绦虫等。肛周取材检查蛲虫和牛带绦虫；尿检用于检查埃及血吸虫、铁线虫感染；痰液检查适用于肺吸虫感染，血液检查丝虫感染；组织内检查旋毛虫、猪囊尾蚴、裂头蚴等感染等。

免疫学诊断方法（如酶联免疫吸附试验法，ELISA）与分子生物学诊断方法（如 PCR）在蠕虫病的诊断中也有广泛应用，尤其是对一些组织寄生的种类，如猪囊尾蚴、棘球蚴、旋毛虫、斯氏狸殖吸虫、血吸虫等。

第二十章 致病蠕虫

涉及人体寄生的蠕虫（不包括蛭类）有数百种，其中100余种有重要医学意义。常见的致病蠕虫主要集中在吸虫纲、绦虫纲和线虫纲内。

第一节 吸 虫

人体寄生的吸虫种类较多，国内就有30多种，其中有一些广泛流行，可引起严重的寄生虫病，如华支睾吸虫、布氏姜片吸虫、日本血吸虫、卫氏并殖吸虫等。

一、华支睾吸虫

华支睾吸虫（*Clonorchis sinensis* Cobbold，1875），又称肝吸虫。本虫1874年由MeConnell在对印度加尔各答一华侨尸检时首次发现，其成虫寄生于人体的肝胆管内，导致肝胆管病变为主的华支睾吸虫病（肝吸虫病）。

【生物学性状】

1. 形态与结构

（1）成虫 虫体背腹扁平，活时柔软而透明，体形狭长，前端稍窄，后端钝圆，体表无棘，状如似葵花子。虫体大小长10～25mm，宽3～5mm；口吸盘在虫体前端；腹吸盘略小于口吸盘，位于前虫体1/5处；消化道简单，由口、咽、食管及止于盲端的肠支构成。雌雄同体，1对分支状睾丸，前后排列于虫体后端1/3处，睾丸之前有1个边缘分叶的卵巢，发自卵巢的输卵管远端为卵模，其周围为梅氏腺。滤泡状的卵黄腺位于虫体中段两侧。子宫自卵膜开始弯曲盘绕向上，位于卵巢与腹吸盘之间，在生殖孔处开口。

（2）虫卵 黄褐色虫卵，其形状如芝麻籽形，大小长27～35μm，宽12～20μm，是人体常见寄生蠕虫中最小的。卵盖位于较窄的前端，其周围的卵壳增厚形成肩峰，后端钝圆，常可见到呈点状突起的小棘。从粪便中排出时，内含一成熟毛蚴。

2. 生活史 成虫主要寄生于终宿主人或哺乳动物的肝胆管内，产出的虫卵随胆汁移至十二指肠，由粪便排出体外。虫卵一旦落入池塘、鱼塘等水体中，被第一中间宿主淡水螺吞入，在螺体消化道内孵出毛蚴，毛蚴在螺体穿过肠壁到肝脏，经过胞蚴、雷蚴两个无性增值阶段，分批形成大量尾蚴，尾蚴成熟后从螺体逸出。尾蚴在水中遇到第二中间宿主淡水鱼、虾类时，侵入脱尾在其体内发育为囊蚴。人或哺乳动物因食入含活囊蚴的生的或半生的鱼、虾而感染。囊蚴在消化液的作用下，在十二指肠内破囊而出。并沿胆道上行至肝胆管内，发育为成虫。需1个月左右，可在粪中检到虫卵。成虫每天可排1600～2400个卵，其寿命可长达20～30年（图20-2）。

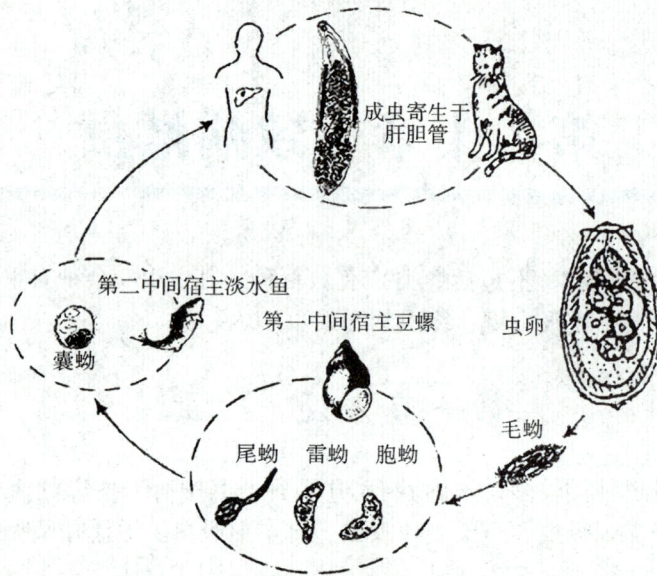

图20-1　华支睾吸虫生活史

【致病性】

华支睾吸虫致病性的强弱与感染虫体的数量、寄生的时间长短及宿主的免疫力有关。轻度感染者可无明显症状。感染虫数较多时，虫体刺激、拥塞肝胆管，加之其代谢产物的共同作用，引起胆汁淤积，造成上皮增生及炎症反应，继而出现纤维化，损伤可累及胆管和胆囊，易继发细菌感染。患者可见体温升高，嗜酸粒细胞增高，肝功能异常等，出现上腹不适、厌油腻、消化不良、食欲减退、肝区隐痛、腹痛、腹泻以及间歇性阻塞性黄疸等临床症状。反复严重感染者伴有消瘦、贫血、浮肿、心悸等症状，在儿童可导致发育障碍或侏儒症。晚期重症患者可导致肝硬化。调查研究显示，感染华支睾吸虫与胆管癌存在流行病学联系。

【检测与防治】

1. 病原学检测　询问病史有助于华支睾吸虫病诊断。粪中查找到华支睾吸虫卵是确诊的依据，可用直接涂片法或沉淀集卵法查虫卵，也可用十二指肠引流胆汁查虫卵，其检出率高于粪检方法。目前，免疫学方法已被广泛应用于检测华支睾吸虫感染，常用的方法有皮内试验、间接血凝试验（IHA）、间接荧光抗体试验（IFAT）、酶联免疫吸附试验（ELASA）。但多与其他吸虫感染可能有交叉，酶联免疫吸附试验敏感性与特异性相对较高。B型超声波与CT等也可用来做辅助诊断。

2. 防治原则　华支睾吸虫是我国人体常见的肝内寄生虫，除西北、西藏地区外各地均有程度不同的流行。人群感染本虫严重地区，主要与当地人群有吃生的或未煮熟的鱼肉的习惯有关。

对于华支睾吸虫病的预防首先是要做好卫生宣传教育，使流行区居民改变不良饮食习惯，不生食或半生食淡水鱼虾，防止病从口入。加强粪便管理，防止虫卵入水，可有效切断传播途径。本病的首选治疗药物是吡喹酮（praziquantel）与阿苯哒唑，可用于治疗患者、带虫者与保虫宿主（病犬、病猫、病猪）等。

二、布氏姜片吸虫

布氏姜片吸虫（*Fasciolopsis buski* Lankester，1857；Odhner，1902）简称姜片虫，又称肠吸虫。是寄生在人、猪的小肠内，可引起姜片虫病（fasciolopsiasis）的大型吸虫。

【生物学性状】

1. 形态与结构

（1）成虫　姜片虫为背腹扁平，虫体硕大而肥厚，常为叶状，体长 20～75mm，宽 8～20mm，厚 0.5～3.0mm。活体肉红色，固定后变灰白，极似姜片。虫体前端口吸盘较小（直径约 0.5mm），其后紧接着为漏斗状的腹吸盘，较口吸盘大 4～5 倍，肌肉发达。口孔在口吸盘内，与其后咽、食道和两肠支构成消化道，肠在腹吸盘前分支。雌雄同体，两个形似珊瑚状的睾丸高度分支，于虫体后半部前后排列；其前中部有佛手状分支卵巢一个，经卵模向前为左右盘绕的子宫（内含大量虫卵），末端阴道与雄性阴茎共同开口于腹吸盘前缘的生殖腔内。

（2）虫卵　长椭圆形，淡黄色，大小为长 130～140μm，宽 80～85μm，是常见蠕虫卵中最大的一种。卵壳均匀而薄，一端有小且不明显的卵盖；卵内有一个较大的卵细胞和 20～40 个卵黄细胞。

2. 生活史　布氏姜片吸虫寄生在终宿主人与猪的小肠上段，以肠内容物为营养，在小肠内进行有性生殖（同体或异体受精）。每条成虫一天可产卵 15000～25000 个，卵随粪便排出体外。虫卵入水，在适宜的条件下经 3～7 周孵出毛蚴，毛蚴在水中侵入中间宿主扁卷螺体内，在螺体内经胞蚴、雷蚴、子雷蚴等 1～2 个月的发育、增殖，最终产生大量尾蚴而逸出螺体，遇到传播媒介如菱角、荸荠、茭白、浮萍等水生植物，便附着于其表面而形成囊蚴。附有囊蚴的水生植物被终宿主食入后而感染。囊蚴在终宿主十二指肠受消化液作用，脱囊变为童虫并吸附于小肠黏膜，经 1～3 个月发育为成虫并产卵。成虫寿命为 1～2 年（图 20-2）。

【致病性】

布氏姜片吸虫致病作用包括三个方面：①掠夺宿主的营养；②对肠黏膜吸附固着造成的机械损伤；③虫体代谢物与分泌物刺激宿主引起的超敏反应。

姜片虫靠其强大的吸盘肌肉，将宿主肠黏膜吸入吸盘腔内而固着，这种机械性刺激损伤使局部黏膜及附近组织发生炎症与溃疡，有时肠壁可发生出血或形成小脓肿。感染虫体少时，感染者多无症状和体征。姜片虫若感染虫数较多时，患者可出现上腹不适、纳差、腹痛、腹泻等症状；重度感染时可致机体虚弱并伴过敏性症状，还可引起急性肠梗阻，患者可出现乏力、营养不良、消瘦、浮肿甚至腹水，有的儿童重症患者可出现智力减退、发育障碍等。

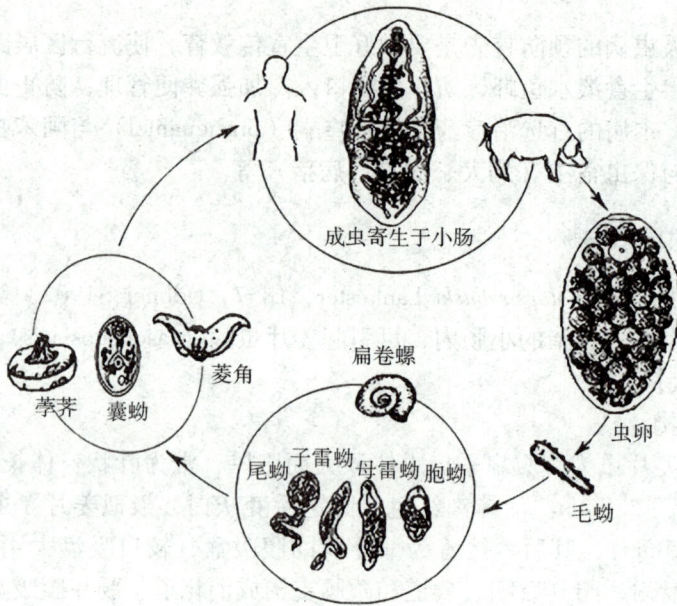

图 20 – 2　布氏姜片吸虫生活史

【检测与防治】

1. 病原学检测　通过粪便直接涂片查虫卵为病原学确诊的主要方法，姜片虫虫卵大而易辨别，但轻度感染者易漏检。粪便浓集法（如用离心沉淀法或水洗自然沉淀法）可提高检出率。对消化道有排虫或吐虫的患者，可依据姜片虫的形态特征识别、鉴定。

2. 防治原则　姜片虫病为人兽共患寄生虫病，主要分布在亚洲的温热带地区，我国除了东北及西北地区外，有 18 个省、直辖市、自治区存在该虫的流行。

加强卫生宣教力度，不食生的菱角、荸荠等水生植物，不饮生水；不用被囊蚴污染的青饲料喂猪；加强人和猪鲜粪的管理，防止污染水体，可有效预防或减少姜片虫感染。对病人和病猪等传染源，应积极开展普查普治，首选药物为吡喹酮，也可用中药槟榔驱虫。

三、日本裂体吸虫

日本裂体吸虫（Schistosome）亦称日本血吸虫，隶属于复殖目中雌雄异体的裂体科（Schistosomatidae）。引起血吸虫病（schistosomiasis）的主要有 6 种，即日本血吸虫、曼氏血吸虫、埃及血吸虫、间插血吸虫、湄公血吸虫和马来血吸虫，在我国流行的只有日本裂体吸虫。

【生物学性状】

1. 形态与结构

（1）成虫　雌雄异体，呈长圆柱形，外观与线虫近似。口、腹吸盘相距较近，位于虫体前端。消化系统依次为口、食道、肠管，在腹吸盘后，肠分为左右两支，伸展至虫体中部之后汇合成单一的盲管。雄虫略粗短，大小为长 10 ~ 22mm，宽 0.5 ~ 0.55mm，颜色乳白而背腹扁平，自腹吸盘后，虫体两侧增宽并向腹侧卷曲形成一纵形沟槽，称抱雌沟（gynecophoral canal）。七个呈串珠状排列的睾丸位于腹吸盘后方，睾丸均伸出一输出管而汇于输精管，向前通于贮精囊，生殖孔的开口位于腹吸盘后方。雌虫为前细后粗的圆柱形，大小为长 12 ~ 26mm，宽 0.1 ~ 0.3mm，腹吸盘与雄虫相比，不明显，虫体呈灰褐色（缘于肠管内含较多的红细胞消化后残留的物质之故）。雌虫有长椭圆形的卵巢一个，位于虫体中部的卵巢下面伸出一输卵管，在卵巢前汇合于卵模（卵模为虫卵的成型器官），外被梅氏腺并与子宫相接。子宫开口于腹吸盘下方的生殖孔。雌虫常居留于雄虫的抱雌沟内，与雄虫呈合抱状态。

（2）虫卵　虫卵为淡黄色，呈椭圆形，大小为长 74 ~ 106μm，宽 55 ~ 80μm。卵壳较薄无盖，其一侧有小棘。卵表面常附有许多宿主组织残留物，壳内含一成熟的毛蚴，活卵可见到毛蚴活动或纤毛摆动。

（3）尾蚴　为叉尾型尾蚴，大小为长 280 ~ 360μm，宽 60 ~ 95μm，前约 1/3 为体部，其后为尾干与尾叉组成的尾部。体部内较明显的结构为 5 对穿刺腺，它们开口于口孔前虫体顶端可伸缩的头器，头器为具有机械和溶解作用的穿透器官；腹吸盘较发达位于体后部 1/3。

2. 生活史　血吸虫的生活史包括成虫、虫卵、毛蚴、母胞蚴、子胞蚴、尾蚴及童虫 7 个发育阶段，涉及在终宿主（人或其他多种哺乳类动物）体内的有性世代和在中间宿主（钉螺）体内的无性世代的交替。日本血吸虫寄生于人和多种哺乳动物的门脉 - 肠系膜静脉系统，合抱的雌、雄虫交配后，每条雌虫可日产卵 300 ~ 3000 个，产卵于静脉末梢内。所产卵大部分沉积于肠壁小血管中，少部分循门静脉系统流至肝门静脉并沉积在肝组织内，经 10 多天发育卵内形成毛蚴，并造成周围组织坏死。堆积栓塞在肠黏膜下细小静脉分支的虫卵可逸出血管，随坏死组织溃入肠腔，并由粪便排出体外。含虫卵的粪便污染水体，在适宜条件下，卵内毛蚴孵出。毛蚴在水中遇到适宜的中间宿主钉螺即侵入其体内，经母胞蚴、子胞蚴的无性繁殖发育阶段后，分批形成许多尾蚴。成熟后尾蚴逸出螺体，多分布在水体的表层，人或动物接触含有尾蚴的疫水后，尾蚴经皮肤侵入，脱去尾部，发育为童虫。童虫穿入静脉或淋巴管后，随血流或淋巴液到右心、肺，再到左心，运送到全身，最终在肠系膜静脉定居，逐渐发育为成虫交配而产卵。从尾蚴侵入人体内至成虫产卵约需 24 天。一般人感染 35 天后，就可在粪便中查出虫卵。成虫在人体内一般可存活多年，最长可达 40 多年（图 20 - 3）。

【致病性与免疫性】

血吸虫尾蚴、童虫、成虫和虫卵均可对宿主造成机械性刺激、化学毒性作用、免疫病理等方面的损害，其中虫卵释放的抗原性代谢产物及分泌物，诱发宿主的免疫应答引起的一系列免疫病理改变危害最严重。目前人们已普遍认为血吸虫病是一种免疫损伤性疾病。

1. 致病性

（1）尾蚴所致的损害　尾蚴钻入宿主皮肤后，其头腺释放溶组织酶及本身的代谢崩解物，导致局部的病理变化，如毛细血管扩张充血、出血及水肿，周围中性及酸性粒细胞和组织细胞浸润。表现为尾蚴入侵部位出现瘙痒的红色小丘疹及小脓疱，一般在接触后第 2、3 天反应加重，称为"尾蚴性皮炎"。尾蚴性皮炎多见于重复感染者，其机制主要涉及速发型（I 型）超敏反应及迟发型（IV 型）超敏反应。

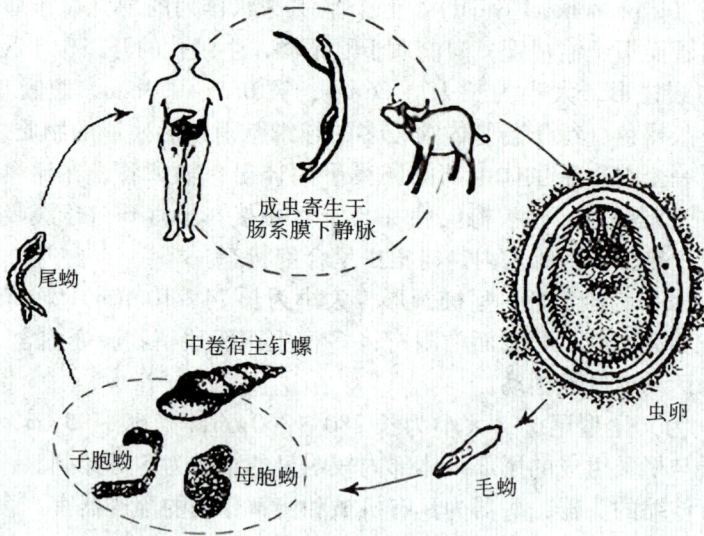

图 20 – 3　日本裂体吸虫生活史

（2）**童虫及成虫所致的损害**　童虫移行损害主要在肺部，可出现一过性的血管炎；严重感染可引起毛细血管栓塞、破裂、局部细胞浸润和点状出血，造成患者咳嗽、咯血、发热等。成虫无明显直接致病作用，一般仅造成寄生部位的轻微静脉内膜炎和静脉周围炎，但虫体的分泌物、排泄物与其相关抗原，均可刺激机体产生抗体，形成免疫复合物，引起免疫复合物型（Ⅲ型）超敏反应，可有类似血清病的临床表现，并常累及肾脏。

（3）**虫卵所致的损害**　血吸虫虫卵为主要致病阶段。成熟卵内毛蚴能够分泌蛋白水解酶和糖蛋白等抗原物质，这些可溶性虫卵抗原（SEA）可从卵壳微孔渗出，引发Ⅳ型超敏反应，形成虫卵肉芽肿。日本血吸虫产卵量大，在宿主组织内多成簇聚集，所形成的虫卵肉芽肿的体积大，中心多出现坏死（嗜酸性脓肿）。急性期肉芽肿有大量嗜酸性粒细胞和浆细胞，虫卵周围出现抗原–抗体复合物沉着，称何博礼现象（Hoeppli phenomenon）。虫卵除主要沉积于肝、肠外，还可沉积于肺、脑等组织，导致这些部位的病理变化。

日本血吸虫不断产卵，还可变更产卵位置，可多年持续引发造成损伤宿主细胞的免疫反应，其所致血吸虫病按临床表现可分为急性期、慢性期和晚期等3个不同的病期。①急性血吸虫病：常见于初次感染者，再次大量感染尾蚴后的慢性病人亦可发生。临床上表现为发热、多汗、淋巴结及肝脾肿大、肝区压痛、腹痛、腹泻或黏液血便等症状。②慢性血吸虫病：急性期未彻底治愈或反复轻度感染，患者获得部分免疫力，肉芽肿反应减轻（嗜酸性粒细胞数量减少），常转变为隐匿型间质性肝炎或慢性血吸虫性结肠炎，患者自我感觉几乎正常；部分病例可有间歇性腹泻、肝脾肿大、消瘦、乏力及劳动力减退等症状。③晚期血吸虫病：在患者反复或大量感染基础上，随着损伤发展组织增生与修复强化，受损严重的肝、肠壁进行性体积增大（厚）纤维化，出现肠系膜增厚、结肠粘连、门脉及肠系膜血管管壁血栓形成等。慢性虫卵肉芽肿和纤维化是血吸虫病的主要病变，临床多呈现肝硬化、门脉高压症、巨脾、腹水或上消化道出血等症状；儿童可表现为侏儒症。个别病例因结肠壁明显增厚，还可导致肠狭窄，肠息肉、癌变高发。有的患者，可因虫卵沉积于门脉系统以外的器官（如肺、脑等）或组织，产生虫卵肉芽肿反应，造成异位血吸虫病。

2. 血吸虫伴随免疫与免疫逃逸　人类与哺乳类动物初次感染血吸虫后，能形成一定的免疫力，但其通常仅能杀伤再感染的幼龄童虫，而对原有感染的成虫无杀伤作用。这种原发感染继续存在，而对再感染具有一定免疫力的现象被称为"伴随免疫"。血吸虫的成虫在宿主体内长期生存，有关免疫逃逸可能涉及以下机制：虫体合成模拟宿主抗原或体表吸附宿主抗原，血吸虫表膜不断被更新等。

【检测与防治】

1. 病原学检测　从患者粪便或组织中检出血吸虫虫卵（毛蚴）是确诊血吸虫病的依据。最常用查虫卵（毛蚴）的方法有：①直接涂片法：此法适用于严重患者与急性血吸虫病患者，但检出率低，晚期患者粪便一般查不到虫卵。②毛蚴孵化法：此法采集粪便量大，检出率较直接涂片法高。③定量透明法：此法是用甘油让粪便厚涂片透明，便于检测虫卵并计数，可用于测定人群的感染度和考核防治效果。④尼龙袋集卵法：该法比直接涂片法检出率高，可用于大规模检查；⑤直肠镜活组织检查：对慢性及晚期患者，粪便中虫卵查找很困难，直肠镜活组织检查可发现沉积于肠黏膜内的虫卵，并可对虫卵进行死、活鉴别；但易致患者直肠出血，应慎用。

免疫学诊断也是检测血吸虫感染的重要方法。常用的方法有：①皮内试验，仅用于流行病学调查与筛选新感染者；②环卵沉淀试验（COPT），用来检测循环抗体，可用于疫情监测、疗效考核及血清流行病学调查等；③间接红细胞凝集试验（IHA），此法敏感性高与特异性较高，有早期诊断价值；④酶联免疫吸附试验（ELASA）可用于诊断病人、考核疗效、流行病学调查、疫情监测等。此外，胶乳凝集试验（LA）、免疫酶染色试验（IEST）、间接荧光抗体试验（IFT）、酶联免疫印渍技术（ELIB）等也有应用。

2. 防治原则　日本血吸虫病为人兽共患寄生虫病，保虫宿主种类很多（涉及牛、羊、猪、马、驴、骡、犬、猫、兔及鼠类和一些野生动物）。湖北钉螺（*Oncomelania hupensis*）是我国日本血吸虫的唯一中间宿主，有的钉螺螺壳表面有纵肋（称肋壳钉螺，多分布于平原地区），有的则表面光滑（称光壳钉螺，多孳生在山丘型地区）。疫区居民因生产和生活接触疫水、有钉螺的潮湿地而感染。日本血吸虫病在我国与钉螺分布基本一致，为长江流域及其以南的一些地区。经多年的努力防治，目前大部分流行区均已达到血吸虫病传播阻断标准。

对于血吸虫病的防治方针是综合治理、因地制宜、科学防治。治疗患者、带虫者与处理病畜（病牛、病羊、病猪等）是控制传染源的有效途径。切断血吸虫病传播的途径，首先是要消灭钉螺，主要措施：①药物（溴乙酰胺、五氯酚钠）灭螺；②通过农田水利建设或改造农田等，改变钉螺孳生地的环境；③在人畜常到的地带反复灭螺，以达到预防和减少感染的目的。在疫区要做好卫生宣传教育，加强个人防护，尽量避免与疫水接触；对难以避免接触疫水者，可使用防护药、具，如穿长统胶靴、经氯硝柳胺浸渍过的防护衣或涂擦防护药物等。吡喹酮是治疗血吸虫病的首选药物。

知识链接 21

尾蚴性皮炎

尾蚴性皮炎一种由禽类或兽类血吸虫尾蚴钻入人体皮肤引起的局部超敏反应疾病。引起该病的病原种类很多，在我国引起尾蚴性皮炎的病原主要为多种寄生于鸭等禽类的毛毕吸虫（Trichobilharzia）和寄生于牛、羊等畜类的东毕吸虫（Orientobilharzia）。两类吸虫的中间宿主均为分布于稻田、水沟和池塘等处的椎实螺，在椎实螺体内的毛蚴发育成熟逸出螺体后，多浮集于水面下，人体皮肤与尾蚴接触时而感染，但幼虫仅在皮肤内寄生而不能发育为成虫。

尾蚴性皮炎亦称稻田性皮炎、湖岸病或游泳者痒，系侵入人皮肤的尾蚴分泌物等引起的 I 型及 IV 型超敏反应。手足及上下肢直接接触疫水的部位多易发生皮肤损伤。尾蚴侵入皮肤 1 小时至 2 天后，入侵部位出现刺痒，继之出现点状红斑和丘疹，反复感染者丘疹数量多且可融合成风疹块，一般于 3~4 天临床表现达高峰，消散需 1 周左右。如搔破皮肤，可出现继发性细菌感染。

预防本病主要是加强个人防护，如在下水田劳动前，涂抹邻苯二甲酸二丁酸二丁酯软膏、松香酒精或松香软膏，穿防护靴补袜等。尾蚴性皮炎属自限性疾病，若无继发感染，一般几天后即可自愈。治疗主要是对症处理，如局部止痒可用 1%~5% 的樟脑酒精、鱼黄软膏或复方炉甘石洗剂，中药如五倍子、蛇床子等煎水洗浴也有止痒作用，也可用抗过敏药。

四、卫氏并殖吸虫

卫氏并殖吸虫 [*Paragonimus westermani*（Kerbert，1878）Braun，1899] 可感染人的有 10 余种，在我国至少有 6 种，其中卫氏并殖吸虫是引起人体并殖吸虫病（paragonimiasis）的主要病原，其寄生于人和哺乳动物的肺脏，引起肺部特殊病变，又称肺吸虫。

【生物学性状】

1. 形态与结构

（1）成虫　虫体肥厚，腹面扁平而背部隆起，活体运动活跃，呈半透明红褐色。固定后的虫体呈椭圆形，大小为长 7.5~12mm，宽 4~6mm，厚 3.5~5mm。口吸盘在虫体前端，腹吸盘位于虫体中线之前，两吸盘大小相近。雌雄同体，形如指状的卵巢分为 5~6 个叶，与子宫左右并列于腹吸盘之后；2 个呈分支状睾丸左右并列，位于虫体后约 1/3 处。

（2）虫卵　呈略不对称的椭圆形，金黄色，大小为长 80~118μm，宽 48~60μm。卵壳厚薄不均，卵盖明显常稍倾斜。卵内含有 1 个多位于中央的卵细胞和 10 余个卵黄细胞。

2. 生活史　本虫的终宿主为人，一些食肉哺乳动物（如犬与猫等）为保虫宿主。成虫多寄生于肺部，所产虫卵随痰液或粪便排出体外。虫卵一旦落入水中，在适宜温度条件下约需 3 周发育并孵出毛蚴。毛蚴侵入第一中间宿主川卷螺体内，经胞蚴、母雷蚴、子雷蚴等阶段发育增殖，陆续形成大量尾蚴并逸出螺体。尾蚴侵入第二中间宿主溪蟹或蝲蛄体内，在其内脏、肌肉等处发育为囊蚴。人或其他一些食肉类哺乳动物因生食或半生食含有囊蚴的溪蟹、石蟹或蝲蛄而感染。在终宿主小肠内囊蚴发育为童虫并穿过肠壁进入腹腔，徘徊于各器官之间。1~3 周后，童虫穿过横膈经胸腔，进入肺内发育为成虫。童虫在内脏各器官移行中，也可侵入其他组织器官部位（如腹腔、皮下及脑等处）。从囊蚴进入体内至虫体成熟产卵，一般需 2 个月左右，成虫寿命为 5~6 年（图 20-4）。

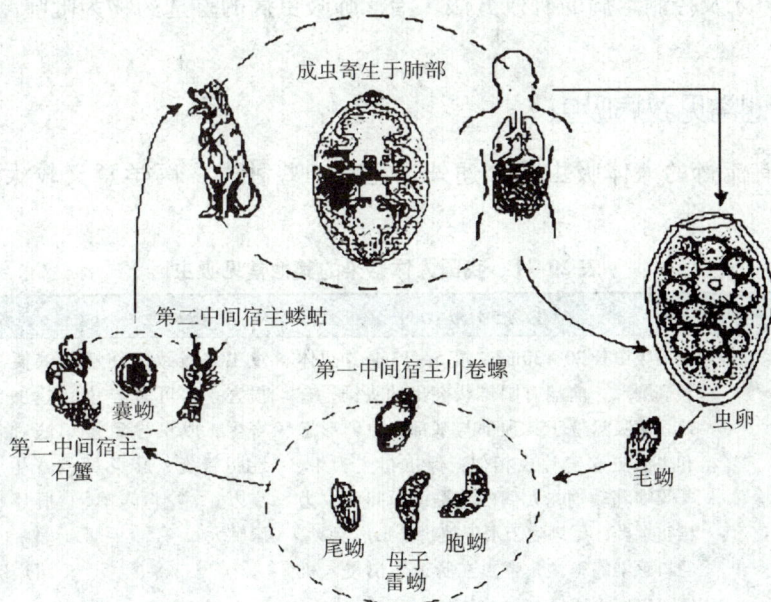

图 20-4　卫氏并殖吸虫生活史

【致病性】

童虫或成虫均可在宿主体内组织器官中移行、窜扰及定居，对宿主造成机械性刺激、化学毒性作用、免疫病理等方面的损害。病变一般分为急性期和慢性期两个阶段：急性期主要是童虫在宿主体内移行、游窜所致，一般感染后数天至 1 个月左右出现症状，临床多表现出食欲不振、乏力、腹痛、腹泻、低烧、嗜酸性粒细胞增多等，严重者可出现全身过敏反应、高热、腹痛、胸痛、咳嗽、气促等症状；慢性期主要是寄生在肺脏与其他组织中虫体所形成的囊肿引起，临床上又分为脓肿期、囊肿期和纤维疤痕期，此三期可同时存在于同一器官中，这是因为虫体在组织中移行时间前后不一的缘由导致，损害表现以肺部为主。卫氏并殖吸虫引起的病变特点为在器官或组织内形成相互连通的多房性内可见虫体的囊肿。损伤的器官多为肺，肝、脑等也可累及，临床症状和体征多为咳嗽、胸痛、咳铁锈色痰，有的可有游走性皮下包块、癫痫、偏瘫、视力障碍等。

【检测与防治】

1. 病原学检测　从患者粪便或痰中找到虫卵、摘除的皮下包块中找到虫体或虫卵是确诊卫氏并殖吸虫病的依据。常用的方法有直接涂片法、沉淀集卵法及活体组织检查法。免疫检查法可用于流行病学调查与辅助诊断。X 线、CT 及 MR 等检查适用于胸肺型及脑脊髓型患者。

2. 防治原则　亚、非、拉和大洋洲的 30 多个国家和地区有卫氏并殖吸虫感染病例报道，我国有 25 个省、直辖市、自治区有本病的存在，主要流行区为四川、浙江、台湾和东北各省的山区，呈点状分布。流行区居民常有生吃或半生吃溪蟹、蝲蛄的习惯，是导致感染的主要原因。

控制本病的重要措施之一就是加强健康教育，不生吃或半生吃溪蟹和蝲蛄，不饮生水是防止从口入及控制本病的有效方法。治疗肺吸虫病的首选药物为吡喹酮，硫双二氯酚也有效。

五、其他常见致病吸虫

在我国有流行的人体吸虫除上述外，还有一些种类，医学意义较大的种类见表 20 - 1。

表 20 - 1   我国人体感染的其他常见吸虫

种属/类名	生物学性状	致病性	检测与防治
肝片形吸虫 *Fasciola hapatica*	大型吸虫长 20~30mm，宽 5~13mm，虫体长椭圆形，前端有圆锥状突出的头锥，有口、腹吸盘位于其顶部与基部；虫卵形态和生活史与姜片虫相似；保虫宿主为牛、羊等哺乳动物，人偶然感染；中间宿主为椎实螺类，尾蚴附于水生植物上形成囊蚴；经口感染终宿主，童虫在肠道逸出侵入机体，由血流或体腔穿行入肝，在肝胆管定居寄生	童虫移行致损伤性损害，并可有异位寄生。成虫导致慢性胆管炎、肝炎等症状，常伴黄疸、肝肿大	粪便涂片及沉渣镜检虫卵。免疫学方法对急性期或异位寄生诊断有帮助。肝片吸虫病预防与姜片虫相同，治疗可用硫双二氯酚
斯氏狸殖吸虫 *Pagumogonimus skrjabini*	虫体长 12~15mm，宽 3~5mm 呈梭形，腹吸盘位于虫体前 1/3 处，略大于口吸盘。虫卵形态及生活史过程与卫氏并殖吸虫相似，终宿主为果子狸、犬、猫等哺乳动物，人是非正常宿主，虫体很少能在人体内发育成熟；第一中间宿主为拟钉螺、微小拟钉螺、豆螺等小型螺类；第二中间宿主为溪蟹、石蟹等。蛙、鼠、野猪等动物可作为转续宿主	本虫在人体内多停留在童虫期，四处窜扰，引起皮肤或内脏幼虫移行症，临床表现多样，常可见游走性皮下包块或结节	患者粪便中无虫卵，免疫学诊断及皮下包块活体组织检查是主要诊断方法。防治原则与卫氏并殖吸虫的相似
异形吸虫 *Heterophyid trematodes*	虫体微小，大的体长不到 3mm，小的不足 1mm（多只在尸检中才发现）；有口、腹吸盘及生殖吸盘（可单独存在）。各种异形吸虫的卵形态相似，与肝吸虫卵很接近。成虫寄生于鸟类及哺乳动物的肠道，第一中间宿主为淡水螺类，第二中间宿主包括鱼和蛙。尾蚴从螺体逸出，侵入鱼或蛙体内发育成囊蚴，终宿主吞食囊蚴后成虫在小肠寄生	引起轻微局部肠道炎症反应。有时可钻入肠壁，随血流到达脑、脊髓、肝、脾、肺、心肌等组织或器官，造成严重后果，如心力衰竭	粪便制片或组织中检虫卵（需排除肝吸虫感染）、虫体，可确诊。不吃未煮熟的鱼肉和蛙肉可降低感染风险。治疗可用吡喹酮

种属/类名	生物学性状	致病性	检测与防治
棘口吸虫（为棘口科 *Echinostomatidae* 吸虫统称）	虫体长形，中等大小，体表有棘，口吸盘小于腹吸盘，口吸盘周围具有 1 或 2 环头棘的口圈或头冠。虫卵大，椭圆形，壳薄，有卵盖，整体似略小的姜片虫卵。成虫寄生于肠道，偶尔也可侵入胆管。第一中间宿主为淡水螺，第二中间宿主包括鱼、蛙、螺蛳或双壳贝类。人或动物因食入囊蚴而感染	成虫多寄生于小肠上段，以头部插入黏膜，可引起局部炎症。病人可出现肠道症状，严重感染者可有厌食、浮肿、贫血、消瘦、发育不良、甚至死亡	粪检虫卵，若能获得成虫，则有助于定种。不食生的鱼、蛙、螺蛳或双壳贝类是预防本病的关键。治疗可用硫双二氯酚或吡喹酮

第二节 绦 虫

可寄生于人体的绦虫有 30 多种，其中有重要医学意义的 10 余种，几乎均在我国有流行，如属于圆叶目的链状带绦虫、肥胖带绦虫、细粒棘球绦虫、多房棘球绦虫，属于假叶目的曼氏迭宫绦虫和阔节裂头绦虫等。

一、链状带绦虫

链状带绦虫（*Taenia solium* Linnaeus，1758）归带科（Taenidae）带属，又称猪带绦虫、猪肉绦虫或有钩绦虫。本虫在我国流行广泛，可引起人体猪带绦虫病和囊虫病。

【生物学性状】

1. 形态与结构

（1）成虫 乳白色、带状，长 2～4m，由 700～1000 节片组成，节片较薄、略透明。虫体可区分头节、颈部和链体三部分。头节略呈球形，直径 0.6～1.0mm，上有 4 个吸盘，一个顶突和两圈大小不同、相间排列的 25～50 个小钩。颈部窄而短，具有生发功能，可长出节片形成体节。链体靠近颈部的节片，短而宽，内部生殖器官不明显，称为幼节（未成熟节片）；中段的节片近方形，生殖器官已发育成熟，称为成节（成熟节片）。每一成节均有雌雄各一套生殖器官：150～200 个睾丸，散布在节片两侧，每个睾丸发出一输出管，在节片中央汇合成输精管，然后向一侧横走，经阴茎囊开口于生殖腔；卵巢分左右两叶和中央一小叶，其后方为卵黄腺，子宫长袋状，纵行于节片中央，通向阴道，也开口于生殖腔。末端的节片，长大于宽，除子宫外，其他的生殖器官均已萎缩退化，称为孕节（妊娠节片）；孕节内子宫由主干向两侧发出很多侧支，内含 3～5 万个虫卵，每侧子宫侧支数为 7～13 支，是鉴别猪带绦虫和牛带绦虫的重要依据。

（2）虫卵 近球形，直径 31～43μm。卵壳极薄，在脱离子宫时常已破裂。其内胚膜较厚，棕黄色，光镜下呈放射状条纹。胚膜内含六钩蚴，呈球形，有 3 对小钩而得名。

（3）猪囊尾蚴 俗称囊虫，为黄豆大小、白色半透明的椭圆形囊状物。囊壁内层有一处向囊内增厚、米粒大小的白点，是向内翻卷的头节，其形态结构与成虫相同，受胆汁刺激可翻出（图 20 - 5）。

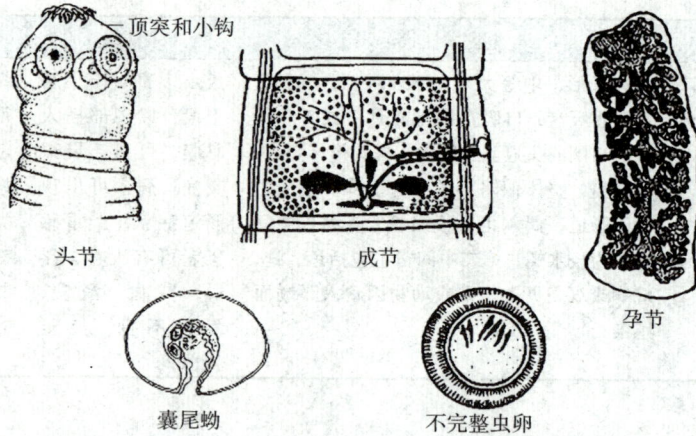

图 20 – 5　链状带绦虫形态

2. 生活史　猪带绦虫属于生物源性蠕虫，其终宿主是人，主要中间宿主是猪和野猪，其次为狗、猫和羊等；人体也可有囊虫寄生。

成虫寄生于人体的小肠，孕节常 5 ~ 6 节相连自链体脱落后，随粪便排出。当孕节或散出的虫卵被中间宿主猪等吞食后，卵内六钩蚴在小肠内孵出，钻入肠壁并随血流到达组织器官，约经 10 周发育为囊尾蚴。猪囊尾蚴主要寄生于猪体运动较多的肌肉（以股内侧肌最多）和脑、眼等处。被囊虫寄生的猪肉俗称"米猪肉"。当人食入未煮熟或生的"米猪肉"后，囊虫在小肠内受胆汁刺激，头节翻出并附着于小肠壁上，由颈节不断长出新节片，2 ~ 3 个月可发育为成虫。寄生于小肠的成虫通常为 1 条，但也有多条寄生的报道。成虫寿命可长达 25 年以上。

如虫卵被人误食，最终在人的皮下、肌肉、脑、眼等部位可发育为囊虫，引起囊虫病。囊虫在人体内可存活 5 年，但在眼部只有 1 ~ 2 年。人体感染虫卵的方式有：①自体内感染：因某种原因引起胃肠道逆蠕动，如呕吐等，孕节被逆返到胃中被消化，虫卵散出，六钩蚴孵出而引起感染。②自体外感染：食入自己排出的虫卵而感染。③异体感染：误食他人排出的虫卵而感染（图 20 – 6）。

【致病性】

猪带绦虫的成虫和幼虫均可致病，后者危害更甚。成虫寄生于人体小肠引起猪带绦虫病，囊虫（猪囊尾蚴）寄生人体组织引起囊虫病（猪囊尾蚴病）。猪带绦虫病和囊虫病可单独发生，也可并存，并存的主要原因主要是自体感染。有 16% ~ 25% 的猪带绦虫病患者伴有囊虫病，囊虫病患者中半数以上伴有猪带绦虫病。

1. 猪带绦虫病　大多无明显症状或仅有轻微的消化道症状，粪便中发现节片是最常见的就诊原因。少数患者有上腹或全腹隐痛、消化不良、腹泻、消瘦等表现。

2. 囊虫病　囊虫在人体寄生部位广泛，好发于皮下组织、肌肉、脑和眼等，其次为心、舌、口腔等。囊虫病的危害程度取决于囊虫的寄生部位和数量，常见的临床类型有：①皮下及肌肉型：表现为 1 至数千个皮下、黏膜或肌肉内的结节，大小为 0.5 ~ 1cm。以躯干和头部为多，四肢较少。结节似软骨，与皮肤周围组织不粘连，无炎症反

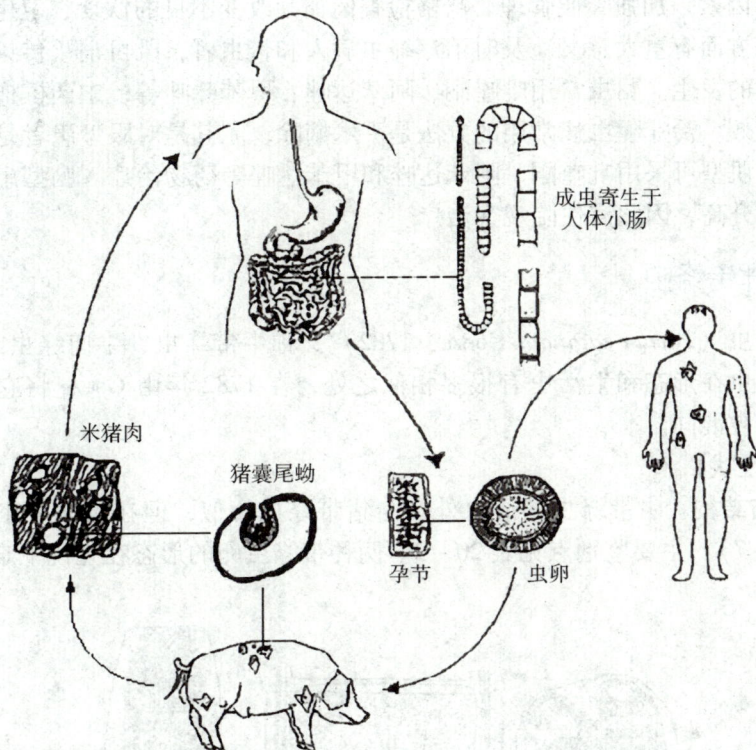

图 20 – 6　链状带绦虫生活史

应和色素沉着。可成批出现或消失。重度感染者可伴局部肌肉疼痛、发胀、麻木或假性肌肥大等症状。②脑型：临床表现可自全无症状到猝死不等。发病时间以感染后 1 个月至 1 年最多见，常见的症状有癫痫、颅内压增高和神经精神症状（如幻觉、妄想、痴呆等），其中癫痫最为常见，主要因囊虫寄生于大脑皮层运动区所致。③眼型：通常仅累及单眼，可见于眼的任何部位，以玻璃体和视网膜下为多。轻者仅有视力障碍，自觉眼内虫体蠕动，重者可致失明。

【检测与防治】

1. 病原学检测

（1）猪带绦虫的检测　包括：①检查孕节，可根据子宫侧支的数目与牛带绦虫孕节相鉴别；②检查虫卵，只有孕节破裂后，虫卵散出并随粪便排出，有时虫卵黏附于宿主肛门周围，可采用粪便涂片法或透明胶肛拭法。对可疑患者必要时进行试验性驱虫，收集全部粪便，用水淘洗寻找头节和孕节以确定虫种和判断疗效。

（2）囊虫的检测　皮肌型患者可做活检加以证实；眼型可行眼底镜等的检查；脑型可借助核磁共振和 CT 的检查。免疫学试验具有重要的辅助诊断价值，目前常用的免疫学方法有 ELISA、IHA 等，阳性率均在 90% 以上。

2. 防治原则　猪带绦虫呈世界性分布，在我国散发病例见于 27 个省、市。造成流行的因素主要涉及猪的饲养方法不当（如放养、散养或使用连茅圈等）和居民不良的饮食习惯（有生食或不熟猪肉的习俗）及炊具（菜刀、砧板）污染。

针对流行因素，加强粪便管理、严格检查肉类，改变不良的饮食、卫生习惯等在预防猪带绦虫病方面有重大意义。及时治疗绦虫病人和带虫者，既可消灭传染源，也有助于防止囊虫病的发生。驱虫常用吡喹酮、阿苯达唑、甲苯咪唑等；中药槟榔南瓜子合剂也有很好的疗效。治疗囊虫病常用的方法是手术摘除，尤其是对眼型患者是唯一可行的方法。对于皮肌型可采用吡喹酮、阿苯达唑和甲苯达唑等药物治疗。脑型患者，用药后可加重颅内压升高，因此需住院观察治疗。

二、肥胖带绦虫

肥胖带绦虫（*Taenia saginata* Goeze，1782）又称牛带绦虫、牛肉绦虫或无钩绦虫。本虫与猪带绦虫在形态和生活史有很多相似之处，在1782年由Goeze将它们区别开来之前，曾长期被混同。

【生物学性状】

1. 形态与结构 牛带绦虫的成虫外观与猪带绦虫相似，但在虫体大小和结构上有区别（图20-7），主要鉴别点见表20-2。两种带绦虫卵的形态在光镜下难以区分，通称带绦虫卵。

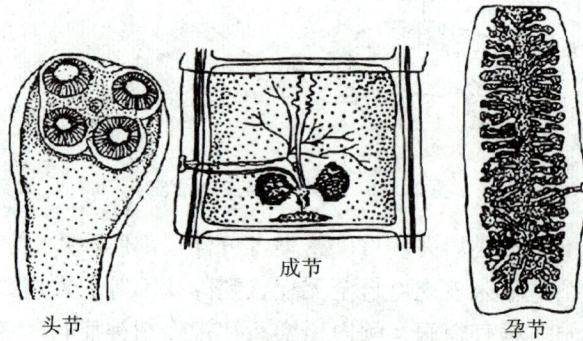

头节　　　　　　　　成节　　　　　　　　孕节

图20-7　肥胖带绦虫形态

表20-2　猪带绦虫与牛带绦虫的鉴别

	猪带绦虫	牛带绦虫
体长	2~4m	4~8m
节片	700~1000节，较薄，略透明	1000~2000节，较厚，不透明
头节	球形，直径约1mm，具有顶突和2圈小钩（25~50个）	略呈方形，直径约1.5~2.0mm，无顶突和小钩
成节	卵巢分3叶，睾丸150~200个	卵巢分2叶，睾丸300~400个
孕节	子宫分支不规则，每侧7~13支	子宫分支较规则，每侧为15~30支
囊尾蚴	头节具有顶突和小钩，可寄生人体	头节无顶突和小钩，一般不寄生人体

2. 生活史 人为牛带绦虫唯一终宿主，牛（包括黄牛、水牛及牦牛）为主要中间宿主。成虫寄生在人的小肠上段，孕节多单节脱落后自行蠕动从肛门逸出或随粪便排出，通常每天可排出6~12节，每一孕节内含虫卵8万~10万个。当孕节或虫卵被中间宿主牛食入，六钩蚴在小肠内孵出，侵入肠壁随血循环到达全身尤其是运动较多的肌肉组织，经60~70天发育为牛囊尾蚴。人食入未煮熟的或生的含囊尾蚴的牛肉后，经消

化液的作用，牛囊尾蚴的头节外翻并固着在小肠壁上，从颈部不断生出新节片，经 2 ~ 3 个月可发育为成虫。成虫寿命可长达 20 ~ 30 年，甚至更长。人对牛带绦虫卵具有先天不感受性，故牛囊尾蚴不寄生人体。

【致病性】

成虫寄生于人体小肠引起牛带绦虫病。人体寄生的虫体多为 1 条，也有 2 条或更多的，最多的报道为 31 条。患者多无明显症状，或仅有腹部不适、恶心、腹泻、消化不良等消化道症状；多条成虫寄生可能会导致消瘦等。因节片肥厚、蠕动力强，患者常有孕节自动从肛门逸出伴肛门瘙痒的表现。脱落的孕节偶尔可引起阑尾炎或肠梗阻。

【检测与防治】

1. 病原学检测　询问病史对发现牛带绦虫十分重要。患者常自带排出的孕节前来就诊。病原学诊断包括查孕节和虫卵。孕节检查方法同猪带绦虫，可根据子宫分支数加以鉴别。虫卵检查，可采用透明胶带肛拭法，检出率高于粪检，但不能鉴别两虫。还可采用粪便淘洗法检获头节和孕节，用于判定虫种和疗效。

2. 防治原则　牛带绦虫呈世界性分布，我国有 20 多个省、市、区存在散发病例，在喜食牛肉，尤其有生食或不熟食牛肉习惯的地区和民族中流行，其中西藏感染率最高，一些局部地区可高达 70%。造成本虫流行的主要因素有：病人或带虫者的粪便污染牧场和水源，居民食用牛肉的方法不当（烤牛肉、腌牛肉）以及切生、熟肉的刀板不分所致。牛带绦虫病的防治措施基本同于猪带绦虫病。

三、细粒棘球绦虫

在人体寄生的棘球绦虫有 4 种，其中我国分布有两种，较重要的是细粒棘球绦虫（*Echinococcus granulosus* Batsch，1786），又称包生绦虫，广泛分布于以养牛羊及骆驼等为主的地区。细粒棘球蚴寄生于人和多种食草动物的内脏，引起棘球蚴病（echinococcosis）或囊性包虫病，严重危害人类健康和畜牧业生产。

【生物学性状】

1. 形态与结构

（1）成虫与虫卵　成虫体长 2 ~ 7mm，由头部、颈部节和有幼节、成节及孕节各一节（偶尔多一节）组成。头节具有顶突和 4 个吸盘；孕节大而长，常超过其余部分的总和，其内子宫不规则地向两侧突出形成侧囊，含 200 ~ 800 个虫卵。虫卵形态上与带绦虫卵基本相同，光镜下难以区别。

（2）幼虫　即棘球蚴，为球形、单房性的囊状体，外有宿主的纤维组织包裹。直径从不足 1cm 到 40cm 不等。棘球蚴由囊壁和囊内含物组成。囊壁的外层为纹理状、无细胞结构的角皮层，似粉皮状，易破裂；内层为单细胞组成的生发层（亦称胚层）。生发层可向囊内长出许多原头蚴（原头节），原头蚴呈椭圆形或圆形，大小为 $170\mu m \times 122\mu m$，为向内翻卷收缩的头节。生发层还可向囊内芽生出成群细胞，这些细胞空腔化后形成仅有一层生发层的小囊称为生发囊或育囊，向内又可长出数量不等的原头蚴，向外生成角皮层，形成与母囊结构相同的子囊，子囊内可继续形成孙囊。囊腔内充满无色透明或略黄的液体，称棘球蚴液，具有抗原性。从囊壁上脱落的原头蚴、育囊、子囊等均悬浮在囊液中，统称为棘球蚴砂或囊砂。一个棘球蚴中含有成千上万的原头蚴，有的棘球蚴无原头蚴和育囊，称为不育囊。

2. 生活史 细粒棘球绦虫的终宿主是犬、狼等食肉动物，中间宿主主要是羊、牛、骆驼等偶蹄类食草动物，偶可感染某些啮齿类、灵长类动物和人。

成虫以吸盘和头钩固着寄生在终宿主小肠上端，孕节或虫卵随粪便排出，污染牧场、水源等，被中间宿主食入后，六钩蚴在小肠内孵出侵入肠壁，经血循环至肝、肺等器官，经 3~5 个月发育为棘球蚴。含棘球蚴的动物内脏被终宿主吞食后，在小肠内原头节经 8 周发育为成虫（图 20 - 8）。成虫寿命为 5~6 个月。

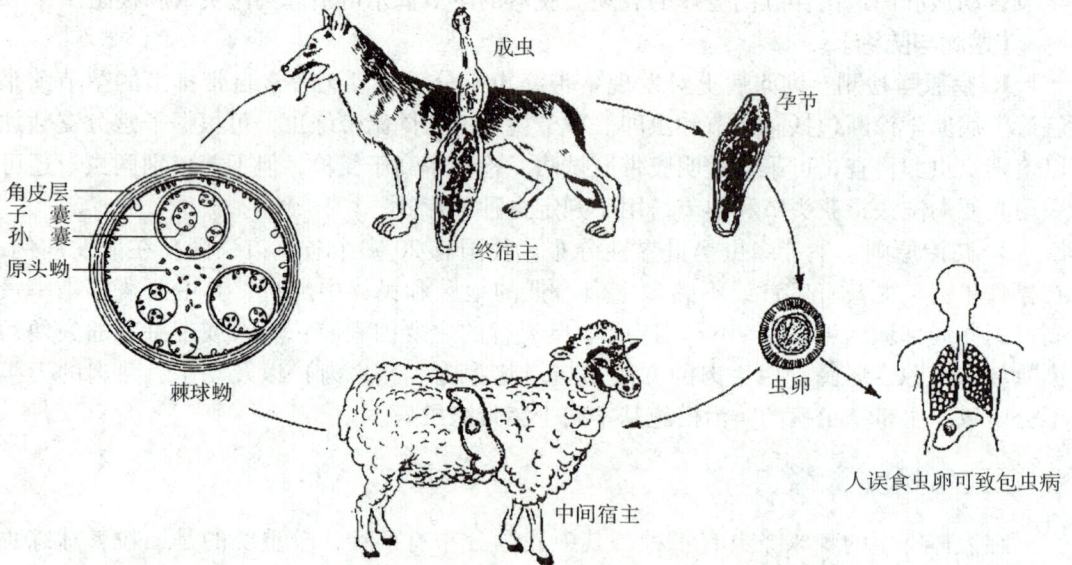

图 20 - 8 细粒棘球绦虫生活史

【致病性】

虫卵被人误食，可在人体内发育为棘球蚴，称为原发性棘球蚴感染。棘球蚴可见于人体任何部位，但以肝脏最常见，肺脏次之。棘球蚴多为单个寄生，约占病例的 80%左右。棘球蚴在人体内早期生长很慢，一般感染后数年才出现症状。其在不同组织中生长速度不同，腹腔中最快，其次是肺和脾，在骨内最慢。棘球蚴对人体的危害以机械性压迫为主，也可因棘球蚴液的刺激性和抗原性等，引起机体的中毒反应及超敏反应。棘球蚴破裂后可引起过敏性休克，并导致继发性棘球蚴感染，出现转移病灶。

不同部位的棘球蚴病表现不同，常见的有：①肝棘球蚴病：感染早期多无症状，常在体检时发现。随体积增大可逐渐出现肝区胀疼、肝脏囊肿，胆囊、胆管及附近器官组织受压，患者多有黄疸、皮肤瘙痒以及门脉高压（脾肿大、腹水及食道静脉曲张等）表现。②肺棘球蚴病：可有呼吸急促、干咳、胸疼等呼吸道刺激症状。棘球蚴破裂至支气管，可咳出大量囊液，内含原头节或粉皮样角皮碎片。③脑棘球蚴病：引起颅内占位性病变，常有癫痫发作、颅内压升高等相应神经系统症状。④骨棘球蚴：多发生在骨盆、椎体的中心和长骨的干骺端，破坏骨质，导致病理性骨折或骨碎裂。

【检测与防治】

1. 病原学检测 由于棘球蚴破裂可引起严重后果，对可疑患者严禁行穿刺性诊断。

可在手术摘出棘球蚴后，或从痰液、胸水、腹水等检获原头节、生发囊等作为确诊依据。也常用 ELISA、Dot－ELISA、IHA、胶体金渗滤法等检测方法。

2. 防治原则 本虫呈世界性分布，尤其是在畜牧业发达地区和国家。我国有 23 个省、直辖市、自治区有本虫分布，西北部的农牧地区最严重。加强犬的管理，防止犬粪污染环境和水源，是控制传染源的有效措施。严格处理病畜及其内脏，严禁随意丢弃，更不能用其喂犬。良好的个人卫生习惯和饮食习惯，可减低受染的机会。棘球蚴病的治疗首选外科手术。不适宜手术的病人，可用阿苯哒唑、吡喹酮等药物治疗。

四、其他常见致病绦虫

除上述致病绦虫外，还有一些可引起人类感染，见表 20 - 3。

表 20 - 3 其他常见致病绦虫

种/属名	主要生物学性状	致病性	检测与防治
亚洲牛带绦虫 *Taenia saginata asiatica*	成虫与肥胖带绦虫成虫相似，但孕节子宫分支较不整齐，且侧支再分出许多细支。囊尾蚴主要寄生于中间宿主家猪、野猪等动物的肝脏	与肥胖带绦虫相似	诊断方法与肥胖带绦虫相似。不生食或半生食猪等动物内脏（肝脏），首选药物为吡喹酮，别丁（硫双二氯酚）和阿的平等亦有疗效
多房棘球绦虫 *Echinococcus multilocularis*	成虫主要寄生于狐，形态类似细粒棘球绦虫，稍小；其幼虫称为泡球蚴，为多个小囊泡组成的团块组织，以外生性出芽向周围组织浸润生长，寄生于啮齿类动物，也可寄生于人体肝脏	引起泡球蚴病；泡球蚴通过直接侵蚀、毒性损害和机械压迫，损伤周围组织，除引起肝组织坏死外，还可致周围器官萎缩和功能障碍，症状可类似肝癌	诊断方法可参考细粒棘球绦虫。避免与狐、犬等粪便污染物接触。手术治疗；应争取早期诊断
微小膜壳绦虫 *Hymenolepis nana*	小型绦虫，孕节内子宫呈袋状，充满虫卵。成虫寄生于人或鼠的小肠内，生活史有直接发育型和间接发育型（蚤、甲虫是中间宿主）两种。人体感染为通过粪便污染误食虫卵或吞食中间宿主而引起；微小膜壳绦虫也可在人体内完成生活史（自体感染）	虫体的机械损伤和分泌物的毒素作用，可使肠黏膜出现溃疡、出血，甚至坏死。感染重者可有恶心、呕吐、食欲不振、腹痛、腹泻、烦躁失眠，甚至惊厥和癫痫等	从患者粪便中检获虫卵或孕节即可确诊，搞好环境卫生、消灭蚤类和鼠类。驱虫药物可用吡喹酮或合用槟榔与南瓜子
曼氏迭宫绦虫 *Spirometra mansoni*	成虫主要寄生于猫和犬的小肠内；第一中间宿主为剑水蚤；第二中间宿主为青蛙，寄生阶段为裂头蚴，多种动物可成为转续宿主。人因以蛙肉敷贴伤口、生食或半生食蛙、转续宿主（如蛇、鸡或猪）肉及喝生水等感染裂头蚴；成虫偶而也在人体寄生，但不是其正常宿主，虫体通常很快被排出。	引起裂头蚴病，曼氏裂头蚴常见寄生于人眼部、脑部、皮下、口腔颌面部和内脏，引起眼裂头蚴病、脑裂头蚴病等	局部检出虫体可做出诊断。采用 CT 等放射影像技术有助于脑裂头蚴病的诊断；免疫学方法辅助诊断。不用蛙肉外贴伤口，不生食或半生的肉类，不饮生水。裂头蚴手术摘除

续表

种/属名	主要生物学性状	致病性	检测与防治
阔节裂头绦虫 *Diphyllobothrium latum*	成虫可长达 10m，主要寄生于犬等食肉动物，也可寄生于人小肠；第一中间宿主为剑水蚤；第二中间宿主为淡水鱼类。人食入含活裂头蚴的鱼后感染	成虫寄生于小肠上段，感染者多无明显症状，间或有疲倦、乏力、腹泻、便秘饥饿感等症状；偶有绦虫扭结成团，造成肠梗阻。有的病人可见巨幼红细胞性贫血	从患者粪便中检获虫卵或孕节即可确诊，不生食或半生食鱼类，治疗方法同链状带绦虫病

第三节　线　虫

医学线虫约 50 余种，我国广泛流行的主要常见线虫有 10 余种，例如土源性线虫的似蚓蛔线虫、钩虫、蠕形住肠线虫、毛首鞭形线虫、粪类圆线虫等；生物源性线虫的旋毛形线虫、丝虫、筒线虫和管圆线虫等。

一、似蚓蛔线虫

似蚓蛔线虫（*Ascaris Lumbricoides* Linnaeus，1758）简称蛔虫，是最常见的人体肠道寄生虫，引起蛔虫病。

【生物学性状】

1. 形态与结构

（1）成虫　长圆柱形，头端钝圆，尾端较尖，形似蚯蚓，体表具细横纹，虫体两侧有明显的侧线，活时呈淡红色或微黄。虫体前端有三个"品"字形排列的唇瓣，唇瓣内缘具细齿，中间为三角形的口孔。雌雄异体，雌虫长 20~35cm，直径为 3~6mm，尾部直，阴门位于虫体前、中 1/3 交界处的腹面。雄虫较小，长 15~31cm，直径为 2~4mm，尾部向腹面弯曲，末端有一对可伸缩的交合刺，生殖器官为单管型。

（2）虫卵　人体粪便中可检获受精卵和未受精卵。受精卵呈宽椭圆形，大小为长 45~75μm，宽 35~50μm，卵壳厚，无色透明，卵内含一个椭圆形的卵细胞，在其两端与卵壳间有半月形的间隙，卵壳表面有子宫分泌物形成的、凹凸不平的蛋白质膜，被胆汁染成棕黄色。未受精卵呈长椭圆形，大小为长 88~94μm，宽 39~44μm，蛋白质膜和卵壳均较受精卵薄，卵内为大小不等的屈光颗粒（图 20-9）。虫卵外的蛋白质膜有时可脱落，尤其是脱蛋白膜的受精卵应注意与钩虫卵鉴别。

2. 生活史　成虫寄生于人的小肠内，以半消化食物为营养。雌、雄交配后，雌虫产出虫卵，每条雌虫日产卵约 24 万，虫卵随粪便排出体外。在温暖（21℃~30℃）、潮湿、荫蔽和氧气充足的泥土中，约经 2 周的发育，受精卵内的胚细胞发育为幼虫，再经 1 周，卵内幼虫蜕皮一次成为感染期虫卵。人因误食被感染期虫卵污染的食物或水而感染。感染期卵在小肠内，借消化液和自身分泌的孵化液作用，幼虫自壳内孵出，侵入肠壁的静脉或淋巴管，经门静脉或胸导管、右心到达肺，再穿过肺泡壁的微血管进入肺泡。幼虫在肺泡内停留 2 周，蜕皮 2 次，然后沿支气管、气管移行至咽部，随宿主吞咽

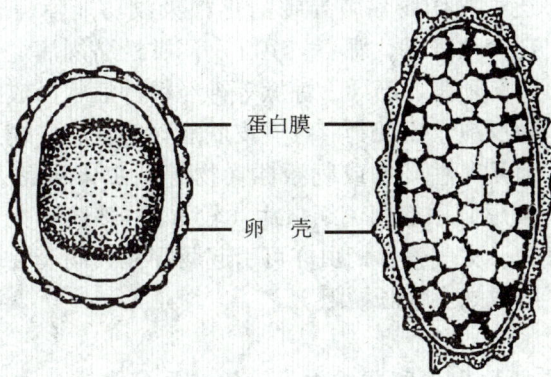

蛋白膜————

卵 壳————

图 20 – 9 似蚓蛔线虫卵

进入消化道，在小肠内再蜕皮一次逐渐发育为成虫（图 20 – 10）。从食入感染期虫卵到发育为成虫产卵需 60 ~ 75 天。成虫寿命一般为 1 年。

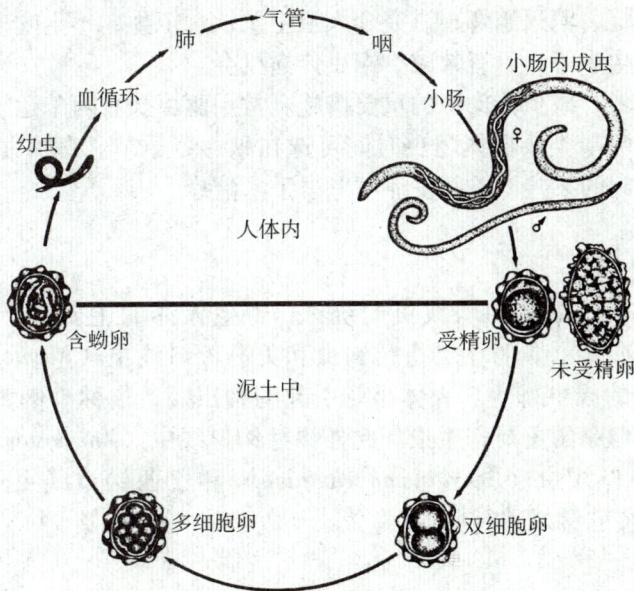

图 20 – 10 似蚓蛔线虫生活史

【致病性】

蛔虫的幼虫和成虫均可致病，以成虫危害为重。

1. 幼虫致病 与机体内的移行有关。机械性损伤及超敏反应是致病机制，主要损害肺脏，造成点状出血和以嗜酸性粒细胞为主的炎细胞浸润。患者可出现发热、胸闷、哮喘、咳嗽（干咳、咳黏液痰或血痰）等症状，血中嗜酸性粒细胞增高。X 线胸片可见浸润性改变，多数病例在发病后 4 ~ 14 天自愈。此期痰涂片检查可查到幼虫。在养猪农场附近有时可见到由猪蛔虫幼虫引发的肺炎。

2. 成虫致病 成虫除直接夺取人体营养外，虫体、唇齿的机械作用以及代谢物、分泌物的化学性刺激，还可损伤肠黏膜导致消化和吸收功能障碍。轻度感染者常无症状，重度感染患者常出现食欲减退、恶心、呕吐、间歇性脐周痛、营养不良等，在儿童可影响生长发育；还可伴有烦躁、磨牙、惊厥等神经精神症状。成虫的代谢物或虫体死亡分解物可引起Ⅰ型超敏反应，出现荨麻疹、皮肤瘙痒等症状。蛔虫有钻孔的习性，当受到激惹时（如发热、服用某些药物或刺激性食物等）虫体可钻入开口于肠壁的各种管道（如胆道、胰管、阑尾）引起胆道蛔虫症（较常见）、胰腺炎及阑尾炎等多种并发症，甚至可上窜阻塞气管、支气管。蛔虫亦可引起肠穿孔或肠套叠；虫数较多时，可相互扭结成团堵塞肠道，造成蛔虫性肠梗阻。

【检测与防治】

1. 病原学检测　粪便检出虫卵或成虫为确诊依据。由于雌虫产卵量大，直接涂片法简便高效；使用饱和盐水浮聚法和沉淀法检出率更高。疑为蛔蚴性肺炎者可做痰检查找幼虫。

2. 防治原则　蛔虫分布遍及全球。主要流行于热带和亚热带地区。人群分布特点是农村高于城市，儿童高于成人。不用新鲜粪便施肥，结合堆肥、沼气开发等对粪便无害化处理，防蝇灭蝇、消灭蟑螂；讲究个人卫生及饮食卫生，不生吃未洗净的红薯、萝卜和生菜等，不饮生水等，可有效减少蛔虫传播机会。

驱虫是治疗患者、减少传染源的重要措施。常用驱虫药有阿苯达唑、甲苯咪唑、伊维菌素、噻咪唑和哌嗪类。群体驱虫时间可选在秋、冬季节。乌梅丸（汤）对胆道蛔虫症有效；蛔虫引起的某些严重并发症可考虑手术治疗。

二、钩虫

钩虫（hookworm）是钩口科线虫的统称，寄生人体的主要有十二指肠钩口线虫（*Ancylostoma duodenale*），简称十二指肠钩虫和美洲板口线虫（*Necator americanus*），简称美洲钩虫。它们的成虫寄生于人体小肠引起的钩虫病，俗称"懒黄病""黄胖病"，曾是危害我国人民健康的重要寄生虫。此外锡兰钩口线虫（*Ancylostoma ceylannicun*）偶可寄生人体，犬钩口线虫（*Ancylostoma caninum*）和巴西钩口线虫（*Ancylostoma brasiliense*）等可引起皮肤钩蚴移行症等。

【生物学性状】

1. 形态与结构

（1）成虫　十二指肠钩虫与美洲钩虫的成虫形态相似。虫体细长，约1cm，活时肉红色，死后灰白色。虫体前端略向背面仰曲，有发达的角质口囊，口囊腹侧前缘有钩齿或板齿，因虫种而异。口囊两侧有一对头腺，可合成并分泌抗凝素及多种酶类。与口囊相连的咽管细长，管壁肌肉发达，有利于吸食并将食物挤入肠道，上有3个咽腺，可分泌乙酰胆碱酯酶影响宿主神经递质传递，从而降低肠壁蠕动。雌雄异体：雌虫稍大，末端呈圆锥形，生殖系统为双管型，阴门位于虫体后1/3与中1/3交接处腹面；雄虫尾端膨大形成膜质交合伞，由肌性辐肋支撑，从泄殖腔孔伸出二根交合刺，生殖系统为单管型。十二指肠钩虫和美洲钩虫成虫形态的主要区别见表20-4。

（2）虫卵　两种钩虫卵形态相似，难以区分。椭圆形，大小为长56~76μm，宽36~40μm，无色透明，卵壳极薄。新鲜粪便中的虫卵内含4~8个卵细胞，卵壳与卵细胞之间有明显的空隙。若粪便放置过久或便秘者粪便内，卵内细胞可分裂成桑葚状。

表 20 – 4　十二指肠钩虫与美洲钩虫成虫形态鉴别

	十二指肠钩口线虫	美洲板口线虫
大小	♀：（10～13）mm×0.6mm	♀：（9～11）mm×0.4mm
	♂：（8～11）mm×（0.4～0.5）mm	♂：（7～9）mm×0.3mm
体态	前端与尾端均向背侧弯曲，呈"C"形	前端向背侧、尾端向腹面弯曲，呈"S"形
口囊	腹侧前缘有 2 对钩齿	腹侧前缘有 1 对半月形板齿
交合伞	略圆	略扁，似扇形
背辐肋	由远端分两支，每支又分三小支	由近端分两支，每支又分两小支
交合刺	两刺长鬃状，末端分开	一刺末端形成倒钩，与另一刺相并包于膜内
尾刺	有	无

2. 生活史　两种钩虫的生活史基本相似。成虫寄生于人的小肠上段，借口囊和齿咬附在肠黏膜上，以宿主的血液、淋巴液、肠黏膜和脱落的上皮细胞为食。雌、雄交配后，雌虫产出虫卵并随粪便排出体外。在温暖（25℃～30℃）、潮湿、荫蔽、氧气充足的土壤中，卵内细胞不断分裂，经 1～2 天，即可孵出杆状蚴，以土壤中的细菌、有机物为食，再经 7～8 天发育为丝状蚴，即感染期幼虫。丝状蚴口孔封闭不再进食，多生活地面表层土内，在适宜条件下可存活 6 周，甚至更久。丝状蚴有向湿性和向温性，可借助于植物或土表的水膜上行，有时达数十厘米之高，当与人体皮肤或黏膜接触时受体温的刺激，虫体活动力增强，借机械活动和酶的化学作用，通过毛囊开口或薄嫩处钻入皮肤内。丝状蚴先在皮下潜留，1 天后侵入小血管或淋巴管随血流经右心至肺，再进入肺泡，然后沿细支气管、支气管移行到咽部，随宿主的吞咽经食管、胃到达小肠并逐渐发育为成虫（图 20 – 11）。自丝状蚴侵入人体到发育为成虫产卵，一般需 5～7 周。十二指肠钩虫雌虫日均产卵 1 万～3 万个；美洲钩虫为 0.5 万～1 万个。十二指肠钩虫一般存活 7 年，美洲钩虫可活 13～15 年（图 20 – 11）。

如人误食被丝状蚴污染的蔬菜后，丝状蚴还可经口腔、食管黏膜感染人体。丝状蚴还可经胎盘或母乳使胎儿或婴儿受到感染。十二指肠钩虫和美洲钩虫宿主选择性较严格，虽已发现在某些野生或家养动物体内可有寄生，并可在一些实验动物体内完成生活史，但一般认为人以外的宿主在我国钩虫病流行上的意义极其有限。

【致病性】

两种钩虫的致病机制相似，十二指肠钩虫较美洲钩虫危害大，其幼虫造成的损害和成虫造成的贫血均较严重。人体感染钩虫后是否出现临床症状，与侵入的幼虫和成虫数量及机体免疫力有关，人群中无症状的钩虫感染者较常见。

1. 幼虫致病　侵入人体的丝状蚴主要引起：①钩蚴性皮炎：丝状蚴侵入皮肤 30 分钟至 1 小时左右，在入侵的手指、足趾间等皮肤薄嫩处出现烧灼、发痒、针刺的感觉，继之出现小丘疹、小泡，称为钩蚴性皮炎，俗称"粪毒"。抓破后可继发细菌感染。②肺部损伤：幼虫移行至肺时，穿破微血管，引起肺部出血及炎症病变，患者出现咳嗽、痰中带血、哮喘、畏寒及发热等症状。幼虫移行至肺为一过性，多数一般 10 余日可自愈。

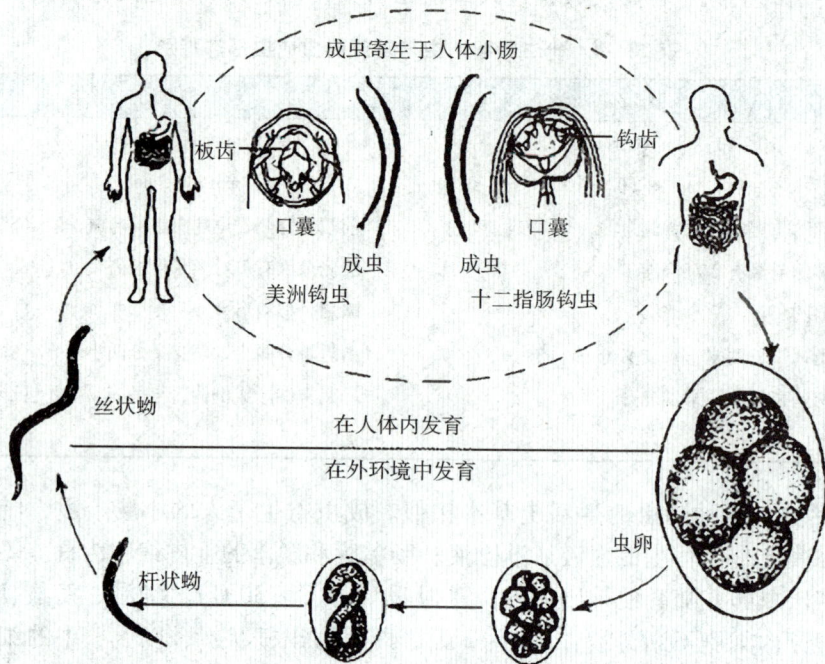

图 20 - 11　钩虫生活史

2. 成虫致病　成虫寄生于小肠引发钩虫病，主要症状为贫血和消化道功能紊乱。①贫血：与钩虫吸血特点有关，虫体吸食血液时分泌的抗凝素及蛋白酶等均能抑制血液凝固，不仅虫体消耗血液，创口周围也有血液渗出；加之虫体经常更换咬附部位，其离开的创面仍不断渗血，导致宿主失血较多。每只十二指肠钩虫远较美洲钩虫造成的失血严重，其感染相对症状明显。钩虫引起的贫血为小细胞低色素性贫血。临床上患者可出现皮肤蜡黄、黏膜苍白、头晕、乏力，严重者可有心慌、气短、面部及下肢浮肿等贫血性心脏病的症状。严重感染的妇女可引起闭经、流产等；偶还可并发肠道大出血。②消化道功能紊乱：成虫以口囊和牙齿咬附于肠壁上，损伤肠黏膜，形成出血点及小溃疡，深度可达黏膜下层，甚至肌层。患者可表现为上腹部不适、恶心、呕吐、隐痛、腹泻、食欲不振等症状。部分患者出现喜吃生米、生豆、瓦片、煤渣、破布等，称为异嗜症，似与铁缺乏有关。③婴儿钩虫病：多由十二指肠钩虫引起。患儿多因使用潮湿尿布或睡沙袋、穿土裤子等感染钩虫。临床表现为急性便血性腹泻，大便呈黑色或柏油样、面色苍白、消化功能紊乱、发热、精神萎靡和肝脾肿大，贫血严重。

【检测与防治】

1. 病原学检测　粪便中检出虫卵或孵化出幼虫为确诊依据。常用的方法有：①直接涂片法：操作简单，但对轻度感染或带虫者，阳性率不高。②饱和盐水漂浮法：检出率较粪便直接涂片法高 5～6 倍，是诊断钩虫感染最常用的方法，但不能鉴定虫种。③钩蚴培养法：检出率与饱和盐水漂浮法相似。此法可在光学显微镜下观察形态并鉴定虫种，但需时较长，3～5 天才能出结果，可用于流行病学调查。④改良加藤法：采用定量板 - 甘油孔雀绿玻璃纸透明计数虫卵的方法可检测感染度。

2. 防治原则　钩虫分布呈世界性，以热带、亚热带地区为甚。我国主要在淮河、黄河以南地区，北方以十二指肠钩虫为主，南方以美洲钩虫为主，但大多数地区存在混合感染。钩虫的流行与生活习惯、作业方式及生活条件等有密切关系，流行区菜农、煤矿工人多有较高感染率。严格粪管，进行无害化处理；加强防护，减少皮肤与污染泥土、蔬菜的直接接触，或局部涂敷防护剂，如1.5%左旋咪唑硼酸酒精或15%的噻苯咪唑软膏等，对减少钩虫感染有重要意义。

治疗病人及带虫者常用驱虫药物有阿苯达唑、甲苯咪唑、三苯双咪、伊维菌素等。重症贫血患者应留意先补充铁剂、纠正贫血后再行驱虫。噻苯达唑悬液加入1%地塞咪松配成霜剂涂抹或敷贴可用于处理钩蚴性皮炎。

三、蠕形住肠线虫

蠕形住肠线虫（*Enterobius vermicularis* Linnaeus，1758）简称蛲虫，俗称线头虫。成虫主要寄生于人体回盲部，引起蛲虫病。本虫主要在城市的幼儿园、小学等儿童集居的群体中传播。

【生物学性状】

1. 形态与结构　成虫细小、乳白色，似线头状。虫体头端角皮膨大形成头翼，咽管末端膨大呈球形称咽管球。雌雄异体，雌虫较大，长8～13mm，宽0.3～0.5mm，中部膨大，尾端长直而尖细。雄虫长2～5mm，宽0.1～0.2mm，尾部向腹面卷曲并有一根交合刺。交配后雄虫即死亡，一般不易见到。虫卵一侧平，一侧鼓，呈不正椭圆形，无色透明，大小为长50～60μm，宽20～30μm，卵壳较厚，内含发育至蝌蚪期的胚胎。

2. 生活史　成虫寄生于盲肠、阑尾和结肠，以肠腔内容物、组织液或血液为食。雌、雄交配后，雄虫即死亡。受孕的雌虫子宫内充满虫卵，向肠末段移行，但在肠内不排卵或仅产少量卵。当宿主睡眠后肛门括约肌较松弛，孕虫（其子宫内含卵5000～7000个）从肛门爬出，受外界温度、湿度及空气刺激后开始产卵于肛门周围和会阴皮肤皱褶处。产卵后的雌虫大多干瘪死亡，少数逆行返回肠腔或误入阴道、子宫、尿道等处引起异位寄生。黏附于肛周的虫卵在34℃～36℃、相对湿度90%～100%和氧气充足的条件下，约经6小时卵内细胞发育为幼虫并蜕皮一次即成为感染期卵。雌虫的产卵活动引起肛周皮肤瘙痒，当患儿用手抓挠肛门时，感染期虫卵污染手指，经肛－手－口方式形成自体感染；感染期虫卵也可散落在床单、被褥、玩具以及食物上，经口或空气吸入而感染。误食的虫卵在十二指肠内孵出幼虫，幼虫沿小肠下行进入结肠并发育为成虫（图20－12）。从误食感染期虫卵发育到雌虫爬出肛门产卵约需1个月。

【致病性】

蛲虫主要致病作用是由于孕虫在肛门蠕动产卵，刺激该处黏膜引起爬行感与瘙痒，导致患者挠抓引起损伤和炎症，患者可出现烦躁不安、失眠、夜间磨牙、夜惊及食欲减退等症状。重者可损伤肠壁，出现阑尾炎等症状，侵入腹腔则可在腹腔组织、器官形成以虫体或虫卵为中心的肉芽肿病变，可伴有营养不良和代谢紊乱。重度感染对女童危害较大，虫体可进入泌尿生殖道引起阴道炎、子宫内膜炎、输卵管炎、尿道炎等。

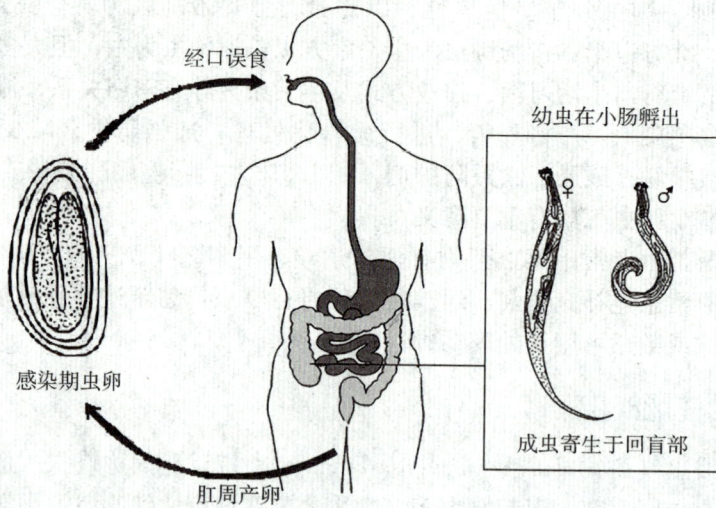

经口误食

幼虫在小肠孵出

感染期虫卵

肛周产卵

成虫寄生于回盲部

图 20 - 12　蠕形住肠线虫生活史

【检测与防治】

1. 病原学检测　由于蛲虫不在肠道内产卵，故粪检难有收获。根据其夜间在肛周产卵特性，通常在清晨大便前，采用肛门棉签拭子法或透明胶肛拭法检查虫卵。由于其产卵有间断性，对阴性者应连查 2 ~ 3 天。夜间在肛周发现成虫也可做出诊断。

2. 防治原则　蛲虫分布于全世界，感染率城市高于农村，各年龄段均可感染，以集体生活、活动的幼童感染最为普遍。蛲虫在体内生存基本等于其生活史周期（约 1 个月），阻止儿童间相互感染和自身重复感染就可较好控制。集体（如托儿所、幼儿园等）的环境及衣被、玩具、食具等的消毒；教育儿童养成饭前洗手，勤剪指甲，不吸吮手指等良好的卫生习惯；给患儿睡眠时穿闭裆裤等是有效预防措施。常用驱虫药有阿苯达唑、甲苯咪唑、扑蛲灵、噻嘧啶等，应用时需注意对集体生活儿童的普查与及时治疗。肛周炎症重者，可于睡前清洗肛周后涂抹蛲虫膏、2% 白降汞软膏等，可连用 10 ~ 20 天。

四、毛首鞭形线虫

毛首鞭形线虫（*Trichuris trichiura* Linnaeus，1771）简称鞭虫，成虫寄生于人体盲肠，引起鞭虫病。一些动物鞭虫（如猪鞭虫 *Trichuris suis*）偶而也感染人。

【生物学性状】

1. 形态与结构　成虫前 3/5 纤细，后 2/5 较粗，形似马鞭。雌雄异体，雌虫长 3.5 ~ 5cm，尾部钝圆。雄虫长 3 ~ 4.5cm，尾部向腹面卷曲并有交合刺一根。虫卵呈纺锤形或腰鼓形，棕黄色，大小为长 50 ~ 54μm，宽 22 ~ 23μm，卵壳较厚，两端各有一个突起的透明栓。新鲜粪便中卵内含一个尚未分裂的卵细胞（图 20 - 13）。

2. 生活史　人是唯一的终宿主。成虫寄生于盲肠，感染较重时还可见于回肠下段或结肠、直肠等。虫体以纤细的前段钻入肠上皮内摄取血液和组织液为食。雌雄交配后，雌虫产卵，每条雌虫日均产卵 5000 ~ 7000 个。虫卵随粪便排出体外，在温暖

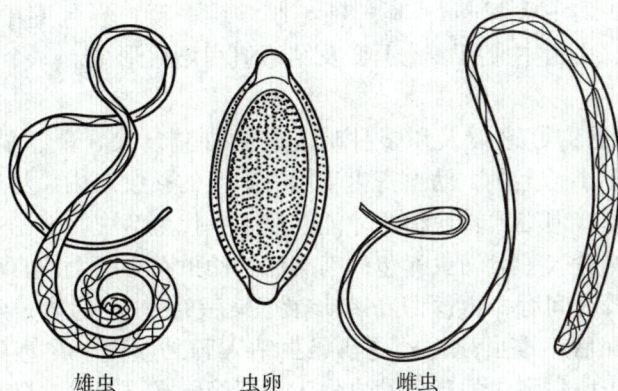

雄虫　　　　　　　虫卵　　　　　雌虫

图 20 - 13　毛首鞭形线虫形态

（26℃~30℃）、潮湿、氧气充足的土壤中，约经 3 周发育为含幼虫的感染期虫卵。感染期虫卵随污染的食物或饮水被人吞食进入小肠，卵内幼虫孵出，随后钻入肠绒毛摄取营养，8~10 天后下行至盲肠发育为成虫。从食入感染期虫卵到发育为成虫产卵约需 60 天，成虫寿命 3~5 年。

【致病性】

成虫为致病阶段。成虫以细长的前端钻入肠壁导致机械性损伤以及分泌物的刺激作用，导致组织充血、点状出血、溃疡或慢性炎症，少数患者可出现细胞增生，肠壁增厚。轻度感染多无明显症状，重度感染者可出现食欲减退、腹痛、腹泻、贫血和头晕等症状。部分患儿可有荨麻疹、发热及异嗜症。严重感染者可出现并发症，引起消化道出血、阑尾炎、肠梗阻及直肠脱垂表现。

【检测与防治】

1. 病原学检测　粪便检获虫卵为确诊依据。可选用直接涂片法、饱和盐水漂浮法及改良加藤氏法等，但因产卵量低，需多次检查提高检出率。

2. 防治原则　鞭虫分布、感染方式、流行因素与蛔虫一致。2008 年采自全国 22 个监测点的数据显示，人群平均感染率为 6.6%。防治原则基本同蛔虫，但对驱虫药物敏感性低于蛔虫。

五、旋毛形线虫

旋毛形线虫 [*Trichinella spiralis* （Owen，1835）Railllliet，1895] 简称旋毛虫，人和多种哺乳动物均可感染本虫，其成虫和幼虫分别寄生于同一宿主的小肠和肌肉内，引起旋毛虫病。旋毛虫病是一种危害严重的人畜共患寄生虫病，重者可致死亡。

【生物学性状】

1. 形态与结构

（1）成虫　微小、细线状，雄虫大小为长 1.4~1.6mm，宽 0.05mm，雌虫长 1.4~4.0mm，宽 0.06mm。咽管后端背面有一杆状体，由一列圆盘状杆细胞组成。雄虫尾端具 2 片叶状交配附器，无交合刺。雌虫子宫较长，后段和近阴道处充满幼虫。

（2）幼虫囊包　在宿主的横纹肌内，幼虫卷曲于梭形囊包中，囊包大小为长

0.25～0.5mm，宽0.21～0.42mm，其长轴与肌纤维平行，囊包壁由内、外两层构成，内层厚而外层较薄，由宿主成肌细胞退变及结缔组织增生形成。一个囊包内通常含1～2条卷曲的幼虫。

2. 生活史 旋毛虫可感染人和多种哺乳动物如猪、犬、鼠、猫、熊、野猪、狼、狐等，其成虫寄生于小肠上段，幼虫寄生于同一宿主的横纹肌内。尽管旋毛虫完成生活史不需要在外界发育，但必须转换宿主才能继续下一代生活史。

当人或哺乳动物食入了含幼虫囊包的肉类后，幼虫在小肠上段自囊包内逸出，钻入肠黏膜内，发育一段时间后，再返回肠腔。在感染后的48小时内，经4次蜕皮发育为成虫。雌、雄虫交配后，雄虫死亡；受孕雌虫钻入肠黏膜内，在感染后的第5～7天，开始产出幼虫。产于肠黏膜内的新生幼虫侵入局部静脉或淋巴管，随血和淋巴液而移行至宿主各组织、器官，但只有到达横纹肌的幼虫才能进一步发育并逐渐形成幼虫囊包。如囊包不能转换宿主，多在半年后钙化，幼虫逐渐死亡。每条雌虫一生可产数千条幼虫，寿命一般为1～2月，长者3～4个月（图20-14）。

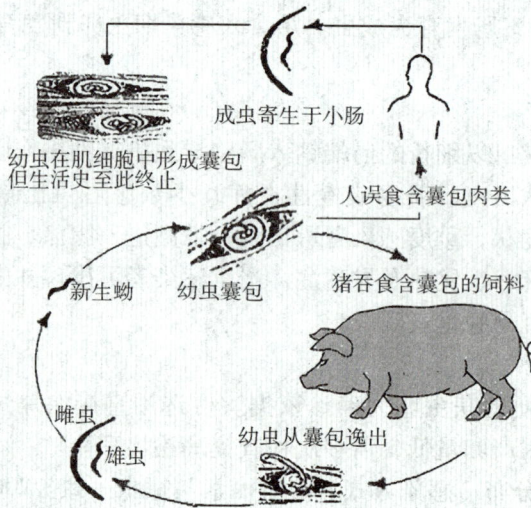

图 20 - 14   旋毛形线虫生活史

【致病性与免疫性】

1. 致病性 幼虫是主要致病阶段。其危害程度与食入囊包的数量、幼虫侵犯的部位及机体的免疫状态等因素有关。轻者可无明显症状，重者临床表现复杂多样，如不及时诊治，可在发病后3～7周内死亡。致病过程可分为3个时期：①侵入期（肠道期）：指幼虫在小肠内脱囊并侵入肠黏膜发育为成虫的阶段。此期幼虫及成虫对肠壁组织造成机械性损伤，肠壁出现充血、水肿、出血甚或浅表溃疡。患者有恶心、呕吐、腹痛、腹泻等胃肠症状，伴厌食、乏力、畏寒、低热等全身症状。②移行寄生期（肠外期）：指新生幼虫随血、淋巴液循环移行至全身各器官及侵入横纹肌内发育的阶段。主要病变发生在肌肉，故又称肌型期。幼虫移行时机械性损害及分泌物的毒性作用，引起血管炎和肌炎。患者典型表现为发热、眼睑及面部水肿、过敏性皮疹、肌肉疼痛及外周血嗜酸性粒细胞增多等。累及到肺时，可导致局灶性或广泛性肺出血、肺炎及胸膜炎等；累及中枢神经致颅内压升高、昏迷、抽搐等；侵入骨骼肌出现全身肌肉酸痛、压痛，部分病人可出现咀嚼、吞咽或发声障碍，呼吸困难等；侵入心肌引起广泛性心肌炎，心包积液，导致心力衰竭，毒血症等而死亡。③成囊期（恢复期）：为受损肌肉修复的过程，需 4 ~ 16 周。随着幼虫的长大、卷曲，寄生部位的肌细胞逐渐膨大形成梭形肌腔包围虫体，周围的炎细胞浸润、结缔组织增生形成囊壁。随着急性炎症消失，全身症状逐渐减轻，但肌痛仍可持续数月。

2. 免疫性 旋毛虫成虫、新生幼虫及肌内幼虫均有期特异性抗原。旋毛虫抗原分为虫体抗原、表面抗原、排泄 – 分泌抗原及杆细胞颗粒相关抗原。研究表明，杆细胞颗粒相关抗原是旋毛虫免疫的主要功能性抗原。宿主感染旋毛虫后能产生一定的 T 细胞和嗜酸性粒细胞介导的保护性免疫，对缓解病情与抗再感染可有显著作用。

【检测与防治】

1. 病原学检测 自患者肌肉内检出幼虫囊包为确诊依据，但由于取材的局限性，阴性结果不能除外感染。对患者吃剩的肉类镜检或动物接种，也有助于诊断。对早期或轻度感染者，采用血清学方法检测患者血清中的抗体或循环抗原，可作为重要的辅助诊断，常用方法有 IHA、ELISA 及 Western blot 等。

2. 防治原则 旋毛虫呈世界性分布。在我国，西藏、云南、贵州等 17 个省、市、自治区都有散发病例报告。150 多种哺乳动物可作为旋毛虫的保虫宿主，这些动物因相互残杀、捕食而传播，人的感染主要是由于生食或半生食含幼虫囊包的猪肉所致。

开展健康教育，改变不当的食肉习惯，不生吃或半生吃猪肉及野生动物肉类及肉制品；改善养猪的方式，提倡圈养；严格进行肉类检疫；扑杀鼠类、野犬等保虫宿主；治疗旋毛虫病可首选阿苯达唑，其次甲苯咪唑。

六、丝虫

丝虫（filaria）是属于丝虫（超）科的寄生于脊椎动物的线虫的统称，寄生人体的丝虫主要有 8 种，在我国仅有班氏吴策线虫［*Wuchereria bancrofti*（Cobbold，1877）Seurat，1921］（班氏丝虫）和马来布鲁线虫［*Brugia malayi*（Brug，1927）Buckley，1958］（马来丝虫）。丝虫病危害严重，是我国历史上五大寄生虫病之一。经多年的努力，目前我国已基本消灭了本病。

【生物学性状】

班氏丝虫与马来丝虫的形态、结构、生活史基本相似。

1. 形态与结构 成虫体细长丝线状，班氏丝虫雌虫大小为长 58.5 ~ 100mm，宽 0.2 ~ 0.3mm，其雄虫长约为雌虫的 1/3、直径约 1/2，马来丝虫体型相对小一些。雌雄异体：雌虫尾部钝圆，略向腹面弯曲，生殖系统为双管型，阴门靠近头端的腹面，子宫在近卵巢段内含虫卵，靠近阴门时已发育为幼虫（微丝蚴）；雄虫较小，尾部向腹面卷曲 2 ~ 3 圈。雌雄成虫常互相缠绕、寄生于人的淋巴系统，以淋巴液为食。人是班氏丝虫唯一的终宿主。马来丝虫除寄生于人体外，还能在多种脊椎动物体内发育成熟，主要为猫科动物和猴类。

雌虫直接产出微丝蚴。微丝蚴头端钝圆、尾端尖细、外披鞘膜，体内有许多圆形的体核。头端无核区称为头间隙，虫体前端 1/5 处的无核区为神经环，近尾端腹侧有肛孔，尾部可有或无尾核（图 20 − 15）。班氏丝虫与马来丝虫微丝蚴的形态结构是区分它们的主要依据，鉴别要点见表 20 − 5。

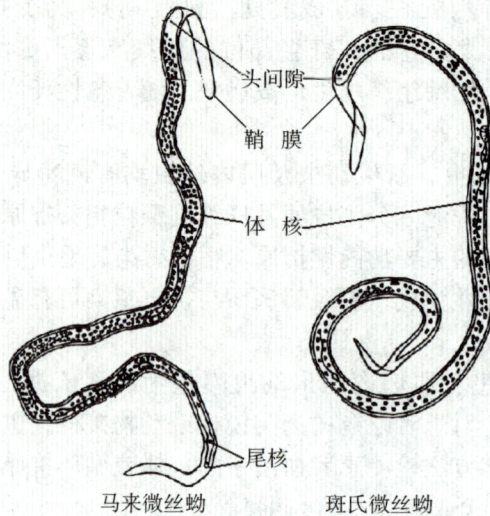

头间隙
鞘 膜
体 核
尾核
马来微丝蚴　　　斑氏微丝蚴

图 20 − 15　两种丝虫微丝蚴

表 20 − 5　班氏微丝蚴与马来微丝蚴形态鉴别

鉴别点	班氏微丝蚴	马来微丝蚴
长、宽	（244 ~ 296）μm ×（5.3 ~ 7.0）μm	（177 ~ 230）μm ×（5 ~ 6）μm
体态	柔和，弯曲较大	硬直，大弯上有小弯
头间隙	较短，长宽比为 1∶1 或 1∶2	较长，长宽比为 2∶1
体核	圆形，排列整齐，清晰可数	椭圆形，排列紧密，常互相重叠，不易分清
尾核	无	2 个，前后排列，尾核处略膨大

2. 生活史　微丝蚴可经淋巴胸导管进入血循环。在我国丝虫微丝蚴在外周血循环中存在夜多昼少的现象，即其白天滞留于肺血管中，夜晚出现于外周血液，称为夜现周期性（与传播蚊媒吸血习性有对应性）。当蚊叮吸感染微丝蚴的患者血液时，微丝蚴随血进入蚊胃，脱去鞘膜后穿过胃壁侵入胸肌，在胸肌内逐渐发育成短而粗的腊肠期幼虫，其后虫体经 2 次蜕皮发育或活跃的细长感染期幼虫，即丝状蚴。在适宜条件下，班氏丝虫在蚊体由微丝蚴发育到丝状蚴需 10 ~ 14 天，马来丝虫需 6 ~ 7 天。丝状蚴移行至蚊下唇，当蚊再次叮吸人，丝状蚴自蚊下唇逸出，经吸血伤口或正常皮肤侵入人体。丝状蚴进入人体后的移行途径不甚明了，多认为幼虫可迅速进入附近的淋巴管，再移行至大淋巴管及淋巴结发育为成虫。成虫的寿命一般为 4 ~ 10 年，最长可达 40 年（图 20 − 16）。

【致病性】

感染后疾病的发生发展取决于机体的反应状态、感染程度、侵犯部位及重复感染和继发感染等多种因素。丝虫病的潜伏期为 4 ~ 5 个月，也可长达 1 年以上，病程可长达数年至数十年。班氏丝虫除寄生于四肢浅部淋巴系统外，还可寄生于深部的淋巴系统，

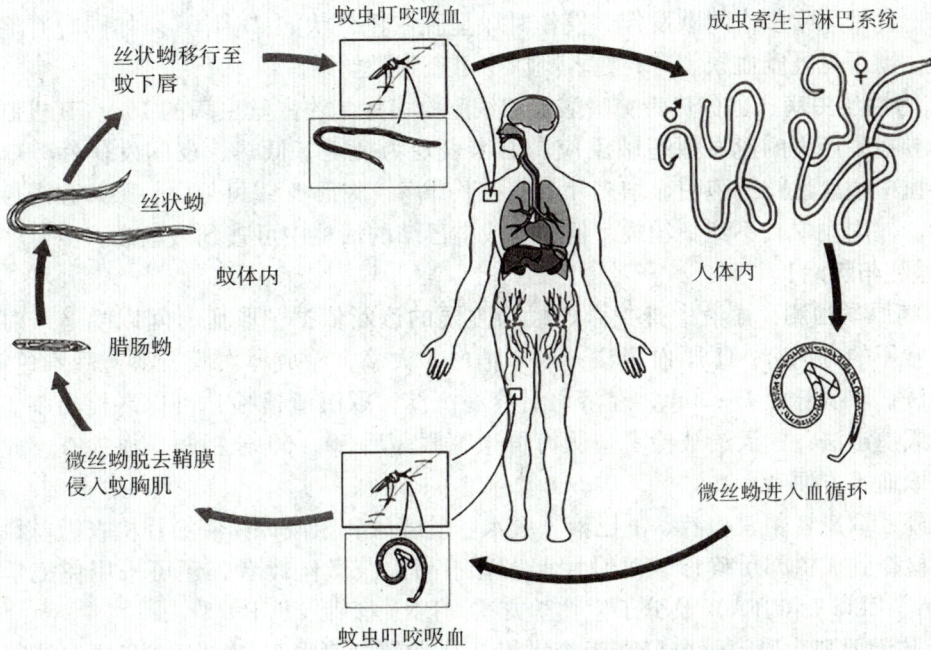

图 20 - 16 丝虫生活史

可累及下肢、阴囊、精索、腹股沟、腹腔、肾盂等处。马来丝虫多寄生上下肢浅部淋巴系统，以下肢病变为多见。丝虫致病作用以成虫为主，丝虫病的临床表现大致可分为：

1. 微丝蚴血症 潜伏期后血中出现微丝蚴，患者一般无临床症状或仅有发热和淋巴结炎表现。如不治疗，微丝蚴血症可持续数年。

2. 急性过敏炎症期 幼虫和成虫的代谢物、幼虫的蜕皮物、成虫的分泌物及虫体死亡后的分解物等可诱导机体产生超敏反应。主要临床表现包括淋巴管炎、淋巴结炎及丹毒样皮炎等。淋巴管炎多发生于下肢，发作时可见一条离心性发展的红线，俗称"流火"或"红线"；班氏丝虫感染还可见精索炎、附睾炎或睾丸炎等。淋巴结炎表现为淋巴结肿大和疼痛等。丹毒样皮炎为皮肤浅表微细淋巴管炎，发作时皮肤出现弥漫性红肿，表面光亮，有压痛及灼热感，状似丹毒。患者常伴有畏寒、发热、头痛、关节酸痛等，即丝虫热。

3. 慢性阻塞期 急性期炎症反复发作，最终导致淋巴管壁内皮细胞增生、炎细胞浸润、管腔变窄、终至阻塞。阻塞部位远端的淋巴回流受阻，淋巴管内压力增高、曲张甚至破裂，淋巴液流入周期组织。患者可见以下病症和临床表现：①象皮肿：初期为淋巴液肿，发生于肢体者为指凹性水肿。随病程延长，滞留的淋巴液可刺激纤维组织增生，导致皮肤增粗增厚、变硬而形成象皮肿。象皮肿多见于下肢和阴囊，其他部位如上肢、乳房及阴唇亦可发生。肢体象皮肿可见于两种丝虫病，而生殖系统象皮肿仅见于班氏丝虫病。②睾丸鞘膜积液：多由班氏丝虫引起。阻塞发生于精索、睾丸的淋巴管，淋巴液流入鞘膜腔内，引起睾丸鞘膜积液。积液中有时可查到微丝蚴。③乳糜尿：由班氏丝虫引起。阻塞部位在主动脉前淋巴结或肠干淋巴结，从小肠吸收的乳糜液回流受阻，经腰淋巴干反流至泌尿系统，导致淋巴管曲张破裂（多发生于肾），乳糜液混于尿中排出。乳糜尿常多次间歇发作，发作时尿呈乳白色，状如"米汤"。如同时有毛细血管破裂，则可见乳糜血尿。有时在乳糜尿中可查到微丝蚴。

4. 隐性丝虫病　也称热带肺嗜酸性粒细胞增多症，约占丝虫病的 1%。其机制是微丝蚴诱导宿主产生的速发型超敏反应。临床表现为疲乏、低热、夜间发作性哮喘、咳嗽，伴血中嗜酸性粒细胞明显增多和 IgE 水平升高，胸部 X 线可见中、下肺弥漫性粟粒样阴影。外周血中查不到微丝蚴，但在肺或淋巴结的活检中可查到微丝蚴。

【检测与防治】

1. 病原学检测　血液中查找微丝蚴为主要的诊断依据，取血时间以晚上 9 时以后为好。常用的方法有：①厚血膜法：取末梢血 3 大滴，涂成厚血膜、溶血后染色镜检。②浓集法：取静脉血 1~2mL，经溶血后离心沉淀，取沉渣镜检，可提高检出率。③海群生白天诱出法：白天给被检者口服海群生，服药后 30~60 分钟间采血检查，此法用于夜间取血不方便者。

此外，取患者鞘膜积液、淋巴液、腹水、乳糜尿和尿液等体液涂片检查微丝蚴或淋巴结活检查到成虫亦可确诊。对慢性期患者不易检获微丝蚴者，还可采用免疫学方法（如 IHA、ELISA 和 IFA）及分子生物学方法（DNA 探针、PCR）。

2. 防治原则　班氏丝虫分布于全世界，马来丝虫仅限于亚洲。在我国曾流行于山东、河南以南 17 个省（市、区），除山东、海南和台湾只有班氏丝虫病流行外，其他地区两种丝虫并存。在我国，班氏丝虫的主要媒介是淡色库蚊和致倦库蚊，马来丝虫为中华按蚊和嗜人按蚊。经多年积极防治，目前我国各流行区均已达到消灭丝虫病的标准。普查普治和防蚊灭蚊是主要防治措施，目前应加强消灭丝虫病后的监测，防止其死灰复燃。对慢性丝虫病患者象皮肿等病损可对症或手术处理，发现带虫者和患者可选用海群生（乙胺嗪）、呋喃嘧酮和伊维菌素等治疗。

七、其他重要医学线虫

除上述线虫外，在我国尚有些重要的医学线虫见表 20-6。

表 20-6　其他重要的医学线虫

虫名	主要生物学性状	致病性	检测与防治
美丽筒线虫 *Gongy-lonema pulchrum*	成虫寄生于羊等动物口腔和食道黏膜，卵排出在甲虫、蟑螂等体内发育为囊状体（感染期幼虫）。食入含囊状体的昆虫而感染，囊状体在胃或十二指肠发育为幼虫，上行至食道、咽或口腔黏膜等处发育为成虫	食入含囊状体的昆虫而感染，患者有痒、刺痛、麻木及虫样蠕动等症状或精神症状	挑破线状隆起的患处，查虫体
广州管圆线虫 *Angiostromgylus can-tonensis*	成虫细线状，寄生于终宿主鼠的肺动脉，虫卵孵出一期幼虫，入肺泡沿呼吸道至咽，入消化道后随粪便排出；进入中间宿主螺类或蛞蝓体内发育为感染期幼虫。人为非正常宿主，幼虫多滞留于中枢神经系统	生食或半生食螺类或蛞蝓而感染，急性剧烈头痛或脑膜脑炎，颈项强直	根据症状和体征及免疫学检查综合诊断

续表

虫名	主要生物学性状	致病性	检测与防治
犬弓首线虫 *Toxocaracanis*（犬弓蛔虫）	成虫外形近似蛔虫，较小，雄虫长50～100mm，尾端卷曲；雌虫长90～120mm。卵呈短椭圆形，表面有许多点状凹陷。生活史基本上与蛔虫相似，成虫寄生于犬等动物的肠道，虫卵由粪便排出	人因误食虫卵感染，幼虫在肠道孵出，钻入肠壁，引起内脏幼虫移行症。可在肝、肺、脑、心脏及眼等处形成肉芽肿（猫弓蛔虫也可造成同样病症）	根据临床资料、免疫学和活检（腹腔镜等）综合诊断。避免摄入虫卵。通常无需治疗（数月后自愈），必要时可用噻苯咪唑
粪类圆线虫 *Strongyloides stercoralis*	小型兼性寄生线虫，有自由生活世代和寄生世代。自由生活世代遇环境不利，形成丝状蚴侵入人皮肤，随血流入肺，经咽被吞下，在小肠发育成熟；雌虫产卵在消化道内孵出幼虫，排出后可接续寄生或自由生活。在免疫低下患者常可形成自身感染：幼虫在肠内就发育为丝状蚴并钻入肠黏膜发育为成虫	丝状蚴经皮肤侵入人体。引起皮肤、肺部损伤，成虫及幼虫可造成消化道损伤；在免疫低下者可致播散性感染、肉芽肿、败血症等	粪、痰、尿或脑脊液中查杆状蚴或丝状蚴，腹泻者可见虫卵。防治原则与钩虫相同
结膜吸吮线虫 *Thelazia callipaeda*	成虫细长半透明，体表具有明显的环纹。成虫寄生于犬、猫等动物眼结膜囊及泪管，产出的幼虫，在中间宿主冈田绕眼果蝇舔食分泌物时进入其中肠，并在血腔中发育为感染期幼虫后移到蝇口器。当蝇再舔食终宿主眼分泌物时，感染期幼虫蝇喙逸出侵入眼部	人由蝇将感染期幼虫接种眼部而感染（东方眼虫病），成虫寄生于人眼结膜囊内，引起炎症及肉芽肿，致结膜充血、溃疡、角膜混浊、眼睑外翻等	取虫镜检。注意眼部卫生，防蝇灭蝇。可卡因或地卡因溶液滴眼，使虫爬出，或手术取虫
棘颚口线虫 *Gnathostoma spinigerum*	成虫短粗，头端呈球形膨大有多环小钩，多寄生于犬、猫等胃壁，形成肿块，溃破虫卵排出；经第一中间宿主（剑水蚤）体内发育进入第二中间宿主（淡水鱼）发育为感染期幼虫。感染期幼虫可通过食物链转移到转续宿主蛙、蛇、鸡、鸭或猪等体内。人非本虫的适宜宿主，通常通过生食或半生食含感染期幼虫的淡水鱼类或转续宿主而受感染	人生食入感染期幼虫感染（多不能发育为成虫），主要引起皮肤型幼虫移行症：匐行疹或皮下游走性包块，局部皮肤发红、水肿及痒感。也可出现内脏型幼虫移行症并引起相应消化、呼吸、泌尿及神经系统症状	组织活检诊断。不生食淡水鱼、肉类等，避免摄入感染期幼虫。手术取虫治疗，噻苯达唑等药也可杀虫

知识链接21

棘头虫与铁线虫

　　棘头虫和铁线虫曾作为纲与线虫一起被归为线形动物门中，后明确它们均是独立的进化类群。棘头虫和铁线虫中均有一些种类可寄生于人体，引起棘头虫病和铁线虫虫病。

　　1. 棘头虫（spiny or thorny–headed worms）　是棘头动物门动物的统称，

全部为寄生种类。棘头虫成虫前端有一可伸缩的类球形吻突，其上生有许多小钩，无消化道，通过体壁吸收营养物质，雌雄异体，雄虫尾端有钟形交合伞。成虫借吻突固着寄生在脊椎动物消化道内，幼虫（棘头蚴、棘头体、感染性棘头体）在甲虫中间宿主体内寄生发育。人只是棘头虫的偶然宿主，涉及数种，较重要的是属于原棘头虫目（Archiacanthocephala）的猪巨吻棘头虫（Macracanthorhynchus hirudinaceus）和念珠棘头虫（Moniliformis moniliformi），在我国均有人体感染报告，其中前者较为常见，这里以猪巨吻棘头虫为例予以简介。

猪巨吻棘头虫是猪小肠内常见的寄生虫，偶尔寄生于人体，引起巨吻棘头虫病。其雌虫体大，长 20～65cm，雄虫仅 5～10cm；寄生于猪小肠内。产出虫卵随粪便排出体外，散落在土壤中，可存活数月至数年。当虫卵被甲虫的幼虫吞食后，卵壳破裂棘头蚴逸出，穿过肠壁进入血腔发育为棘头体，再发育为感染性棘头体，需3～5个月。感染性棘头体在甲虫的整个变态过程中可存活2～3年，并保持对终宿主的感染力。当猪等吞食含有感染性棘头体的甲虫后，在其小肠内经1～3个月发育为成虫。人亦因误食含感染性棘头体的甲虫而感染，由于人不是适宜宿主，故棘头虫在人体内不能发育成熟产卵。虽有报道称从人体检出过猪巨吻棘头虫卵，但被认为是假寄生事例（误食猪排出的虫卵）。

人体感染主要是由于生吃、半生吃甲虫所致。本虫对人的危害主要是成虫寄生引起的外科并发症。成虫（一般为1～2条）主要寄生于人回肠的中下部，虫体吻突和小钩的附着作用及吻腺分泌的毒素均可造成肠黏膜损伤，表现为黏膜组织充血、出血、坏死并形成溃疡。继而出现结缔组织增生，形成棘头虫结节，与大网膜、临近的肠管、肠系膜等粘连形成包块。虫体不断更换固着部位，使肠壁多处受累，如损伤达肠壁深层可造成肠穿孔，引起局限性腹膜炎及腹腔脓肿，也可见因肠粘连而致的肠梗阻。诊断本病主要是根据流行病学史及临床表现，诊断性驱虫或经急症手术发现虫体是确诊的依据。预防的关键是加强宣传教育，尤其是儿童不要捕食甲虫。目前尚无理想的驱虫药物，可试用阿苯达唑、三苯双咪等，出现并发症者手术治疗。

2. 铁线虫（horsehair worms）　是线形动物门铁线虫纲（Gordiacea）动物的统称，虫体坚实细长，体表角质坚硬，多棕褐色形似铁丝，10～50cm，最长可超过1m，若置盘中常自盘为结；虫体结构有萎缩退化的消化管和假体腔，没有线虫特征性的侧索和排泄结构。雌雄异体，雄虫尾端分两叶或不分叶有沟，雌虫尾端分三叶或完整。

铁线虫成虫在水中自由生活，两性交配后，雌虫在岸边产卵（卵数量很大，雌虫产后死去），幼虫孵出后侵入适宜昆虫宿主，如蝗虫、蟋蟀、蜚蠊和甲虫等（有时接续），发育形成稚虫，接近成熟时主动逸出，入水自由生活。人体偶可被感染，已报告在人体发现的铁线虫有20余种。

人可因接触水或饮生水，感染性幼虫进入人体而感染。进入消化道的虫体可因恶心而被吐出，大多为随粪便排出，一般无明显症状。经下身接触水者，可见尿道排出虫体，多为女性，可有排尿困难、尿痛、血尿及腰痛等症状，虫体排出后，症状很快消失。铁线虫对人体的致病性主要在于其运动、占位刺激，并与造成心理影响有关。

第六篇　医学节肢动物

节肢动物（arthropod）是最大的动物门类，种类繁多（占动物种类总数的 2/3 以上），分布极为广泛。节肢动物的基本特征包括：①虫体左右对称，分节，各节有分节的附肢；②体表骨骼化，由甲壳质（chitin）和醌单宁蛋白（quinone tanned protein）组成，亦称外骨骼（exoskeleton）；③循环系统开放式，体腔即血腔（haemocoele），内含血淋巴（haemolymph）；④发育过程大都经历蜕皮（ecdysis, molt）和变态（metamophosis）。医学节肢动物（medical arthropod）是指凡能通过螫刺、吸血、寄生或传播病原体等方式危害人类健康的节肢动物。研究医学节肢动物的形态、分类、生活史、生态、地理分布、致病或传播规律以及防制措施的科学，称为医学节肢动物学（medical arthropodology）。因历史上是以研究医学昆虫开始的，固传统上也常沿用医学昆虫学（medical entomology）来指医学节肢动物学。

第二十一章　医学节肢动物概述

与医学有关的节肢动物门（Phylum Arthropoda）按步足差异可区分 5 大类：昆虫（3 对足）、蛛形类（成体 4 对足）、甲壳类（5 对步足）、唇足类（体节均有足 1 对）、倍足类（体节有足 2 对），其中以前两类（纲）的有关种类（表 21-1）最为重要，在影响人类健康及传播疾病方面危害甚大。

表 21-1　医学节肢动物主要种类的分类位置 *

纲（Class）	目/亚纲（Order/Subclass）*	涉及的有关种类
昆虫纲 Insecta	蜚蠊目 Blattaria	蜚蠊（蟑螂）
	鞘翅目 Coleoptera	隐翅虫
	膜翅目 Hymenoptera	蜂
	鳞翅目 Lepidoptera	蝶与蛾（毒毛虫）
	双翅目 Diptera	蚊、蝇、白蛉、蠓、虻、蚋
	半翅目 Hemiptera	臭虫、锥蝽

续表

纲（Class）	目/亚纲（Order/Subclass）*	涉及的有关种类
	虱目 Anoplura	虱
	蚤目 Siphonaptera	蚤
蛛形纲 Arachnida	蝎亚纲 Scorpiones	蝎
	蜱螨亚纲 Acari	蜱、螨
	蜘蛛亚纲 Araneae	蜘蛛（毒蛛）

*节肢动物门包含的动物种类极多，其分类阶元较为复杂。医学蜱螨类涉及的目较多，这里简并列出。

甲壳类的医学有关种类主要为某些蠕虫的中间宿主，如水蚤、虾、蟹等。唇足类（如蜈蚣）有时可咬伤人，倍足类（如马陆，俗称千足虫）不能咬人，但有的可分泌刺激性液体，注入眼内可致失明。此外，五口动物门（Phylum Pentastoma，原曾为节肢动物门的一个纲，俗称舌形虫）的一些种类的幼虫/若虫也可寄生于人体。

第一节 节肢动物的形态与发育

医学节肢动物涉及的动物类群较多，形态与发育极富多样性。这里仅就医学意义重大的昆虫纲和蛛形纲动物外形有关特点予以简介。

一、形态与结构

（一）昆虫纲动物形态与结构

昆虫纲动物的主要形态特征是：虫体可明显地区分为头、胸、腹三部分，头部有一对触角，胸部有 3 对足，因此昆虫纲又被称为六足纲（Hexapoda）。

昆虫头部两侧多生有复眼一对，系由许多六角形或圆形小眼集合而成，有的还另有单眼；触角一对为感觉器官，主司嗅觉与触觉；口器由上、下唇与成对的上、下颚围绕一个舌构成，主要可分为两种类型：咀嚼式（chewing type）和吸取式（sucking type），医学昆虫多为后者，吸取式又分为舔吸式与刺吸式（常特称为喙 proboscis）。

胸部分前、中、后三节；生有翅 2 对，有的种类后翅退化为平衡棒（如蚊、蝇），有的则全部退化（如虱、蚤）；足由基、转、股、胫、跗 5 节组成，跗节仍有分节，其末端有 1 对爪，并可有其他附属结构（如蝇的爪垫）。

腹部由 11 节构成，前 2 节常退化，后 2 节则特化为生殖器官。

（二）蛛形纲动物形态与结构

此类节肢动物均无触角与翅，体分头胸部和腹部（蝎、蜘蛛），有的（蜱螨类）则头胸腹完全愈合为一体。成虫有 4 对足，眼或有或无，有也只是单眼。

蛛形纲中有重要医学意义的是体型很小的蜱螨类，它们的虫体由躯体与前端的颚体（也称假头）构成。蜱螨的颚体大多突出于躯体前端，由颚基与口器组成，口器由两侧成对的螯肢与须肢和口下板（其腹面常生倒刺，有的种类可缺口下板）组成。躯体分为足体与末体两区。足体为足的着生部分，幼虫有足 3 对，成虫和若虫有 4 对足，足各分 6 节，末端有附属器（如爪），末体为足后方的部分。体壁有的种类为膜或革质，有的种类在背或腹面有加厚的甲壳质骨板，在背部的一般称盾板。

二、发育

节肢动物发育过程大都有蜕皮和变态现象。变态即节肢动物在发育过程中要经历形态结构、生理功能和生活习性等的一系列变化。通常根据幼虫至成虫发育各阶段形态、食性与居处等生活习性差异极大或类似而分为全变态和半变态两种类型。

1. 全变态（完全变态）　很多昆虫发育为此型，它们的生活史有卵、幼虫、蛹和成虫四个阶段，各阶段形态和生活习性完全不同，如蚊、蝇等。

2. 半变态（不完全变态）　虱、臭虫等昆虫生活史仅有卵、若虫和成虫三个阶段，若虫（与成虫的外形相似，仅较小且生殖器官未成熟）与成虫生活习性相同。蛛形纲动物均为半变态发育，如蝎胎生，蛛卵生，幼体虽蜕皮数次，但都与成体生活习性相似。蜱螨类生活史分卵、幼虫、若虫和成虫四个阶段，有的种类若虫或幼虫期还不止一期，但生活习性均与成虫类似。

医学节肢动物的生长发育受外界环境因素如温度、湿度、光照、食物及天敌等的影响。掌握各种医学节肢动物的发育特点、生态及生活习性，就可根据其薄弱环节，制定出有效的防制措施。

第二节　医学节肢动物对人体的危害

医学节肢动物对人体的危害是多方面的，概括起来可分为两类：由节肢动物本身对人体所造成的直接危害和以其为媒介而引起的间接危害。

一、直接危害

1. 骚扰、吸血　如蚊、臭虫和蚤等常袭击、叮咬人体，干扰人们正常的工作或睡眠。

2. 螫刺、毒害　昆虫分泌毒物或螫刺人体，引起人体的局部反应或全身反应。如蜂、蝎、毒蜘蛛和蜈蚣等螫刺人体，注入毒液而致局部肿痛，严重者可致死；松毛虫的毒毛和隐翅虫的有毒体液接触人体皮肤可引起皮炎等。

3. 超敏反应　医学节肢动物的涎液、分泌物、排泄物和脱落的表皮均是异源性蛋白质，与过敏体质者接触常可引起超敏反应。如尘螨引起的过敏性哮喘、过敏性鼻炎；革螨、恙螨等引起的螨性皮炎。

知识链接 23

尘螨性哮喘

本病属吸入型哮喘，幼年起病，有婴儿湿疹史或兼有慢性支气管炎史，到 3~5 岁时，部分儿童转为哮喘，病程可迁延至 40 岁以上。起病突然，反复发作，开始时常有干咳或连续打喷嚏前驱症状，随后胸闷气急，吐泡沫黏痰，不能平卧，呼吸性呼吸困难，发哮鸣音，严重时因缺氧而致口唇、面、指端发绀。发作时症状较重而持续时间较短，并可突然消失。发作常在睡后或晨起时。

4. 寄生　如疥螨寄生人体表皮内引起疥疮；舌形虫、蝇等幼虫寄生于人体组织或器官中引起舌形虫病、蝇蛆病等。

二、间接危害

医学节肢动物能携带病原体，在人与人、动物与动物、人与动物之间传播疾病。因此，称其为传播媒介（vector），其传播的疾病称为虫媒病。能主动传播人类疾病的节肢动物最主要是某些昆虫纲种类，不仅传播疾病种类多，而且有的是严重传染病；蛛形纲中仅蜱螨类含能主动传播人类疾病的种类。虫媒传病方式可分为机械性传播和生物性传播。

1. 机械性传播（mechanical transmission）　医学节肢动物对病原体仅起着携带、输送的作用，病原体可黏附在节肢动物体表、口器或通过消化道进行传播，但病原体形态、数量均不发生变化，如蝇传痢疾杆菌，痢疾阿米巴包囊。

2. 生物性传播（biological transmission）　病原体在节肢动物体内经历生长、发育或繁殖，达到一定数量或发育为感染阶段后才能传播给人。显示了病原体与媒介节肢动物之间一定程度的特异性关系。按病原体在节肢动物体内发育或繁殖的情况，分为4类型：①发育式：病原体在节肢动物体内只有发育而没有繁殖的过程，即仅有形态、生理上的变化，数量上没有增加，如丝虫幼虫期在蚊体时的发育。②繁殖式：病原体在节肢动物体内进行繁殖，数量增多，如登革病毒在蚊体内繁殖，鼠疫杆菌在蚤体内繁殖。③发育繁殖式：病原体在节肢动物体内既有发育又有繁殖过程，在发育过程中，形态发生变化，数量也增加，如疟原虫在蚊体内的发育和增殖。④经卵传递式：有的病原体不仅在节肢动物体内繁殖，还可侵入节肢动物的卵巢，经卵传递到下一代，使之具有传病能力，如恙螨幼虫感染恙虫病立克次体等。

某些病原体可长期在传播媒介体内生存，成为某些自然疫源性疾病长期存在的重要因素。我国常见的虫媒病及其传播媒介见表21-2。

表21-2　我国常见的虫媒病及其传播媒介

媒介	病原体	病名	传播方式
蚊	疟疾虫	疟疾	吸血时注入子孢子
	丝虫	丝虫病	吸血时逸出的丝状蚴钻入皮肤
	乙型脑炎病毒	流行性乙型脑炎	吸血时注入
	登革病毒	登革热	吸血时注入
	黄热病病毒	黄热病	吸血时注入
蝇	痢疾杆菌	痢疾	体表携带及其呕吐物、排泄物污染食物
	伤寒杆菌	伤寒	
	霍乱弧菌	霍乱	
	脊髓灰质炎病毒	脊髓灰质炎	

续表

媒介	病原体	病名	传播方式
	痢疾阿米巴包囊	阿米巴痢疾	
	蛔虫卵	蛔虫病	
	鞭虫卵	鞭虫	
蚤	鼠疫杆菌	鼠疫	吸血时注入
	莫氏立克次体	鼠型斑疹伤寒（地方性斑疹伤寒）	压碎蚤体或蚤粪污染伤口
蜚蠊	痢疾杆菌	痢疾	体表携带及其呕吐物、排泄物污染食物
	伤寒杆菌	伤寒	
	脊髓灰质炎病毒	脊髓灰质炎	
白蛉	杜氏利什曼原虫	内脏利什曼病	吸血时注入前鞭毛体
虱	普氏立克次体	流行性斑疹伤寒	压碎虱体或虱粪污染伤口
	回归热螺旋体	虱传回归热	压碎虱体污染伤口
硬蜱	森林脑炎病毒	森林脑炎	吸血时注入
	RNA 病毒	新疆出血热	吸血时注入
	伯氏包柔螺旋体	莱姆病	吸血时注入
	贝氏立克次体	Q 热	蜱叮咬、蜱粪便污染受损皮肤
	西伯利亚立克次体	北亚蜱媒立克次体病	蜱叮咬、蜱粪便污染受损皮肤
软蜱	包柔螺旋体	蜱媒回归热	蜱叮咬或基节腺液污染受损皮肤
	贝氏立克次体	Q 热	蜱叮咬、蜱粪便污染受损皮肤
	西伯利亚立克次体	北亚蜱媒立克次体病	蜱叮咬、蜱粪便污染受损皮肤
疥螨	人疥螨	疥疮	与患者直接接触或通过衣、被等间接传播。
蠕形螨	蠕形螨	超敏反应、继发感染	通过直接或间接接触
恙螨	恙虫病立克次体	恙虫病	吸食组织液时注入
革螨	病毒	流行性出血热	吸血时注入
	小蛛立克次体	疱疹性立克次体病	

三、医学节肢动物的防制

医学节肢动物的防制是预防和控制虫媒病的重要手段，一般采取综合防制。

综合防制（integated control）就是从病媒节肢动物、生态环境和社会条件的整体观点出发，标本兼制以制本为主，以安全（对环境无害）、有效、经济和简便的原则，因时因地制宜地对防制对象采用合理、有效的防制措施，把防制对象的种群数量控制到不足以传播疾病的水平。其防制方法有环境治理、物理防制、化学防治、生物防制、遗传防制和法规防制六个方面。在制订综合防制措施时，可选择性联合采用多种方法。

第二十二章 常见致病节肢动物

医学节肢动物对人类最突出的危害是传播疾病，常见传病的节肢动物均属于昆虫纲和蛛形纲。两纲中涉及可致病、传病的医学节肢动物物种繁多，一般所说的种类多是按科或总科，甚至更高分类阶元粗略区分的类群（通常其中仅很少是真正医学物种），这里对其中较常见的予以简介。

第一节 昆 虫 纲

昆虫纲种类很多，主要医学种类有蚊、蝇、白蛉、蚤、虱、臭虫、蜚蠊等。

一、蚊

蚊（mosquito）属于双翅目（Diptera），蚊科（Culicidae）。全世界蚊已记录 3500 多种/亚种，我国已发现近 400 种/亚种。吸血、传病的种类大多属于按蚊属、库蚊属和伊蚊属，且都有不少蚊种嗜吸人血，是医学昆虫中最重要的一类。

【生物学性状】

1. 形态与结构 蚊是小型昆虫，体长 1.6～12.6mm，分头、胸、腹三部分。头部有复眼和触角各一对，喙一根，触角上生有轮毛，蚊喙为刺吸式口器。胸部分为前胸、中胸和后胸三部分。每胸生足 1 对，共有足 3 对。中胸生翅 1 对。蚊足细长，上有鳞片构成的黑白斑和环纹，为分类的重要依据，腹部由 11 节组成。雄蚊的外生殖器是鉴别种类的重要依据。成蚊涎腺分泌的涎液含有抗凝血素、溶血素和抗凝素。当蚊吸血时，涎液进入人体和动物组织，可引起局部血管扩张。疟原虫的子孢子和流行性乙型脑炎病毒等正是通过蚊虫吸血经涎液注入人体。雌蚊有卵巢一对，卵巢的发育有赖于蚊虫吸取动物或人的血液。卵大小通常不足 1mm。按蚊卵有浮囊，产后浮在水面；库蚊卵常粘在一起形成卵筏而浮于水面；伊蚊卵产后单个沉于水底。幼虫长约 1.5mm，从卵内孵出后，在水中随着蜕皮而逐渐长大。蛹侧面观呈逗点状。在水中蚊蛹不食，但遇惊时活动敏捷，抵抗力较强。

2. 生活史 蚊的生活史包括卵、幼虫（俗称孑孓，wiggler）、蛹（pupa）和成虫 4 个阶段。前 3 期生活在水中，成蚊生活于陆上。蚊产卵于水中，夏季约 2 天即可孵出幼虫。幼虫需 5～8 天发育为蛹，蛹需 2～3 天羽化为成蚊（图 22－1）。

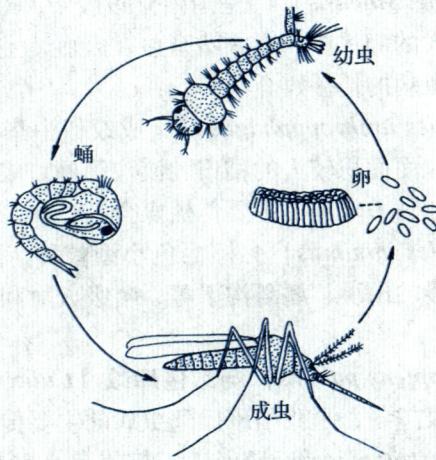

图 22 - 1　蚊生活史

3. 蚊的生活习性

（1）幼虫　幼虫的孳生地大致可分为 4 种类型：①清洁静止型水体，如稻田、池塘、灌溉沟、沼泽等处，多孳生中华按蚊和三带喙库蚊；②清洁流动型水体，如缓流的山溪，是微小按蚊孳生场所；③污水型水体，如下水道、污水沟、粪水池等处，是淡色库蚊、致倦库蚊孳生场所；④小型容器积水型水体，如树洞、缸、罐、瓶中的积水，是白纹伊蚊等孳生场所。雨量对幼虫生长具有重要的影响，雨季之后，蚊虫密度高峰出现，干旱季节密度下降。此外，水中鱼类是蚊虫幼虫的天敌。

（2）成蚊　具有如下习性：①吸血习性：雄蚊不吸血，以植物汁液为食。多数雌蚊必须吸血才能使卵巢发育产卵。雌蚊多在羽化后 2～3 天开始吸血，一生可多次吸血和产卵。白纹伊蚊多在白天吸血，下午 2～6 时为活动高峰；库蚊和按蚊在夜晚吸血，不同蚊种对宿主偏嗜性不同，有的嗜吸人血，有的嗜吸动物血液。②栖息习性：雌蚊吸饱血后，即寻找比较阴暗、潮湿、避风的场所栖息。栖息场所因种而异：如家栖，室内消化胃血；半家栖，室内短暂停留，室外栖息消化胃血；野栖息，室外栖息消化胃血。掌握蚊的栖息习性是制定灭蚊措施的依据，如室内杀虫剂滞留喷洒仅对家栖性蚊种有效。③交配产卵：蚊在羽化后 1～2 天即可进行交配，通常是在未吸血之前，主要在飞舞状态下完成。一般说来，雌蚊一生只交配一次，但能产卵多次。雌蚊交配后，一般多需吸血卵巢才能发育、产卵。雌蚊多在傍晚或清晨到水中产卵。蚊产卵量因蚊种而异，通常为几十个到几百个不等。④季节消长：温度是最重要的影响因素，大多数蚊种发育繁殖温度为 10℃～35℃。一般纬度越高（我国北方），蚊虫活动和繁殖时期越短。即使在同一地区，不同蚊种季节消长也不相同。⑤越冬：是蚊虫对冬季来临的一种生理适应。越冬蚊处于滞育状态。伊蚊多以卵期越冬；微小按蚊以幼虫越冬；库蚊多以成蚊越冬。到次年春暖时始复苏飞出吸血产卵。在热带和亚热带全年平均温度均在 10℃ 以上的地区，蚊无越冬现象。在适宜温湿范围内，雄蚊寿命为 1～3 周，雌蚊为 1～2 个月。

【危害】

医学蚊虫不但骚扰吸血，更重要的是传播疾病。疟疾、丝虫病、流行性乙型脑炎和登革热为我国由蚊传播的疾病，重要蚊媒为：

1. 中华按蚊（*Anopheles sinensis*）　是国内分布最广，最常见的一种按蚊。成蚊灰褐色。幼虫孳生于面积较大的静水中。成蚊嗜畜血、人血，主要以成蚊越冬，是我国广大平原地区疟疾和马来丝虫病的传播媒介。

2. 嗜人按蚊（*Anopheles anthropophagus*）　成蚊似中华按蚊，但个体较小。幼虫孳生于多草遮阴、水质清凉而面积较大的稻田、溪沟等处。成蚊吸人血和畜血，是我国长江流域和丘陵地带疟疾和马来丝虫的主要传播媒介。

3. 微小按蚊（*Anopheles minimus*）　棕褐色小型蚊种。主要分布于华南的山区丘陵，孳生于清洁而水流缓慢的山溪、灌溉沟渠等，嗜吸人血和牛血，是我国南方疟疾的传播媒介。

4. 淡色库蚊（*Culex pipiens pallens*）**与致倦库蚊**（*Culex pipiens quinquefasciatus*）孳生于轻度污水体，以成蚊越冬，是我国班氏丝虫病的主要传播媒介。

5. 三带喙库蚊（*Culex tritaeniorhynchus*）　棕褐色小型蚊种，幼虫孳生地和成蚊栖息场所同中华按蚊，但在中小型水体和污水中亦可孳生，是我国流行性乙型脑炎的主要传播媒介。

6. 白纹伊蚊（*Aedes albbopictus*）　中小型蚊种，体黑有银白色斑纹。成蚊在小型清洁水中如雨后的小容器中产卵，孵出幼虫，以卵越冬，是我国登革热和乙型脑炎的传播媒介之一。

【防制】

1. 环境防制　是灭蚊的治本措施，包括消灭幼虫孳生地，清除小容器积水以消灭白纹伊蚊。搞好城市生活污水的处理，疏通下水沟以减少库蚊的孳生。改良稻田排灌方法，采用水稻种植新技术，清除排灌沟渠的杂草可减少蚊虫的孳生。

2. 物理防制　如装纱窗，挂蚊帐，安装电子诱蚊灯等。

3. 生物防制　鱼类能捕食孑孓。稻田、河沟放养鱼类，公园内小型水池可放养观赏鱼类等。目前还有一些微生物杀虫剂，如苏云金杆菌（*Bacillus thuringiensis*，Bt）或球形芽孢杆菌（*B. sphaericus*，Bs）制剂，有较好杀虫效果，显示了良好的使用前景。

4. 化学防制　常用马拉硫磷、甲嘧硫磷、拟除虫菊酯类药物室内喷洒，亦可用蚊香驱赶和杀灭室内蚊虫。

二、蝇

蝇（fly）属双翅目（Diptera），蝇亚目（Muscomorpha），或环裂亚目（Cyclorrhapha），全世界目前已记录了 30000 多种/亚种的蝇类，其中超过 10% 在我国有分布。我国人居最常见蝇种有舍蝇（*Musca domestica*）、大头金蝇（*Chrysomyia megacephala*）、丝光绿蝇（*Lucilia sericata*）、黑尾黑麻蝇（*Helicophagella melanura*）和巨尾阿丽蝇（*Aldrichina grahami*）等。

【生物学性状】

1. 形态与结构　成蝇体长 4～14mm，体色呈暗灰色、黑色或暗褐色，有些种类带有金属光泽，全身被有棕毛，头部可见左右 2 个大的复眼，中央有 1 对触角。大部分蝇类的口器为舔吸式，末端有膨大的唇瓣，用以舔吸食物。唇瓣黏附大量的病原体，与机械性传播疾病有关。有些蝇类的口器为刺吸式，能叮咬人畜吸血。胸部发达，有翅 1 对，足 3 对。足末端有爪和爪垫各 1 对，密生细毛，可沾染并携带病毒、细菌和寄生虫等病原体。腹部可见 5 节，后为外生殖器。雄性外生殖器是蝇种类鉴定的重要依据。

2. 生活史 蝇类生活史过程分为卵、幼虫（俗称蛆，maggot）、蛹和成蝇 4 个阶段（图 22 - 2）。但少数蝇类如麻蝇亦可直接产出幼虫。夏季卵产出后 1 天即可孵化出幼虫，幼虫经 2 次蜕皮而发育为蛹。在夏秋季节，蛹一般经 3 ~ 5 天羽化为成蝇。成蝇羽化后 3 ~ 4 天雌、雄成蝇交配，一般一生仅交配一次。数日后雌蝇产卵。成蝇寿命一般为 1 ~ 2 个月。

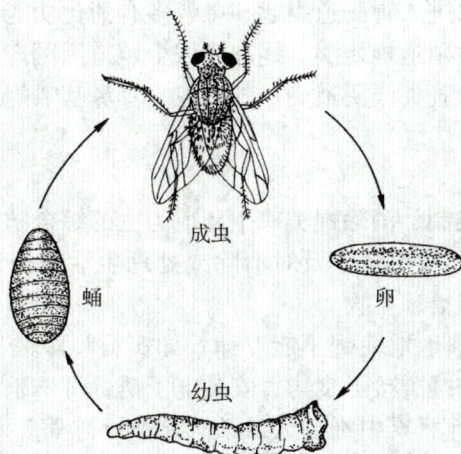

图 22 - 2 家蝇各期形态及生活史

3. 生活习性

（1）孳生地 蝇的孳生地分为粪便类、垃圾类、腐败植物类和腐败动物类。人类居住区内的蝇类适应性较强，往往对孳生地要求不太严格。

（2）食性 在我国与人类接触密切的蝇类大多为非吸血性蝇类，食物包括腐败的动植物，人类或动物的食物、分泌排泄物、创口的脓血等。蝇取食频繁，且有边食、边吐、边排便的习性，易机械性传播疾病。

（3）栖息与活动 蝇的活动受光线和温度的影响，夜间常停落在天花板和悬空的绳索上，白天飞入室内飞动取食。家蝇在 30℃时最活跃，40℃以上和 10℃以下便失去飞行能力。蝇善于飞翔 6 ~ 8km/h，但活动范围一般在 1 ~ 2km 内。

（4）季节消长与越冬 夏季型和秋季型的蝇类活动频繁，易传播肠道传染病。蝇一年繁殖 7 ~ 8 代。大多数蝇以蛹越冬。家蝇各期均可越冬，在冬季月平均气温 10℃的我国南方，家蝇可终年活动。

【危害】

1. 机械性传播疾病 是我国蝇类的主要传病方式。蝇全身多毛，且分泌黏液。蝇取食频繁，消化道可储藏大量的病毒、细菌和寄生虫等，且边食、边拉、边吐，增加了携带和扩散病原体的机会。机械性传病的种类主要有霍乱、伤寒、细菌性痢疾、脊髓灰质炎、结核病、雅司病、沙眼、结膜炎、阿米巴痢疾、贾第虫病和各种经口感染的肠道蠕虫病。

2. 生物性传播疾病 某些病原体需经过蝇体内的发育繁殖而传播，如冈田绕眼果蝇（Amiota okadai）是结膜吸吮线虫的中间宿主。

3. 蝇蛆病（myiasis） 为寄生或腐生种类蝇幼虫（蛆）侵入人体组织或器官所引起的疾病，根据蝇蛆寄生部位分为以下类型：①眼蝇蛆病：如羊狂蝇在羊眼、鼻孔产幼虫，人眼被侵袭并不罕见，患者眼部有异物感、痒痛和流泪等症状。②皮肤蝇蛆病：如常见于畜牧区的纹皮蝇或牛皮蝇的幼虫进入人体，表现为幼虫结节和葡形疹，移行性疼痛和瘙痒等；腐生型幼虫偶尔也可侵入皮肤创伤、溃烂处。③胃肠蝇蛆病：多由蝇卵或幼虫随污染的食物或饮水进入胃肠道引起。患者多有消化功能紊乱等症状，粪便或呕吐物可查见蝇蛆。④泌尿生殖道蝇蛆病：蝇在泌尿生殖道周围产卵或产出幼虫，进入阴道或尿道，引起尿道炎、膀胱炎或阴道炎。⑤口腔、耳鼻咽喉蝇蛆病：由器官分泌物招致蝇产卵或幼虫引起。

【防制】

防蝇灭蝇应采取以控制、消除蝇类孳生环境为主的综合防制措施。

1. 环境防制 搞好环境卫生，及时清除或处理生活垃圾、粪便、腐败动植物、皮毛、骨、酒糟、浆渣等蝇类孳生物。

2. 物理防制 隔绝孳生地使蝇不能产卵，如实行垃圾袋装化、堆肥薄膜覆盖；使用纱门、纱窗、纱罩以防蝇类接触食物；安装电子诱蝇灯诱杀成蝇等。

3. 生物防制 采用自然界中蝇的天敌杀灭蝇类，如寄生蜂、苏云金杆菌（H-9）等可分别杀灭家蝇和丝光绿蝇的幼虫。

4. 化学防制 生活区和室内灭蝇可使用马拉硫磷、倍硫磷、氯氰菊酯喷雾等。

三、蚤

蚤（flea）属蚤目（Siphonaptera），是鸟类、哺乳类和人类的体表寄生虫，善于跳跃，俗称跳蚤。全世界已发现约2500种/亚种，我国有近650种/亚种。

【生物学性状】

1. 形态与结构 蚤体小，一般长1~3mm，无翅，两侧扁平，身多鬃毛，黄褐色或棕褐色。足3对，足长而强壮，善跳跃。口器呈刺吸式。腹部可见7节，有背板和腹板，其上有鬃毛。雄蚤和雌蚤的生殖器官为分类依据。

2. 生活史 蚤为完全变态昆虫。生活史中有卵、幼虫、蛹和成虫4个时期。卵长0.4~2mm，椭圆形，乳白或淡黄色。幼虫经蜕皮后成茧化蛹，蛹羽化为成虫，完成生活史约需1个月。

3. 生活习性 蚤呈世界性分布。我国北方蚤类种群和数量多于南方。成蚤羽化后可立即交配吸血。雌蚤产卵于兽类的洞穴、鸟巢、人类居室、家畜圈舍，或宿主体毛、羽毛间等。成蚤在宿主栖息地活动并在体表吸血，对宿主无严格的选择性，在无血食的情况下甚至可存活4个月。蚤的跳跃能力很强，寿命较长，耐饥。蚤寄生恒温动物，宿主死亡则立即离开；多宿主型蚤类经常转换宿主，有关习性具有流行病学意义。

【危害】

蚤对人类的危害除骚扰吸血，个别虫种具寄生性外，主要是传播多种疾病。蚤传播的最严重的疾病是鼠疫，该病是人兽共患的甲类烈性传染病。当蚤吸食病鼠的血液后，鼠疫杆菌滞留于蚤前胃增殖，堵塞食管。当蚤再次吸血时因血液不能进入胃中，导致细菌随血液回流到宿主体内，使宿主受到感染。其次是传播鼠型斑疹伤寒，为蚤传播莫氏立克次体引起的急性传染病。病原体在蚤消化道繁殖，随粪便排出，经叮咬后的伤口感染人体。

我国主要的传病蚤类为致痒蚤（人蚤）和印鼠客蚤，前者是鼠疫的传播媒介，也可作为某些绦虫的中间宿主；后者主要传播鼠疫和鼠型斑疹伤寒。

【防制】

搞好环境卫生，清除蚤类孳生地。清洁饲养家畜和宠物，大力灭鼠。对蚤类孳生地采用对人体无毒的环保型杀虫剂，如巴豆仁和除虫菊花的乙醇提物喷洒灭蚤。

四、蜚蠊

蜚蠊（cookroach）俗称蟑螂。蜚蠊目昆虫已知约5000种，我国记载的有250种左右，室内害虫常见的有10多种。

【生物学性状】

1. 形态　成虫椭圆形，背腹扁平，呈黄褐色或深褐色，体表具油亮光泽，体长一般为10～30mm。触角细长呈丝状。口器为咀嚼式。胸部有翅2对，前翅革质，后翅膜质，飞行能力很弱。足3对，强壮有力，爬行甚速。

2. 生活史　蜚蠊生活史为不完全变态（渐变态），其过程分为卵、若虫、成虫3个阶段。卵初产时成对排列储存于卵荚内。卵荚鞘坚硬，呈黑褐色，长约1cm，黏附于家具等物体缝隙中。1～3个月后卵孵化出若虫。若虫生殖器官尚未成熟，但生活习性与成虫相似，经7～13次蜕皮羽化为成虫。生活史需数月至1年以上。

3. 生活习性　少数蜚蠊栖息于室内温暖、食物充足的地方，如厨房、饭馆、食品加工厂等，与人类关系密切。成虫惧光，白天隐匿在黑暗隐蔽处如灶墙、碗橱缝隙中，夜间活动觅食，以9时至清晨2时为活动高峰。蜚蠊为杂食性，嗜食淀粉或甜食、人的食物和分泌排泄物等。

【危害】

蜚蠊体表和肠道能携带多种病原体，如痢疾杆菌、伤寒杆菌、铜绿假单胞菌、变形杆菌、多种真菌、各种肠道病毒和腺病毒、脊髓灰质炎病毒、肝炎病毒、各种原虫的包囊和蠕虫卵等。还可摄取、污染食物，啃咬衣物、书籍等。此外蜚蠊可作为一些寄生虫的中间宿主，虫体成分可作为致敏原引起超敏反应。

【防制】

保持室内清洁，妥善储藏食物，搞好厨房及食品储存场所的卫生是防制的根本措施。用对人畜低毒的菊酯类喷洒剂室内喷洒，杀灭室内成虫和若虫。

五、其他常见医学昆虫

表 22 - 1　其他常见医学昆虫

种属	生物学性状	危害	防制
白蛉 sand fly	属双翅目蛉科（Phlebotomidae），为一类多毛背驼小型吸血昆虫。成虫头部有一对大复眼及长触角、下腭须各一对；双翅桃叶状约45°上展；生活史全变态。我国叮吸人血并能传病的主要是白蛉属（Phlebotomus）一些种类	叮咬，可传播利什曼病，如中华白蛉等吸血时注入前鞭毛体，传播杜氏利什曼原虫（内脏利什曼病）	白蛉飞行力差，灭蛉可用杀虫剂喷洒
虱 louse	虱目种类为哺乳动物体外吸血、永久性寄生昆虫，体小无翅，背腹扁，眼退化或缺。生活史半变态。寄生人体的为寄居内衣裤及发的人虱（Pediculus humanus，分体虱和头虱两个亚种）和寄居阴部体毛的耻阴虱（Phthirus pubis），主要共用衣物、接触传播	叮咬，多有瘙痒性皮肤反应；人体虱传播普氏立克次体（流行性斑疹伤寒）、回归热螺旋体（虱传回归热）；耻阴虱引起阴虱病（阴毛、睫毛等处）	注意个人卫生，勤换衣物（最好高温处理）防体虱，剪发剃毛有助去头虱、阴虱；有机氯/磷类、菊酯类等均灭虱，中药百部等也有效
臭虫 bed bug	属半翅目臭虫科（Cimicidae），医学种类为臭虫属（Cimex）的温带臭虫（C. lectularius）和热带臭虫（C. hemipterus）。成虫背腹扁平，头短阔，胸部足3对、翅基1对。生活史半变态，雌虫于床等木器缝隙中产卵；稚虫与成虫昼伏夜出寻求血食	叮刺、吸血，局部常见丘疹样荨麻疹，甚为瘙痒	填塞家具、床板等缝隙防止臭虫滋生；用开水烫杀或药消灭臭虫

第二节　蛛　形　纲

蛛形纲中重要的医学节肢动物为蜱螨类，能传播人类疾病的种类均在其中。主要类群有硬蜱、软蜱、革螨、恙螨、疥螨、蠕形螨和尘螨等。

一、蜱

蜱俗称"狗豆子""草爬子""八脚子"，属寄螨目（Parasitiformes），蜱亚目（Ixodida）。已记录870多种/亚种，分硬蜱（hard tick）和软蜱（soft tick）两类。

【生物学性状】

1. 形态与结构　成虫的头、胸、腹为一体，呈卵圆形，囊状，饥饿时背腹扁平，饱食后膨大成豆粒状，表皮革质样。虫体为红褐色或暗褐色，分颚体（假头）与躯体两部分。颚体中有一对触肢和口器，口器内有许多发达的倒齿，便于吸血时刺破皮肤及防止倒退。躯体腹面有足四对。硬蜱的背面有一块盾板，软蜱背面无盾板（图 22 - 3）。

2. 生活史　蜱为不完全变态。分为卵、幼虫、若虫、成虫四个时期。硬蜱只有一个若虫期，完成生活史所需时间可由2个月至3年，成虫寿命一般不到一年；软蜱可有1~6期不等，多数完成生活史需6~12个月，成虫多可活5~6年，或更久。

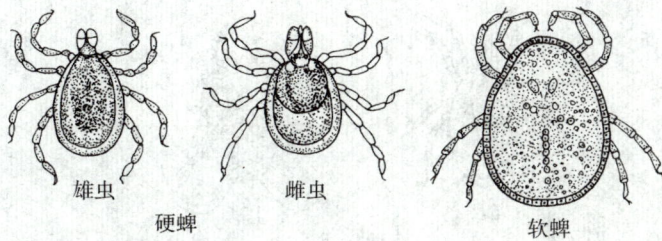

图22－3　硬蜱与软蜱的成虫

3. 生活习性

（1）孳生地　蜱的孳生地与宿主活动范围有密切关系。硬蜱多在野外，软蜱多在宿主居住地及附近，如动物巢穴、草丛等处。

（2）食性　雌、雄成虫及幼虫/若虫均吸血，多在宿主颈部、大腿内侧、耳后等皮毛少而不易搔动处吸血。蜱吸血量很大，耐饿力很强，发育各期多有更换宿主习性。

（3）活动　蜱的嗅觉极敏感，能在几米之外被宿主散放的气味所吸引。多停留在道旁草端处。蜱的活动受温度、湿度的影响，在10℃～20℃时最活跃，温度过高或过低蜱的活动都可受到抑制。

（4）季节消长　在温暖季节可繁殖数代，有的一年发育一代，也有的两或三年发育一代。各种蜱的越冬场所及虫期也不相同、如全沟硬蜱，其幼虫、若虫和成虫均可越冬。

【危害】

蜱叮咬吸血可造成宿主局部充血、水肿、炎症。有些蜱的涎液中含有神经毒素，可致人和动物肌肉麻痹，出现瘫痪，称蜱瘫痪，多见于儿童。蜱所传播疾病多为自然疫源性疾病，病原体可在蜱体内长期保存，可经卵传递到下一代。传播的疾病有：森林脑炎、新疆出血热、蜱媒回归热、莱姆病、Q热、北亚蜱媒立克次体病等。

【防制】

在牧区采取轮换或隔离牧场的办法消灭蜱，对住地周围及作业区内的草地、灌木丛采用有机磷或除虫菊酯类杀虫剂等灭蜱，进入有蜱地区要穿五紧服，外露皮肤涂擦驱避剂，休息时勿在草地上躺卧，离开时应互检，勿将蜱带出疫区。

二、螨

医学螨类主要有属真螨目（Acariformes）的一些种类，如疥螨、蠕形螨、恙螨、尘螨等以及属寄螨目的革螨等（图22－4）。

（一）疥螨

疥螨（scab mite），属真螨目疥螨科（Sarcoptidea），已记录28种/亚种。寄生于宿主皮肤，在人体寄生的为人疥螨（*Sarcoptes scabiei*），引起的皮肤病变称疥疮（scabies）。

【生物学性状】

1. 形态与结构　疥螨虫体微小，长0.2～0.5mm。成虫卵圆形，浅黄或乳白色。螯

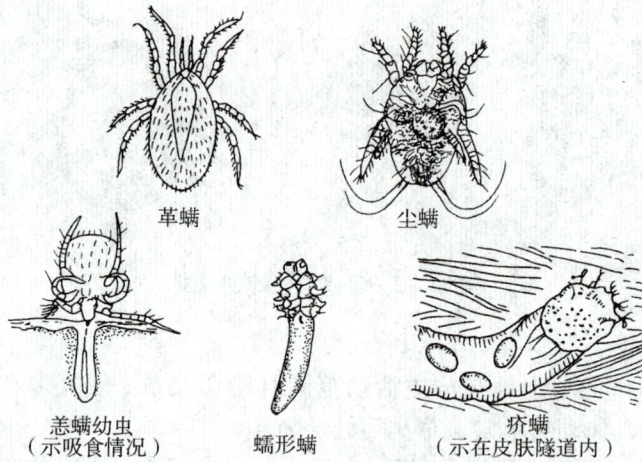

革螨　尘螨

恙螨幼虫
（示吸食情况）　蠕形螨　疥螨
（示在皮肤隧道内）

图 22－4　常见重要医学螨类

肢一对，用于啮食宿主皮肤的角质层组织。躯体背面有波浪状横纹、刚毛和皮刺。腹面有足 4 对，粗而短，前 2 对足末端具带柄的吸垫。

2. 生活史　疥螨生活史分为卵、幼虫、若虫和成虫 4 个阶段。成虫以挖掘隧道方式寄生在人体皮肤角质层内。疥螨雌、雄成虫夜晚在人的皮肤表面交配，雄虫在交配后不久死亡，雌虫在隧道内产卵，经 3～5 天孵化为幼虫。幼虫蜕皮，经前若虫、后若虫发育为成虫。从卵发育至成虫平均约需 15 天。

【致病性】

疥疮皮损表现为小丘疹、小水疱及隧道。隧道盲端有雌虫隐藏，为针头大小的灰白色小点。疥疮好发于指间、前臂内侧、胸部及大腿内侧等皮肤薄嫩之处，夜间瘙痒加剧，奇痒难忍，由于剧痒搔抓，皮肤溃破后可继发感染，发生脓疮。

疥疮流行广泛，多发生在集体生活的人群中。感染方式主要是与患者握手、同床睡眠等直接接触，也可通过衣、被等间接传播。各种动物体上的疥螨可相互传播，并能传染给人类，但临床表现的症状较轻微。

【防制】

疥疮的预防措施主要是：加强集体宿舍、旅馆和浴室等公共场所的卫生和管理；注意个人卫生，避免接触患者或使用患者用过的衣被。注意及时、集体治疗患者，病人被褥应煮沸或蒸汽消毒处理。治疗原则为杀虫止痒，处理并发症。常用药物有 10% 硫黄软膏，10% 苯甲酸苄酯乳剂，10% 优力肤霜剂和伊维菌素等。用药前先洗净患处，然后将药剂直接涂抹患处，每晚一次，连续 3 次为一疗程。1 周后无新皮损出现为痊愈。为达到镇静和止痒作用，可加服地西泮等药物。如有继发感染，则需用抗生素治疗。

（二）蠕形螨

蠕形螨（demodicid mite），属真螨目蠕形螨科（Demodicidea），寄生在人和哺乳动物的毛囊和皮脂腺内，已记录 140 多种/亚种。寄生在人体的有毛囊蠕形螨（*Demodex folliculorum*）和皮脂蠕形螨（*Demodex brevis*）两种。

【生物学性状】

1. 形态与结构　寄生于人体的两种蠕形螨形态基本相似，虫体细长呈蠕虫状；乳白色，半透明。颚体位于虫体前端，其上有螯肢一对；躯体分足体和末体两部分：足体短，有 4 对粗短的足；末体长，体表有明显的环状横纹。毛囊蠕形螨较长（0.1～0.4mm），末端钝圆；皮脂蠕形螨较短（0.1～0.2mm），末端略尖。

2. 生活史　蠕形螨成虫寄生在毛囊或皮脂腺内。雌虫产出的卵约需 3 天发育成幼虫，经蜕皮发育为若虫，再发育为成虫；完成一代生活史约需 15 天，雌螨寿命 4 个月以上。蠕形螨主要寄生在皮脂腺较多的部位，如额、鼻及鼻翼两侧、头皮和外耳道等；还可寄生于颈、肩背部，胸乳部、大阴唇、阴茎和肛门周围等。毛囊蠕形螨通常群居寄生于毛囊内，皮脂蠕形螨常单个寄生于皮脂腺和毛囊中，蠕形螨以宿主上皮细胞和皮脂腺分泌物为营养。

【致病性】

人体蠕形螨的传播可通过直接或间接接触。人可由面部直接接触，如亲吻而感染；也可借共用毛巾、洗浴用具、被褥等生活用品间接接触感染。蠕形螨感染者绝大多数无症状。部分受染者可因蠕形螨造成的机械性损伤和其产物的化学刺激出现局部组织炎症反应，临床可见鼻尖、鼻翼两侧、颊、须眉间等处血管扩张，毛囊扩张、角化等，易并发细菌感染。有资料表明蠕形螨寄生与酒渣鼻、毛囊炎、痤疮、脂溢性皮炎、睑缘炎和外耳道瘙痒等病症有一定关联。

【防制】

人群蠕形螨呈世界性分布，人群的感染率很高，日常生活中的肥皂、化妆品等不能杀死蠕形螨及其虫卵。常用的治疗药物有口服甲硝唑，同时服用维生素 B_2 和外用 2% 甲硝唑霜剂涂抹面部，可获得很好的效果，也可用 10% 硫黄软膏、20% 苯甲酸苄酯乳剂、二氯苯醚菊酯霜剂等。

（三）其他常见医学螨类

可致病、传病的医学螨类种类很多，这里仅以常见的能叮刺人血的革螨、传播恙虫病立克次体的恙螨和屋尘过敏源最主要成分的尘螨为例列表简介（表 22 - 2）。

表 22 - 2　其他常见医学螨类

种类	生物学性状	危害	防制
革螨 gamasid mite	医学种类至少涉及寄螨目特征与蜱较接近的三科中有关螨类。成虫卵圆形，黄褐色，躯体背面有背板，上有刚毛，腹面有骨板。多数自由生活，少数寄生生活。以宿主血液、组织液为食	叮咬致革螨性皮炎；可传播流行性出血热、森林脑炎、立克次体痘	灭鼠灭螨

种类	生物学性状	危害	防制
恙螨 chigger mite	属恙螨科（Trombiculidae），传病的主要为纤恙螨属（Leptotrombidium）的 10 余个种。成虫、若虫为葫芦形，体被密毛；幼虫为椭圆形，呈红、橙、淡黄或乳白色，体表多细毛。体外寄生，除幼虫其他时期营自生生活	幼虫叮咬可致恙螨皮炎；传播恙虫病	灭鼠灭螨
尘螨 dust mite	属蚍螨科（Pyroglyphidae），虫体长椭圆形，躯体表面有指纹样皮纹，背面有狭长盾板。肩部有 1 对长鬃，后端有 2 对长鬃。孳生于居住场所，以宿主脱落皮屑、面粉、霉菌为食	虫体为过敏源，引起过敏性哮喘、过敏性鼻炎、过敏性皮炎	注意卫生，治疗试用脱敏疗法

附录 常用术语英汉、拉丁汉对照

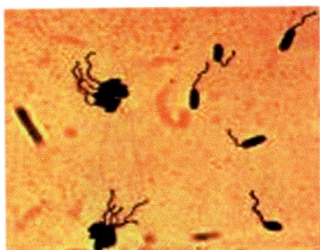

细菌鞭毛

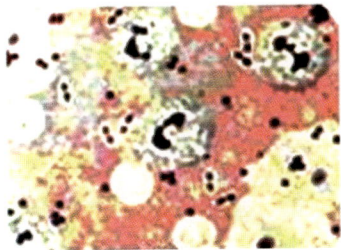

荚膜

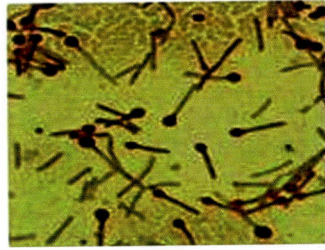

芽胞

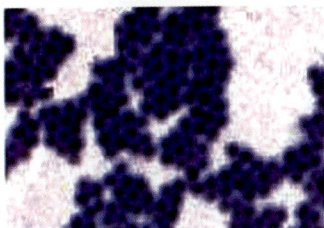

球菌

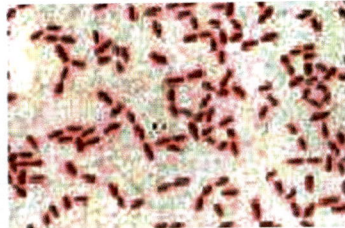

杆菌

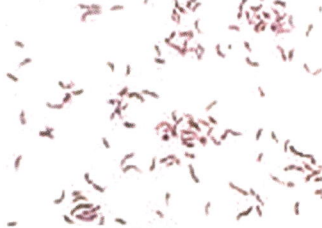

弧菌

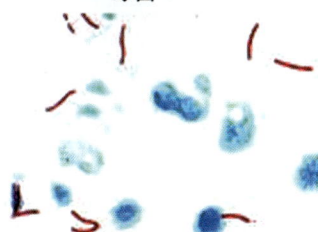

结核分枝杆菌

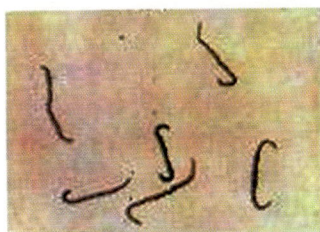

螺旋体

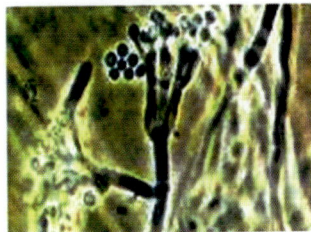

丝状菌

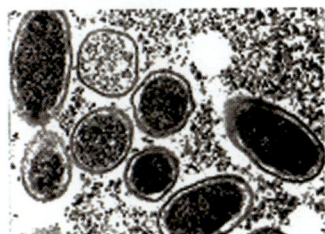

立克次体

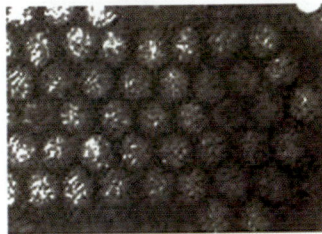

无包膜病毒

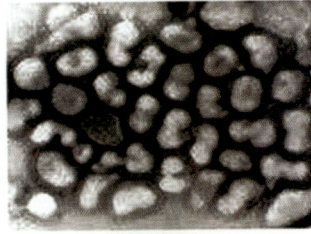

包膜病毒

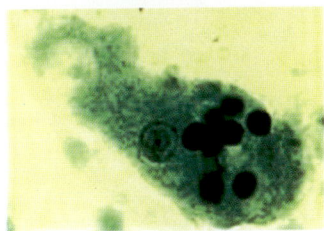

痢疾阿米巴滋养体

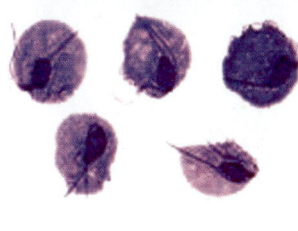

阴道毛滴虫

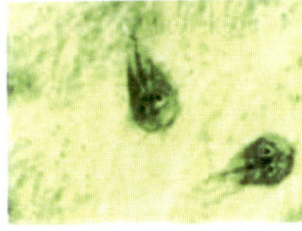

蓝氏贾第鞭毛虫

间
日
疟
原
虫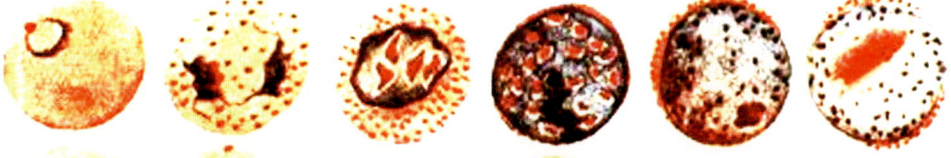

恶
性
疟
原
虫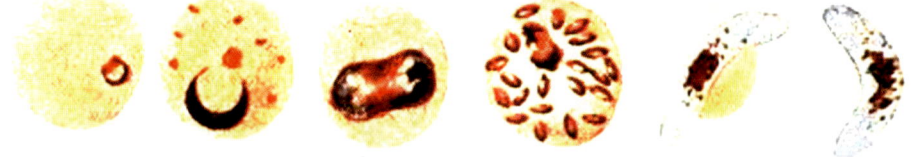

早期滋养体　　晚期滋养体　　未成熟裂殖体　　成熟裂殖体　　雌配子体　　雄配子体

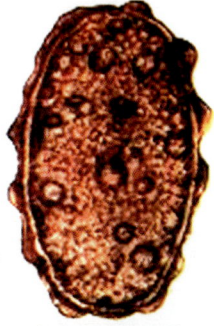
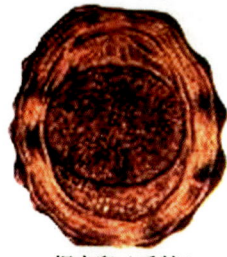
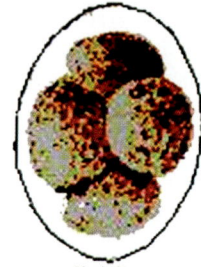
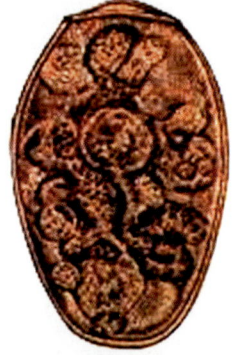

蛔虫卵（受精）　　钩虫卵

蛔虫卵（未受精）

卫氏并殖吸虫卵

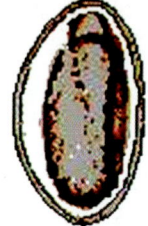
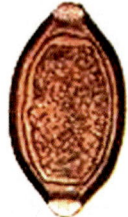

华支睾吸虫卵

蛲虫卵　　鞭虫卵

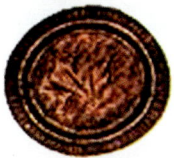

带绦虫卵

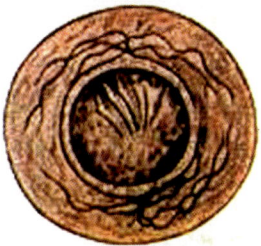
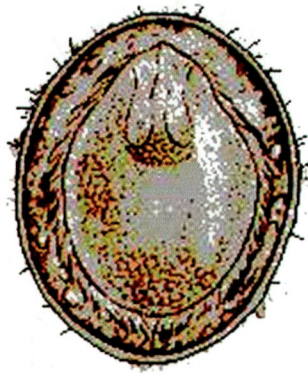
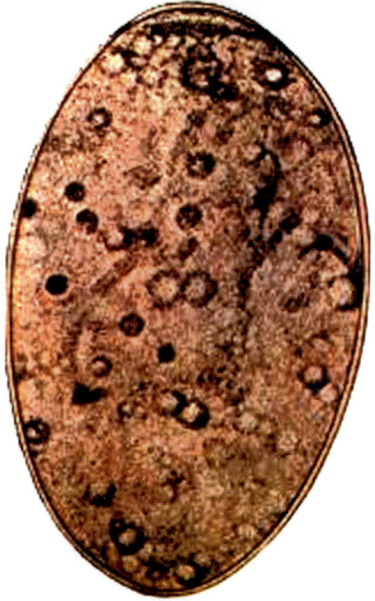

微小膜壳绦虫卵　　日本血吸虫卵　　布氏姜片吸虫卵